肠道感染性疾病
—— 包括最新的话题

日本《胃与肠》编委会　编著

《胃与肠》翻译委员会　译

辽宁科学技术出版社
·沈阳·

Authorized translation from the Japanese Journal, entitled
胃と腸　第53巻第4号
腸管感染症―最新の話題を含めて
ISSN: 0536-2180
編集：「胃と腸」編集委員会
協力：早期胃癌研究会
Published by Igaku-Shoin LTD., Tokyo Copyright© 2018

All Rights Reserved. No part of this journal may be reproduced or transmitted in any form or by any means, electronic or mechanical, including photocopying, recording or by any information storage retrieval system, without permission from IGAKU-SHOIN LTD.

Simplified Chinese Characters published by Liaoning Science and Technology Publishing House, Copyright© 2022

© 2022 辽宁科学技术出版社
著作权合同登记号：第06-2019-58号。

版权所有·翻印必究

图书在版编目（CIP）数据

肠道感染性疾病：包括最新的话题 / 日本《胃与肠》编委会编著；《胃与肠》翻译委员会译 . —沈阳：辽宁科学技术出版社，2022.2
　　ISBN 978-7-5591-2191-2

　　Ⅰ. ①肠… Ⅱ. ①日… ②胃… Ⅲ. ①肠炎—诊疗 Ⅳ. ① R516.1

中国版本图书馆 CIP 数据核字（2021）第 168111 号

出版发行：辽宁科学技术出版社
　　　　　（地址：沈阳市和平区十一纬路25号　邮编：110003）
印　刷　者：辽宁新华印务有限公司
经　销　者：各地新华书店
幅面尺寸：182 mm×257 mm
印　　张：8.25
字　　数：165千字
出版时间：2022年2月第1版
印刷时间：2022年2月第1次印刷
责任编辑：卢山秀
封面设计：袁　舒
版式设计：袁　舒
责任校对：栗　勇

书　　号：ISBN 978-7-5591-2191-2
定　　价：98.00元

编辑电话：024-23284354
E-mail：lkbjlsx@163.com　《胃与肠》官方微信：15640547725
邮购热线：024-23284502

《胃与肠》编委会 (按五十音图排序)

主编 松本 主之

编者

味冈 洋一	入口 阳介	江头 由太郎	江崎 幹宏	小泽 俊文	小田 丈二
小野 裕之	小山 恒男	海崎 泰治	九嶋 亮治	藏原 晃一	小林 广幸
齐藤 裕辅	清水 诚治	菅井 有	竹内 学	田中 信治	长南 明道
长浜 隆司	二村 聪	平泽 大	松田 圭二	八尾 建史	八尾 隆史
山野 泰穗					

专家委员会

主任委员

吕 宾　浙江中医药大学附属第一医院消化内科

委员（按姓氏笔画排序）

丁士刚　北京大学第三医院
王邦茂　天津医科大学总医院消化内科
王良静　浙江大学医学院附属第二医院内科
左秀丽　山东大学齐鲁医院
包海标　浙江中医药大学附属第一医院
杜奕奇　海军军医大学附属长海医院
李景南　北京协和医院消化内科
邹多武　上海交通大学医学院附属瑞金医院
沈锡中　复旦大学附属中山医院
张开光　中国科技大学附属第一医院
张国新　江苏省人民医院
陈卫昌　苏州大学附属第一医院
陈胜良　上海仁济医院消化内科
孟立娜　浙江中医药大学附属第一医院消化内科
侯晓华　华中科技大学同济医学院附属协和医院消化内科
祝 荫　南昌大学附属第一医院
黄智铭　温州医科大学附属第一医院
程向东　浙江省肿瘤医院
戴 宁　浙江大学医学院附属邵逸夫医院消化内科

翻译委员会（按姓氏笔画排序）

王 禾　中国医科大学日语教研室
王立新　中国医科大学日语教研室
代剑华　陆军军医大学第一附属医院消化内科
冯晓峰　陆军军医大学第一附属医院消化内科
刘雅茹　中国医科大学化学教研室
孙明军　中国医科大学附属第一医院消化内科
吴英良　沈阳药科大学药理教研室
张 爽　日本京都大学医学部附属病院放疗科
张晓晔　中国医科大学附属盛京医院肿瘤内科
陈 瑶　陆军军医大学第一附属医院消化内科
周学谦　陆军军医大学第一附属医院消化内科
赵 晶　浙江中医药大学附属第一医院
薛 羚　甘肃中医药大学病理教研室

目 录

序	肠道感染性疾病——包括最新的话题	平田 一郎	5
主题	肠道感染性疾病的流行趋势	大西 健儿	8
	肠道感染性疾病的诊断和治疗	齐藤 裕辅 等	16
	肠道感染性疾病的影像诊断	大川 清孝 等	24
	肠道感染性疾病的活检病理诊断	江头 由太郎 等	33
	最近受到关注的肠道感染性疾病——人肠道螺旋体病	清水 诚治 等	47
	最近受到关注的肠道感染性疾病——阿米巴性结肠炎	五十岚 正广 等	55
	最近受到关注的肠道感染性疾病——衣原体直肠炎	松井 佐织 等	64
	最近受到关注的肠道感染性疾病——巨细胞病毒肠炎	松田 可奈 等	70
	最近受到关注的肠道感染性疾病——艰难梭菌感染性疾病	小林 广幸 等	75
	以 HIV 为背景的肠道感染性疾病的内镜诊断	藤原 崇 等	84
简报	肠易激综合征和肠道感染性疾病	大岛 忠之 等	99
	气单胞菌肠炎的内镜表现	森主 达夫 等	102
主题病例	棒体棘头虫病	藤田 朋纪 等	105
	鞭虫病	三上 荣 等	109
	Whipple 病	藏原 晃一 等	113
早期胃癌研究会	关于 2016 年 12 月例会交流情况的介绍	入口 阳介 山野 泰穂	120
	编辑后记	江头 由太郎	127

序 肠道感染性疾病——包括最新的话题

肠道感染性疾病——包括最新的话题

平田一郎[1]

关键词 感染性肠炎的征候　艰难梭菌肠炎　感染后肠易激综合征（PI-IBS）　小肠内细菌异常增殖（SIBO）　肠漏症　肠道螺旋体病

[1] 大阪中央医院消化内科　〒530-0001 大阪市北区梅田3丁目3-30

大多数的"肠道感染性疾病"在肠黏膜伴有炎症，根据这一点，有时也将"感染性肠炎"作为同义词使用。肠道感染性疾病根据其致病病原体的不同被分为细菌性、真菌性、寄生虫性以及病毒性肠道感染性疾病。此外，根据临床经过被分为急性和慢性两类，由于大多数的细菌性肠道感染性疾病呈急性经过，在2~3周显示出自然治愈的趋势，在欧美被称作急性自限性结肠炎（acute self-limited colitis），但沙门菌肠炎和耶尔森菌肠炎有时会发生迁延不愈的情况。另一方面，虽然肠结核和阿米巴性结肠炎是众所周知的呈慢性经过的疾病，但即便是其他的寄生虫性肠道感染性疾病，如果病原体不被驱除的话，其症状也是慢性的。

在肠道感染性疾病中，在日常诊疗中常遇到的有弯曲杆菌肠炎、沙门菌肠炎、弧菌肠炎、病原性大肠杆菌肠炎、耶尔森菌肠炎等急性胃肠炎型的细菌性肠道感染性疾病。艰难梭菌（Clostridium difficile）肠炎和耐甲氧西林金黄色葡萄球菌（methicillin-resistant Staphylococcus aureus，MRSA）肠炎常见于频繁使用抗菌药所致的菌交替现象、长期住院患者的院内感染和好发于老年人等情况。巨细胞病毒（cytomegalovirus，CMV）肠炎、鸟复合分枝杆菌（Mycobacterium avium complex，MAC）肠炎、粪圆线虫病、等孢子球虫病、兰伯鞭毛虫病、隐孢子虫病、真菌性肠炎等多为宿主免疫力下降所致的机会性感染性疾病。性传染病（sexually transmitted disease，STD）所致的肠炎中，阿米巴性结肠炎约占30%，还有梅毒性和淋球菌性肠炎、衣原体直肠炎、尖锐湿疣性直肠炎等。

对于肠道感染性疾病的确诊，需要检出来源于粪便、肠道内容物以及病变组织中的病原体和毒素等，但不一定能成功检出。在这种情况下，必须综合症状、血液等各种标本检查和以内镜为主的影像学检查等结果进行诊断。但在肠道感染性疾病中，即使是同一种菌，其症状的轻重程度也因感染的强弱（摄入细菌量）和患者的全身状态、感染时间的长短等而不同，病变的肉眼所见也呈轻微的发红到溃疡性病变的多种表现。因此，有必要尽可能地找出作为疾病特有的临床表现。

肠道感染性疾病的症状一般为腹痛、腹泻、血便、发热等。细菌性痢疾、肠出血性大肠埃希菌肠炎、弯曲杆菌肠炎、沙门菌肠炎、阿米巴性结肠炎等的血便发生率较高。弯曲杆菌肠炎有少数病例较晚出现Guillain-Barré综合征。沙门菌肠炎有时也见有显示血清CPK、LDH、ALT和肌红蛋白水平增高的横纹肌溶解症样的临床表现，有时也会引起菌血症、败血症等。肠出血性大肠杆菌肠炎的重症病例可合并溶血性尿毒症综合征和脑病（痉挛、意识障碍）等。耶尔森菌肠炎可出现右下腹痛、回肠末端壁增厚和周围的淋巴结肿大。肠伤寒可见有菌血症、相对心动过缓、玫瑰疹（rose spot）、肝脾肿大、稽留热（40℃）等。作为疾病特异性较高的检查项目，在血液检查中有肠结核的 IFNγ 释放试验、CMV 抗原血症、耶尔森菌抗体、阿米巴抗体等；在粪便检查中有艰难梭菌抗原（谷氨酸脱氢酶，GDH）和毒素（毒素 A、毒素 B）、肠出血性大肠杆菌肠炎的 vero 毒素、霍乱毒素、诺如病毒和轮状病毒抗原以及寄生虫卵等的阳性表现；在组织病理检查中有结核杆菌染色、干酪性类上皮细胞肉芽肿、伤寒细胞、CMV 包涵体、寄生虫体、CMV 和螺旋体抗体的病原体染色等呈阳性；核酸扩增法被用于检出病变组织中的结核杆菌、CMV 和衣原体等。

下面介绍一些被认为对疾病比较有特征性的内镜表现。感染性肠炎一般来说直肠病变比较轻微（rectal sparing），但在弯曲菌肠炎中，有时会在直肠见有弥漫性的炎症表现，并且在回盲瓣上大概率见有表浅的溃疡；细菌性痢疾的病变部位也大多是直肠及乙状结肠。在肠出血性大肠埃希菌肠炎中，见有以右结肠为主要部位的弥漫性的严重水肿、发红和黏膜出血。肠结核以环状溃疡和瘢痕萎缩带为特征；但阿米巴性结肠炎以具有严重发红的边缘隆起和附着有浑浊白苔的章鱼疣样病变为特征。CMV 肠炎虽然可见有多种多样的溃疡性病变，但最常见的是鲜有白苔形成的穿凿样溃疡。弯曲菌肠炎、沙门菌肠炎等通过腹部超声检查和 CT 检查在回肠末端可观察到肠壁的水肿性增厚，这对与溃疡性结肠炎（ulcerative colitis，UC）之间的鉴别很有帮助。

近年来，随着社会的老龄化，在骨科、心内科、神经内科等领域，长期与镇痛药、抗血栓药一起服用质子泵抑制剂（proton pump inhibitor，PPI）的病例越来越多。有研究提示了胃酸的长期抑制与小肠内细菌过度增殖（small intestinal bacterial overgrowth，SIBO）、肠漏症（leaky gut）等之间有关联性，据说前者与腹胀和排便异常有关，后者和自闭症谱群疾病（autism spectrum disorder，ASD）和过敏、肠炎等的发病有关。另外，胃酸长期受到抑制也被认为是艰难梭菌肠炎发病的危险因素。关于艰难梭菌肠炎的诊断，由于艰难梭菌毒素的检测灵敏度低，有文献报道了可同时测定 GDH 和毒素 A、毒素 B 的快速检测试剂盒（C. DIFF QUTK CHEK Complete，TECHLAB 株式会社制）的实用性。在欧美爆发并伴有死亡病例的艰难梭菌 BI/NAP1/027 株，其毒素 A 和毒素 B 的产生量非常高，还产生被称作第 3 毒素的二元毒素（binary toxin）。在日本该菌株所致感染的实际状况尚不清楚。对于难治性艰难梭菌肠炎，欧美国家已有很多文献报道了粪便移植治疗的有效性。

近年来，关于肠螺旋体病的报道越来越多，但其临床意义并不十分清楚。虽然有可能引起慢性腹泻，但有时也完全没有症状。另外，螺旋体大多在息肉切除术等的切除标本中偶然被发现。菌体有时也在内镜检查中的非特异性炎症部位被发现，但在正常黏膜中也可通过肉眼发现。当在活检组织等的黏膜表面上见有竖毛样变化的情况时，通过进行抗梅毒螺旋体（Treponema pallidum，TP）抗体染色可得到诊断。

有肠道感染性疾病既往史患者的肠易激综合征（irritale bowel syndrome，IBS）的发生率明显高于非感染者，被称为感染后 IBS。据报道，IBS 患者的肠道菌群发生改变，肠黏膜的活化炎性细胞增加，提示有肠道感染性疾病既往史的影响。也许可以说"肠炎的临床始于感染性肠炎，也止于感染性肠炎"吧。感染性肠炎（肠道感染性疾病）是一个乍一看容易被认为是很普通的疾病领域。但是，它是一个变化非常丰富、看似容易而实际上很深奥的领域。我们日常都会遇到感染性肠炎，从它那里学习肠炎临床的基础知识，然后处理以炎性肠病（inflammatory bowel disease，IBD）为代表的各种各样病态的肠炎。在此过程中，就会重新认识到感染性肠炎的不可忽视的存在。本期的主题虽然是"肠道感染性疾病——包括最新的话题",但肠道感染性疾病是消化病学领域的一个古老而又新颖的永恒主题。

参考文献

[1] 澤辺悦子, 北村優佳, 古畑紀子, 他. *Clostridium difficile* 感染症の迅速診断における糞便中 *C. difficile* 抗原およびトキシン A/B 同時検出キット—C. DIFF QUIK CHEK COMPLETE の有用性に関する検討. 日臨微生物誌 21:253-259, 2011

[2] Mattila E, Uusitalo-Seppälä R, Wuorela M, et al. Fecal transplantation, through colonoscopy, is effective therapy for recurrent Clostridium difficile infection. Gastroenterology 142:490-496, 2012

[3] Drossman DA. The functional gastrointestinal disorders and the Rome III process. Gastroenterology 130:1377-1390, 2006

主题　肠道感染性疾病——包括最新的话题

肠道感染性疾病的流行趋势

大西 健儿[1]

摘要● 尽管没有资料可以准确反映出日本肠道感染性疾病的现状，但是据推测，在细菌感染中由空肠弯曲杆菌（*Campylobacter jejuni*, *C. jeuni*）所引起的感染人数最多。由于市售肉类（特别是鸡肉）的 *C. jejuni* 污染率很高，据推测该细菌是细菌性肠道感染性疾病的主要病原菌，该状况今后也将继续。被分离出的肠出血性大肠埃希菌（EHEC）中，有一半以上的血清型是 O157；伴于 EHEC 感染的溶血性尿毒症综合征在 0~9 岁的发病率为 6%~7%。在病毒感染中，由诺如病毒所引起的感染人数最多，并且由于其强烈的传染性和疫苗的缺乏，笔者认为诺如病毒是主流的状况今后也将继续。由 *C. jejuni* 引起的感染有在夏季多发的趋势，而由诺如病毒引起的感染有在冬季多发的趋势。在寄生虫感染中，大多是由痢疾阿米巴引起的感染；并且由于知识的普及，每年都有报道库道虫（一种寄生于比目鱼等鱼类身上的寄生虫）所引起的食物中毒。

关键词　肠道感染性疾病　感染性肠炎　腹泻　空肠弯曲杆菌　诺如病毒

[1] 东京都保健医疗公社荏原医院副院长
〒145-0065 東京都大田区东雪谷4丁目5-10

前言

肠道感染性疾病因院外感染和院内感染而具有不同的致病病原体和对策。在此记述比医院内发生的感染者要多得多的在医院外发生的肠道感染性疾病。而且，由于因呕吐、腹泻到门诊就诊的金黄色葡萄球菌食物中毒等毒素型食物中毒，其致病因子是经口摄入的毒素，一般认为不包含在肠道感染性疾病中，因此在本文中并不涉及。另外，在许多情况下肠道感染性疾病一般与感染性肠炎同义使用。

大多数肠道感染性疾病患者以腹泻为主诉前往门诊就诊，在整个日本其数字巨大。目前，在日本到门诊就诊的肠道感染性疾病患者的主要病原体，如果从感染人数来看是细菌和病毒，其次认为是比前两者患者数少得多的寄生虫（原虫、蠕虫）。众所周知，在细菌中有弯曲杆菌属细菌（*Campylobacter* spp.; *C. jejuni*, *C. coli*）、致泻性大肠埃希菌（diarrheagenic *Escherichia coli*）、沙门菌属细菌（*Salmonella* spp.）、气单胞菌属细菌（*Aeromonas* spp.）、副溶血性弧菌（*Vibrio parahaemolyticus*/肠炎弧菌）、产气荚膜梭菌（*Clostridium perfringens*）等；在病毒中有诺如病毒（norovirus）、轮状病毒（rotavirus）、沙波病毒（sapovirus）等；在原虫中有痢疾阿米巴（*Entamoebahistolytica*）、兰伯鞭毛虫（*Giardia*

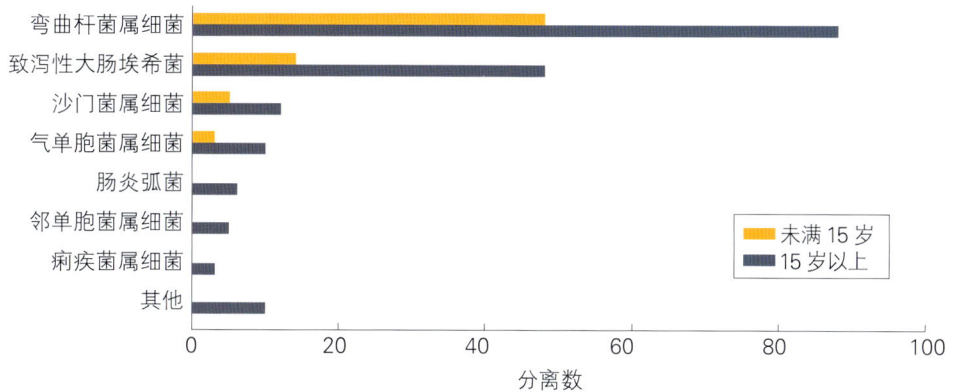

图1 从笔者所在医院门诊提交的粪便标本中分离的细菌和分离数（2014—2016年，n=259）。弯曲杆菌属细菌全部为 C. jejuni，邻单胞菌属细菌为志贺邻单胞菌，痢疾菌属细菌和邻单胞菌属细菌全部病例均为国外感染。

intestinalis/ 肠贾第虫）、隐孢子虫（Cryptosporidium spp.；C. parvum，C. hominis）等；蠕虫中有日本海裂头绦虫（Diphyllobothriumnihonkaiense）。

当诊断为肠道感染性疾病中的某一种时，根据《关于对感染性疾病的预防以及对感染性疾病患者的医疗的相关法律（通称：感染性疾病法）》或根据《食品卫生法》，诊断的医生承担报告义务。在需要报告的疾病中，有全部病例都需要报告的疾病和在特定条件下需要报告的疾病两类，并且报告项目也有所不同。

目前，通常作为可利用的有关肠道感染性疾病的统计资料，有食物中毒统计、感染性疾病发生趋势调查的患者发生报告，以及那些从患者或群体发生的肠道感染性疾病和食物中毒患者等检出的病原体报告，而这些都是基于日本各地医生的报告。可是，尽管是需要报告的疾病，据推测仍有许多感染者没有被报告，特别是零星病例和在家中发生的病例有未被报告的趋势。因此，这些资料很难被认为可以准确反映出肠道感染性疾病的现状，整个日本的肠道感染性疾病的确切现状尚不清楚。

细菌性肠道感染性疾病

1. 流行病学

2014—2016年，笔者所在医院门诊从以细菌培养检查为目的采取的粪便标本中分离出的病原菌的种类和数目如**图1**所示。供检查的粪便标本采自以腹泻为主诉的就诊患者。在笔者所在医院，15岁以上和未满15岁人群中分离出弯曲杆菌属细菌的 C. jejuni 的频率均最高。致腹泻性大肠埃希菌进一步被分为肠致病性大肠埃希菌（enteropathogenic E. coli，EPEC）、肠侵袭性大肠埃希菌（enteroinvasive E. coli，EIEC）、肠出血性大肠埃希菌（enterohemorrhagic E. coli，EHEC）、肠毒素性大肠埃希菌（enterotoxigenic E. coli，ETEC）、肠凝集性大肠埃希菌（enteroaggregativeE. coli，EAEC）。笔者所在医院70例致腹泻性大肠埃希菌感染患者中 EHEC 为2例、ETEC 为6例，除这2种以外的致腹泻性大肠埃希菌感染患者为62例。

另外，据报道在2009年4月—2015年8月，在高知县的某普通门诊诊所就诊的102例细菌性肠炎患者中，检出弯曲杆菌属细菌76例、致腹泻性大肠埃希菌37例（在原文中被记作致病性大肠埃希菌，其中1例是 EHEC、18例是和弯曲杆菌属细菌的混合感染）、沙门菌属细菌7例。此外，据来自宫城县的报道，从散发性腹泻患者中分离出的246株弯曲杆菌属细菌中，206株为空肠弯曲杆菌、38株为大肠埃希菌、2株为其他弯曲杆菌属细菌。

根据厚生劳动省公布的食物中毒统计来作图的日本细菌性食物中毒的不同致病菌的患者人

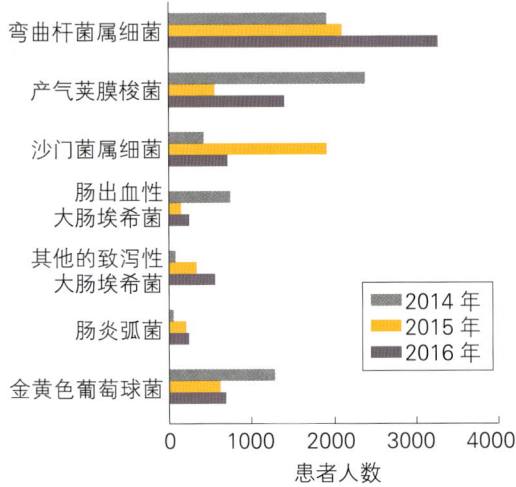
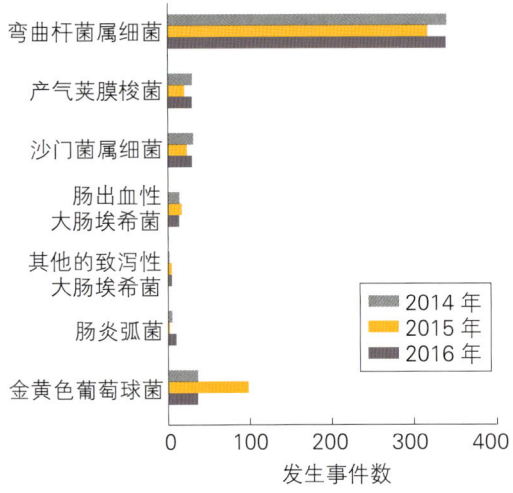

图2 细菌性食物中毒的不同致病菌的患者人数。患者人数最多的是由弯曲杆菌属细菌 C. jejuni 和 C. coli 所引起的，其中 C. jejuni 为主。所谓其他的致泻性大肠埃希菌是指除肠出血性大肠埃希菌以外的致泻性大肠埃希菌。
[根据"厚生労働省．各年別的食中毒发生状况．食中毒统计资料．http://www.mhlw.go.jp/stf/seisakunitsuite/bunya/kenkou_iryou/shokuhin/syokuchu/04.html（2017年12月22日现在）"作图]

图3 细菌性食物中毒的不同病原菌发生事件数。发生事件数最多的是由弯曲杆菌属细菌 C. jejuni 和 C. coli 所引起的，其中以 C. jejuni 为主。所谓其他的致泻性大肠埃希菌是指除肠出血性大肠埃希菌以外的致泻性大肠埃希菌。
[根据"厚生労働省．各年別的食中毒发生状况．食中毒统计资料．http://www.mhlw.go.jp/stf/seisakunitsuite/bunya/kenkou_iryou/shokuhin/syokuchu/04.html（2017年12月22日现在）"作图]

数和发生事件数分别如**图2**和**图3**所示。由图中可知，由弯曲杆菌属细菌引起的细菌性食物中毒的患者人数和发生事件数均居首位。根据这些结果，在日本门诊就诊的细菌性肠道感染性疾病患者的致病病原体中，目前空肠弯曲杆菌被认为是分离率最高的病原体，其次是致泻性大肠埃希菌和沙门菌属细菌。另外，根据该统计数据中关于细菌性食物中毒的不同年度的食物中毒发生情况，2003年以后的发生事件数和2012年以后的患者人数都是弯曲杆菌食物中毒占据首位，在此之前沙门菌食物中毒占首位。过去，肠炎弧菌曾是夏季散发性腹泻和食物中毒的重要病原菌，但食物中毒统计数据显示，2000年以后肠炎弧菌食物中毒的患者人数有所减少，食物中毒的发生事件数也以2005—2006年为界减少。据推测，可能是海产品保存标准、加工标准和成分标准的制定导致了肠炎弧菌食物中毒的病例数和发生事件数的减少，但其原因尚有许多不明确之处。

肠道感染性疾病的感染途径最容易想到的是经口摄入附着或混入病原体的食物和饮料。在2013年进行的从全国大型零售商店购买的国产市售鸡肉的 C. jejuni 和 C. coli 所致的污染调查中，污染率为34.6%。2015年，在福冈县进行的调查中，报告了在31个鸡肉检测样本中从10个样本检出了 C. jejuni 或 C. coli。另外，据报道，在2013年的一项调查中，从牛肝脏中 C. jejuni 和 C. coli 的检出率为21.6%（具体为 C. jejuni 91%，C. coli 9%），从猪肝脏中的检出率为14.8%（具体为 C. jejuni 4%，C. coli 97%）。虽然自2012年7月起禁止销售生食用的牛肝脏，自2015年6月起禁止销售生食用的猪肉（包括肝脏），但鉴于食用肉（尤其是鸡肉）的高污染率，推测由弯曲杆菌属细菌引起的肠道感染性疾病患者的人数短期内会按当前情况发展。不同月份弯曲杆菌食物中毒患者的人数如**图4**所示。需要注意即使在冬天也有弯曲杆菌感染的患者，有必要对到门诊就诊的腹泻患者采取相应对策。

2. EHEC 感染性疾病

EHEC 感染性疾病伴有严重的右下腹疼痛和

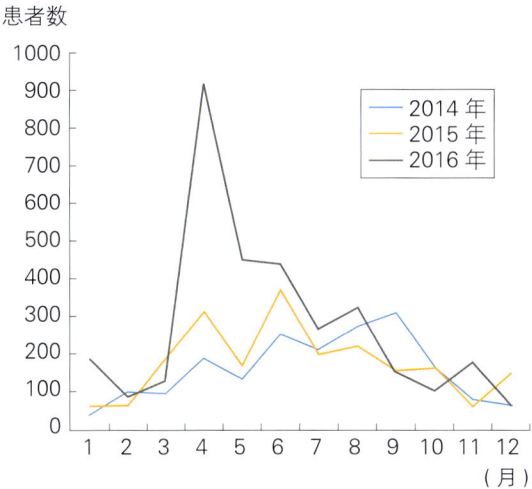

图4 按月份统计的弯曲杆菌食物中毒患者的人数。4—9月患者人数最多。
[根据"厚生労働省.各年別の食中毒発生状況.食中毒統計資料. http://www.mhlw.go.jp/stf/seisakunitsuite/bunya/kenkou_iryou/shokuhin/syokuchu/04.html(2017年12月22日现在)"作图]

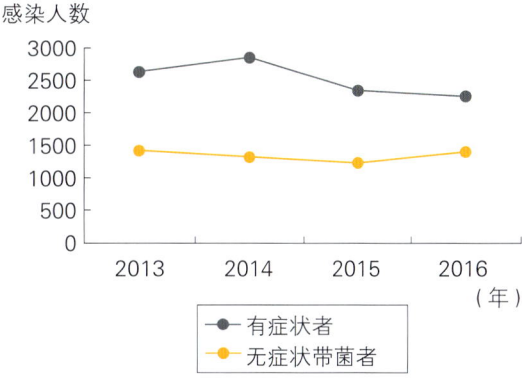

图5 肠出血性大肠埃希菌感染人数。尽管无症状带菌者很多，但这并不意味着只有肠出血性大肠埃希菌的无症状病原体携带者多。
[根据"国立感染症研究所·感染症疫学センター.腸管出血性大腸菌感染症2014年4月現在.IASR 35: 117-118,2014；腸管出血性大腸菌感染症2015年4月現在.IASR 36: 73-74，2015；腸管出血性大腸菌感染症2016年4月現在.IASR 37: 85-86,2016；腸管出血性大腸菌感染症2017年4月現在.IASR 38: 87-88,2017"作图]

表1 肠出血性大肠埃希菌的不同血清型的检出数和构成比例（%）

血清型	2013年	2014年	2015年	2016年
O157	1077 (51.6%)	1355 (59.1%)	1040 (60.9%)	882 (52.8%)
O26	529 (25.4%)	502 (21.9%)	363 (21.2%)	528 (31.6%)
O111	151 (7.2%)	78 (3.4%)	52 (3.0%)	36 (2.2%)
O103	98 (4.7%)	93 (4.1%)	71 (4.2%)	60 (3.6%)
O121	91 (4.4%)	67 (2.9%)	33 (1.9%)	40 (2.4%)
O145	49 (2.3%)	94 (4.1%)	23 (1.3%)	19 (1.1%)
O91	23 (1.1%)	15 (0.7%)	30 (1.8%)	15 (0.9%)
其他	68 (3.3%)	85 (3.7%)	97 (5.7%)	89 (5.3%)
菌检出总数	2086 (100%)	2289 (100%)	1709 (100%)	1669 (100%)

[根据"国立感染症研究所·感染症疫学センター.腸管出血性大腸菌感染症2014年4月現在.IASR 35: 117-118,2014；腸管出血性大腸菌感染症2015年4月現在.IASR 36: 73-74，2015；腸管出血性大腸菌感染症2016年4月現在.IASR 37: 85-86,2016；腸管出血性大腸菌感染症2017年4月現在.IASR 38: 87-88,2017"作表]

新鲜的血便，由于有时进一步引起溶血性尿毒症综合征（hemolytic uremic syndrome，HUS），因此不仅是从事医疗工作的人，一般公众的关注程度也较高。公布的感染人数如**图5**所示。在**图5**中可以看出，似乎有许多无症状的病菌携带者，但这被认为是保健所和地方卫生研究所对本病的流行病学调查和细菌检出做出努力的结果，不应认为在其他肠道感染性疾病中无症状的病原体携带者少。EHEC按血清型被细分，按不同血清型的检出数和构成比例如**表1**所示。最近的情况是，O157型血清型占50%以上，其次是O26型。本病的HUS的发病率如**图6**所示，在2014年、2015年和2016年均见有0~9岁高达6%~7%、15~64岁低至不足1%的趋势。

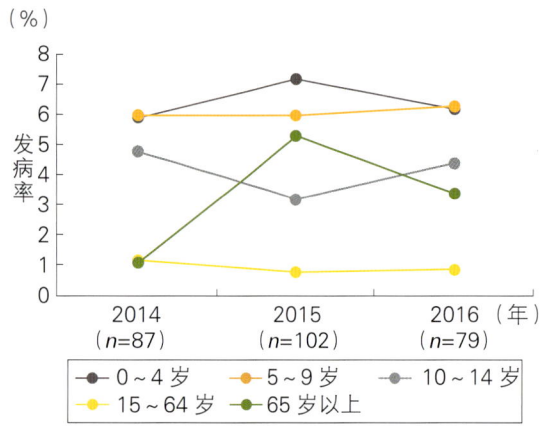

图6 不同年龄段的溶血性尿毒症综合征的发病率。发病率有在儿童高,而在15~64岁低的趋势。
〔根据"齊藤剛仁,他.腸管出血性大腸菌感染症における溶血性尿毒症症候群,2013年.IASR 35:130-132,2014;齊藤剛仁,他.腸管出血性大腸菌感染症における溶血性尿毒症症候群,2014.IASR 36:84-86,2015;齊藤剛仁,他.腸管出血性大腸菌感染症における溶血性尿毒症症候群,2015年.IASR 37:97-98,2016"作图〕

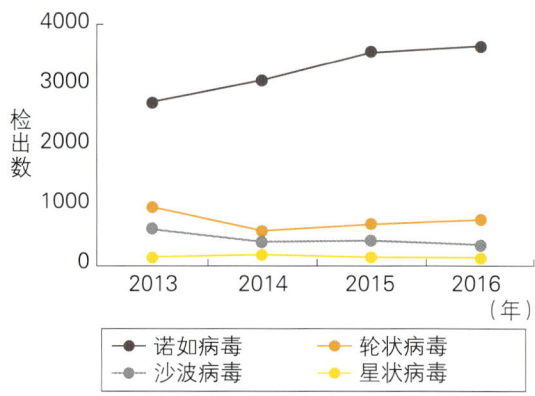

图7 按年份统计的胃肠炎病毒检出情况。诺如病毒的检出率最高。
〔根据"国立感染症研究所・感染症疫学センター病原微生物検出情報事務局.速報集計表(病原体個人票による報告)年別胃腸炎ウイルス.ノロウイルス.https://www.niid.go.jp/niid/ja/norovirus_m/775-idsc/1538-noro-detect.html(2017年12月22日現在)"作图〕

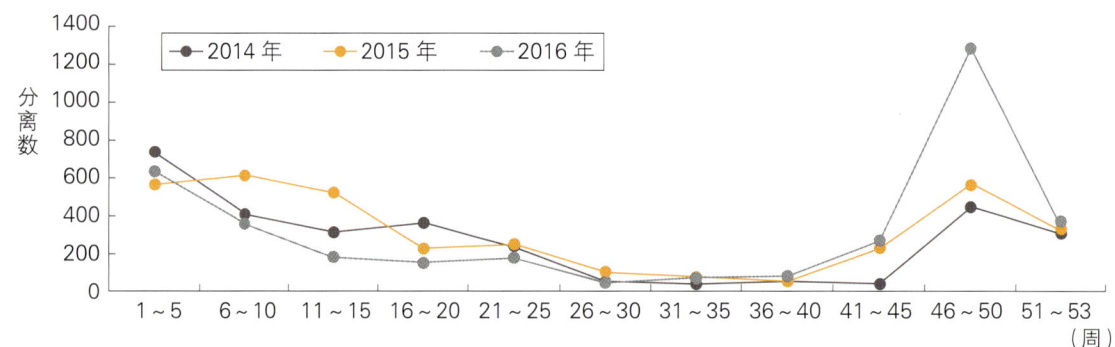

图8 一年中各周诺如病毒分离数。第1周至第20周和第41周以后分离较多。虽然数目少,但夏季各周也有一定的分离数。
〔根据"国立感染症研究所・感染症疫学センター病原微生物検出情報事務局.速報グラフ(病原体個人票による報告)週別SRSV(ノロウイルス,サポウイルス)の内訳.ノロウイルス等検出速報.https://www.niid.go.jp/niid/ja/norovirus_m/775-idsc/1538-noro-detect.html(2017年12月22日現在)作图〕

3. 艰难梭菌(*Clostridium difficile*,*C. difficile*)感染性疾病

一般认为艰难梭菌是院内感染腹泻的主要致病菌,但从院外感染的患者也被分离出来,作为社区获得性艰难梭菌感染(community acquired *C. difficile* infection,CA-CDI)引起了医务工作者的关注,据报道在日本2010—2014年的5年间对208位在门诊就诊的腹泻患者进行检查的结果,26人确诊为CA-CDI,其中有6人无基础疾病,有22人在2个月内有抗菌药用药史。如果患有恶性肿瘤等基础疾病的居家患者数量增加或者国内的抗菌药物给药量进一步增加的话,门诊接诊时有必要时常留意CA-CDI。

病毒性肠道感染性疾病

地方卫生研究所还对报告为传染性胃肠炎

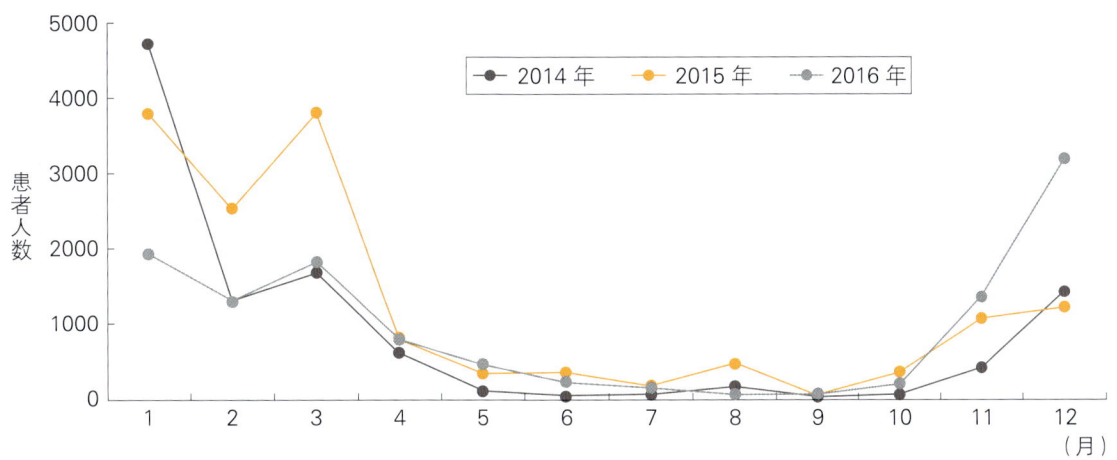

图9 按不同月份统计的诺如病毒食物中毒患者的人数。诺如病毒食物中毒多发生于冬季,但在夏季也会有少数患者发生诺如病毒食物中毒。
[根据"厚生労働省.各年別の食中毒発生状況.食中毒統計資料. http://www.mhlw.go.jp/stf/seisakunitsuite/bunya/kenkou_iryou/shokuhin/syokuchu/04.html(2017年12月22日现在)"作图]

和食物中毒的腹泻患者采集的粪便标本进行了病毒检查。根据其结果的总结报告,其中诺如病毒、轮状病毒、沙波病毒和星状病毒(astrovirus)是检出的主要病毒,而诺如病毒是其中被分离最多的病毒(**图7**)。

当从年初开始以周划分时,诺如病毒分离株的数量在第1周至第20周和第41周之后有较高的趋势(**图8**)。如上所述,食物中毒的统计数据难以被认为准确地反映日本的食物中毒情况,但据报道,作为食物中毒被公布的病毒性感染的病例数2014年为10 707人、2015年为15 127人、2016年为11 426人,其中由诺如病毒引起的分别为10 506人、14 876人和11 397人。因此判断大多数病毒性食物中毒是由诺如病毒引起的。日本厚生劳动省公布的按不同月份统计的诺如病毒食物中毒患者人数如**图9**所示。据此,诺如病毒食物中毒事件在11月至次年3月有多发的趋势。但是如**图8**、**图9**所示,患者人数虽少,但应注意即使在夏季也会有诺如病毒感染者这一事实。

根据总结了关于在日本分离的腹泻性病毒的若干观点的论文报道,病毒及其分离率为,诺如病毒13.2%~40.7%、轮状病毒5.0%~42.2%、沙波病毒2.3%~17.6%、人腺病毒(adenovirus)0.6%~12.5%、星状病毒0.1%~4.6%、人肠道病毒(enterovirus)0.1%~6.1%;除此之外,爱知病毒(Aichivirus)等占少数。根据这些报道可以判断,诺如病毒在日本是病毒性肠道感染性疾病的主要病原体,而轮状病毒次之。

在日本,也从2011年11月开始使用单价轮状病毒疫苗,从2012年7月开始使用5价轮状病毒疫苗,期待其预防效果。在新潟县进行的调查显示,2012年与2011年相比,重症轮状病毒胃肠炎的患者数显著性减少,推测是轮状病毒疫苗的效果。此外,在京都府进行的一项调查中也报道,在引入轮状病毒疫苗之前和之后,轮状病毒胃肠炎的患病率明显降低。笔者认为,由于该疫苗的作用,今后轮状病毒所致的感染性疾病将会进一步减少。但是与轮状病毒不同,诺如病毒的疫苗尚未投入实际使用。此外,诺如病毒感染性强,即使少量病毒也能引起感染,因此预计由诺如病毒引起的肠道感染性疾病占据病毒性肠炎首位的现状仍将持续。

寄生虫性肠道感染性疾病

寄生虫感染性疾病可分为原虫感染性疾病

和蠕虫感染性疾病。

1. 原虫肠道感染性疾病

人们早已知道痢疾阿米巴、贾第鞭毛虫是其致病病原体，但最近隐孢子虫属所致的感染性疾病也引起了人们的关注。这些感染性疾病都被指定为全数掌握的5类感染性疾病。痢疾阿米巴感染性疾病作为阿米巴痢疾报告，在这种情况下，无论是否存在肠炎，均是阿米巴痢疾（例如，即使在没有肠炎只有肝脓肿的情况下也被报告为阿米巴痢疾）。因此，阿米巴痢疾也包括肠道感染性疾病以外的痢疾阿米巴感染性疾病。另外，兰伯鞭毛虫病作为贾第虫病被报告，正在进行统计。在**图10**中虽然显示了按年份统计的关于阿米巴痢疾/贾第虫病和隐孢子虫病的报告数量，但推测这三者也均有未报告的病例。

根据2007—2016年，第43周为止的阿米巴痢疾的总结报告，总数为9031例（其中7763例是肠道阿米巴感染性疾病），日本国内感染占83%，男性占88%。笔者认为，阿米巴痢疾多发于男性、在日本国内感染病例多的趋势今后仍将继续。在一份总结了2006—2013年报告的578例贾第虫病的报道中，被认为与海外旅行有关的占43%，由于性接触引起的占12.3%。阿米巴痢疾大多被作为与性行为有关的疾病处理，但贾第虫病有时也被作为与性活动有关的疾病处理。隐孢子虫病是获得性免疫缺陷综合征（acquired immunodeficiency syndrome，AIDS）的代表性疾病之一，并经常与人类免疫缺陷病毒（human immunodeficiency virus，HIV）感染性疾病有关而被论及，但在总结了2006—2013年报告的100例隐孢子虫病的报道中，海外感染占27%，性接触占11%。说明也有许多与性行为无关的感染病例，在日本有时也作为水系感染而群体发生。如果关于隐孢子虫病的知识得到普及，并进一步进行检查的话，笔者认为报告的病例数量将会增加。

在作为食物中毒被报告的原虫中，已知有库道虫（*Kudoaseptempunctata*）和法式肌囊虫（*Sarcocystis fayeri*）。据报道，作为由库道虫引起的

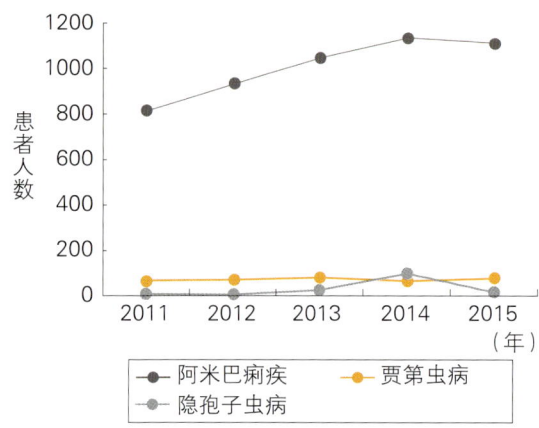

图10 按年度报告的阿米巴痢疾、贾第虫病和隐孢子虫病患者人数。在这三者中，阿米巴痢疾是报告最多的病例。隐孢子虫病的病例数少，难以判读数值，2011年、2012年、2013年、2014年和2015年的报告数分别为8人、6人、25人、98人和15人。
[根据"国立感染症研究所·感染症疫学センター. 発生動向調査年別報告数一覧（全数把握）—五類感染症. https://www.niid.go.jp/niid/ja/survei/2085-idwr/ydata/6563-report-ja2015-30.html（2017年12月22日現在）作図]

食物中毒，在2013年、2014年、2015年和2016年分别为244人、429人、169人和259人；在2013年有6人为法式肌囊虫引起的食物中毒患者。库道虫属于黏孢子虫，是从比目鱼（尤其是养殖的）、章红鱼和金枪鱼等海生鱼类中被分离出来的。与隐孢子虫病一样，笔者认为，库道虫知识的普及和进行检测与库道虫食物中毒的报道直接相关。在黏孢子虫中，除库道虫以外，单囊绢毛虫（*Unicapsulaseriolae*）也是在对有症状者主诉进行调查时从章红鱼等中被分离出来的。

2. 蠕虫肠道感染性疾病

尽管在日本的普通医疗机构中很少见到蠕虫引起的肠道感染性疾病，但日本海裂头绦虫病是一种就诊者较多的疾病。尽管日本海裂头绦虫的生活史有较多尚不清楚的部分，但鱼类为其中间宿主。由于许多日本人喜欢生食鱼类，因此推测今后也将维持一定程度的感染者数量。

参考文献

[1] 佐野良仁. 一般外来診療所における細菌性腸炎の診斷と治

療について. 高知県医師会医誌 21:131-143, 2016
[2] 小林妙子, 小泉光, 坂上亜希恵, 他. 散発下痢症患者由来からのカンピロバクター検出状況及び疫学解析. 宮城保健環境センター年報 34:47-51, 2016
[3] 厚生労働省. 4. 食中毒統計資料. http://www.mhlw.go.jp/stf/seisakunitsuite/bunya/kenkou_iryou/shokuhin/syokuchu/04.html (2017年12月22日現在)
[4] 森哲也, 市川希美, 岸野かなえ, 他. 全国の市販鶏肉および食鳥処理場で採取した鶏肉からの Campylobacter jejuni と C. coli の分離と薬剤耐性状況. 日食微誌 33:142-149, 2016
[5] 岡元冬樹, 村上光一, 重村洋明, 他. 平成27年度収去食品中の食中毒細菌検査. 福岡保健環境研年報 43:146-148, 2016
[6] 森哲也, 市川希美, 岸野かなえ, 他. 牛および豚肝臓からの Campylobacter jejuni および C. coli の分離と薬剤感受性. 日食微誌 32:199-208, 2015
[7] 国立感染症研究所. 腸管出血性大腸菌感染症 2014年4月現在. IASR 35:117-118, 2014
[8] 国立感染症研究所. 腸管出血性大腸菌感染症 2015年4月現在. IASR 36:73-74, 2015
[9] 国立感染症研究所. 腸管出血性大腸菌感染症 2016年4月現在. IASR 37:85-86, 2016
[10] 国立感染症研究所. 腸管出血性大腸菌感染症 2017年4月現在. IASR 38:87-88, 2017
[11] 齊藤剛仁, 金山敦宏, 高橋琢理, 他. 腸管出血性大腸菌感染症における溶血性尿毒症症候群, 2013年. IASR 35:130-132, 2014
[12] 齊藤剛仁, 河端邦夫, 高橋琢理, 他. 腸管出血性大腸菌感染症における溶血性尿毒症症候群, 2014年. IASR 36:84-86, 2015
[13] 齊藤剛仁, 安藤美良, 八幡裕一郎, 他. 腸管出血性大腸菌感染症における溶血性尿毒症症候群, 2015年. IASR 37:97-98, 2016
[14] Mori N, Aoki Y. Clinical characteristics and risk factors for community-acquired Clostridium difficile infection: A retrospective, case-control study in a tertiary care hospital in Japan. J Infect Chemother 21:864-867, 2015
[15] 国立感染症研究所・感染症疫学センター 病原微生物検出情報事務局. ノロウイルス等検出速報. https://www.niid.go.jp/niid/ja/norovirus-m/775-idsc/1538-noro-detect.html (2017年12月22日現在)
[16] Thongprachum A, Khamrin P, Maneekarn N, et al. Epidemiology of gastroenteritis viruses in Japan: prevalence, seasonality and outbreak. J Med Virol 88:551-570, 2016
[17] Oishi T, Taguchi T, Nakano T, et al. The occurrernce of severe Rotavirus gastroenteritis, in children under 3 years of age before and after the introduction of Rotavirus vaccine: a prospective observational study in three pediatric clinics in Shibata City, Niigata Prefecture, Japan. Jpn J Infect Dis 67:304-306, 2014
[18] 伊藤陽里, 川勝秀一, 吉岡博, 他. 京都府におけるロタウイルスワクチン導入効果の検討. 京都医会誌 62:89-95, 2015
[19] 国立感染症研究所. 発生動向調査年別報告数一覧(全数把握) 五類感染症. https://www.niid.go.jp/niid/ja/survei/2085-idwr/ydata/6563-report-ja2015-30.html (2017年12月22日現在)
[20] 国立感染症研究所. アメーバ赤痢 2007年第1週～2016年第43週. IASR 37:239-240, 2016
[21] 国立感染症研究所. クリプトスポリジウム症およびジアルジア症 2014年7月現在. IASR 35:185-186, 2014
[22] 山本徳栄, 浦辺研一, 高岡正敏, 他. 埼玉県で発生した水道水汚染によるクリプトスポリジウム症の集団発生に関する疫学的調査. 感染症誌 74:518-526, 2000
[23] 大西貴弘, 都丸亜希子, 吉成知也, 他. 生鮮魚介類の生食に関連した有症苦情事例残品に含まれる粘液胞子虫の検出. 日食微生物会誌 33:150-154, 2016
[24] Arizono N, Yamada M, Nakamura-Uchiyama F, et al. Diphyllobothriasis associated with eating raw pacific salmon. Emerg Infect Dis 15:866-870, 2009

Summary

Current Status of Enteric Infections in Japan

Kenji Ohnishi[1]

While the current status of enteric infections in Japan is not accurately or thoroughly known, the most predominant pathogens responsible for bacterial and viral enteric infections are thought to be *Campylobacter jejuni* and norovirus, respectively. In the course of any year, enteric infections due to *C. jejuni* tend to predominate in the summer and those due to norovirus tend to predominate in the winter. The prevalence of *C. jejuni* and norovirus as the main pathogenic organisms responsible for bacterial and viral enteric infections is expected to continue due to the high rate of *C. jejuni* contamination in chickens, extreme contagiousness of norovirus, and absence of a norovirus vaccine. More than half of enterohemorrhagic *Escherichia coli* (EHEC) strains are serotype O-157, and hemolytic uremic syndrome is found in 6-7% of pediatric patients (0-9 years old) infected with EHEC. Amebic enteric infections are predominantly parasitic, and the reported number of patients with food poisoning by *Kudoa septempunctata* has increased as a consequence of the spreading awareness of this protozoan in the public and medical community.

[1] Vice President of Tokyo Metropolitan Health and Medical Treatment Corporation Ebara Hospital, Tokyo

主题　肠道感染性疾病——包括最新的话题

肠道感染性疾病的诊断和治疗

齐藤 裕辅[1]
佐佐木 贵弘
杉山 隆治
助川 隆士
稻场 勇平
富永 素矢
小泽 贤一郎
垂石 正树
藤谷 干浩[2]

摘要● 进行感染性肠炎的诊断时，最重要的是临床表现。根据详细的病史，不仅可以诊断感染性肠炎，而且也可以锁定疾病。再加上使用粪便和血液标本的细菌学、生化学和基因的检查结果，几乎可以确诊绝大部分感染性肠炎。根据 US、CT、X 线造影和内镜等的影像结果，通过分析病变的好发部位、形状、排列等有助于与溃疡性结肠炎和克罗恩病等狭义的炎症性肠病之间的鉴别。治疗上通过补液纠正脱水和饮食疗法，重要的是使用合适的抗菌药，在病原菌不明的情况下，推荐使用新喹诺酮类抗菌药或磷霉素。

关键词　感染性肠炎　食物中毒　炎性肠病　补液　抗菌药

[1] 市立旭川医院消化系统疾病中心　〒070-8610 旭川市金星町 1 丁目 1-65
　　E-mail：y-saito@city.asahikawa.hokkaido.jp
[2] 旭川医科大学消化系统、血液肿瘤内科领域

肠病中的感染性肠炎的定位和分类

　　将肠病大体上分为肿瘤性疾病和炎症性疾病时，感染性肠炎归类为炎性肠病（inflammatory bowel disease，IBD）。IBD 分为病因不明的原发性小肠结肠炎（idiopathic enterocolitis，狭义的 IBD：多指溃疡性结肠炎和克罗恩病）和病因、诱因乃至机制在某种程度上是已知的肠炎。感染性肠炎和缺血性肠病、因物理或化学因素引起的肠炎、憩室炎、急性出血性直肠溃疡、直肠黏膜脱垂综合征、嗜酸性粒细胞性胃肠炎等同样被归类为病因、诱因乃至机制在某种程度上是已知的肠炎。

　　感染性肠炎的分类如**表1**所示。作为感染性肠炎的病因，大致有细菌性（bacterial）、真菌性（fungal）、寄生虫性（parasitic，包括原虫）和病毒性（viral），最近还报道有螺旋体病、衣原体肠炎、被认为是软斑病类似疾病的炎症性肠肿瘤、与人类免疫缺陷病毒（human immunodeficiency virus-1，HIV-1）相关的结肠炎等。另外，老年人或术后发生的耐甲氧西林金黄色葡萄球菌（methicillin resistant Staphylococcus aureus，MRSA）肠炎也正在成为问题。包括感染性肠炎在内的 IBD 与肿瘤不同，在短时间内其临床表现和病变的形态就发生变化，即使是同一病变也大多显示出多种多样的病态。因此，包括临床表现和病理表现在内的形态学诊断的组合对于感染性肠炎、IBD 的鉴别诊断是不可或缺的。本文就感染性肠炎的临床诊断的推荐方法和治疗进行阐述。

感染性肠炎与食物中毒

　　感染性肠炎是病原微生物侵入人体肠道并定植、增殖后发病的疾病的统称；食物中毒是以饮食物、添加剂、器具或容器包装为媒介发病的疾病的统称。一般指由于摄取同一种食物而多位患者群体发病的情况，绝大多数可检出 3~5

表1 感染性肠炎的分类

细菌性	弯曲杆菌性小肠结肠炎、副溶血弧菌感染、沙门菌病、葡萄球菌胃肠炎、伤寒病、副伤寒病、霍乱、耶尔森菌感染、细菌性痢疾（志贺菌病）、螺旋体病、肺结核、软斑病、艰难梭菌结肠炎（≈伪膜性结肠炎）、非典型分枝杆菌病、大肠埃希菌性结肠炎（包括O157）、惠普尔病、其他（嗜水气单胞菌感染）
寄生虫性	阿米巴病、贾第虫病、血吸虫病、异尖线虫病、类圆线虫病、小袋纤毛虫病、隐孢子虫病、等孢子球虫病、鞭虫病、螺旋体病
病毒性	衣原体病、诺如病毒、轮状病毒、EB病毒、腺病毒、疱疹病毒、性病淋巴肉芽肿、巨细胞病毒、诺沃克病毒、复数病毒、"类病毒"
真菌性	念珠菌病、放线菌病、毛霉菌病、组织胞浆菌病、芽生菌病

EB：Epstein-Barr，爱泼斯坦-巴尔
（转载自"斉藤裕補，他.感染性肠炎の诊断・治疗手顺.胃と肠43:1573-1580, 2008"）

类感染性疾病的病原体。根据患者的背景将肠道感染性疾病分为以下6种：①散发性腹泻；②食物中毒或以食品和水为媒介的集体发病；③输入型感染性疾病（旅行者腹泻）；④与抗菌药有关的腹泻；⑤院内或机构内感染；⑥性感染性疾病。

食物中毒一般被分为感染型、毒素型和混合型。在细菌性食物中毒中，由葡萄球菌、肉毒杆菌、蜡状芽孢杆菌、产气荚膜梭菌和产毒素的大肠埃希菌等引起的中毒并不是活菌侵入体内引起的感染，而是由其在食品中产生的毒素引起的毒素型食物中毒，严格上讲并不能称之为感染性疾病。感染型食物中毒在细菌的增殖之前需要一定的潜伏期，代表性的细菌有弯曲杆菌、沙门菌、肠出血性大肠埃希菌和肠侵袭性大肠埃希菌等，混合型食物中毒有耶尔森菌和肠炎弧菌等。

在散发病例食物中毒的情况下，在细菌性食物中毒，弯曲杆菌、沙门菌、肠炎弧菌和致病性大肠埃希菌是主要的分离菌，沙门菌、肠炎弧菌和金黄色葡萄球菌是作为细菌性食物中毒报告的前三大分离菌。

感染性肠炎诊断的原则

进行包括感染性肠炎在内的IBD的鉴别诊断时，最重要的是临床表现，最终通过培养等确定病原体而诊断。病史和症状特别重要，从下一节中所示的详细的病史，不仅可以诊断为感染性肠炎，而且也可以锁定疾病。再加上使用粪便和血液标本的细菌学、生化学和免疫学的检查结果，可以确诊绝大部分的感染性肠炎。当然，也可以参考腹部超声检查、CT、X线造影检查、内镜检查等影像结果，通过分析病变的部位、分布、形状和排列等锁定感染性肠炎，以及与溃疡性结肠炎和克罗恩病进行鉴别。使用内镜活检组织的组织检查和培养检查也会提供重要的信息。另外，活检组织结果和针对病原菌的特殊染色、免疫组织化学和DNA检查等也有助于确诊。因为感染性肠炎的临床表现在短时间内就发生变化，即使是同一病变也显示出多种多样的临床表现，因此有必要注意。

感染性肠炎诊断的要点

1. 病史

听取包括免疫学背景和个人病史在内的病史是最重要的。应注意以下项目去听取病史。

(1) 季节、有无可能致病食物和潜伏期。
① 季节、可能致病食物。
- 夏季：以肠炎弧菌（5—9月最多）为代表的细菌性肠炎。
- 冬季：诺如病毒。
- 肠炎弧菌：在1天内摄入过海鲜。
- 弯曲杆菌肠炎：绝大多数为鸡肉，其他有猪肉、马肉、牛肉等。

- 沙门菌肠炎：鸡蛋和蛋烹饪制品最多；其他有食用肉（牛、猪、鸡等）等。
- 耶尔森菌肠炎：接触过猪肉和狗、猫等；被野生动物的排泄物污染的天然水或井水。
- 嗜水气单胞菌肠炎：贝类。
- 肠螺旋体病：马肉、牛肝等。
- 致病性大肠埃希菌 O157 感染（肠出血性大肠埃希菌感染性疾病）：未杀菌的牛奶、蔬菜（生菜、萝卜芽菜）、苹果汁、鲑鱼卵等。
- 诺如病毒：鲜牡蛎等双壳类。
- 异尖线虫病：竹荚鱼、鲭鱼和鱿鱼等海鱼。

② 到发病时的时间。
- 短至 8~20 h（1 天之内）：葡萄球菌、蜡状芽孢杆菌、肠炎弧菌、异尖线虫等。
- 较短，为 1~5 天：沙门菌、除肠出血性大肠埃希菌外的病原性大肠埃希菌、诺如病毒、轮状病毒、MRSA 肠炎（术后）等。
- 长达 2~11 天：耶尔森菌、弯曲杆菌、致病性大肠埃希菌 O157。患者通常自己未注意到食物中毒，请留意此事并问诊。
- 长达 10~14 天：肠伤寒、副伤寒、伪膜性肠炎。
- 以数月至年为单位：放线菌病、阿米巴痢疾、螺旋体病。

(2) 既往史。
- 放线菌病：有放置妇科宫内节育器（intrauterine contraceptive device, IUCD）的经历。

(3) 海外旅行史、居住史。
- 霍乱、阿米巴痢疾、小隐孢子虫（*Cryptosporidium parvum*）、等孢子球虫属（*Isospora*）、卡耶坦环孢子虫（*Cyclospora cayetanensis*）等：主要是发展中国家。
- 粪圆线虫病：冲绳、奄美、九州等。
- 日本血吸虫病：山梨县甲府盆地、广岛县片山地方、九州筑后川流域、关东利根川流域、静冈县沼津地方。

(4) 有无饲养宠物。
- 耶尔森菌肠炎：狗、猫等。
- 沙门菌肠炎：狗、绿龟等。

(5) 发病前是否给予抗菌药或其他药剂。
- 急性出血性结肠炎、伪膜性肠炎：抗菌药。
- 非甾体消炎药（nonsteroidal anti-inflammatory drugs, NSAIDs）相关性肠炎：NSAIDs。
- 胶原性结肠炎：质子泵抑制剂（proton pump inhibitor, PPI；兰索拉唑等）、NSAIDs。
- 胶原性胃肠炎：血管紧张素 II 受体阻滞剂（angiotensin II receptor blocker, ARB；缬沙坦等）。
- MRSA 肠炎：术前、术后给予抗菌药，给予 PPI、H_2 受体阻滞剂等。

(6) 掌握患者的免疫状态。
- 即使没有基础疾病，也需要注意老人和儿童由于免疫力低下，很容易转为重症。
- 肠出血性大肠埃希菌：溶血性尿毒症综合征（hemolytic uremic syndrome, HUS）。
- 沙门菌肠炎：菌血症。
- 阿米巴痢疾、巨细胞病毒（cytomegalovirus, CMV）肠炎、放线菌病、隐孢子虫病、等孢子球虫病：免疫缺陷状态、严重的基础疾病。

(7) 其他。
- 阿米巴痢疾、HIV：男性同性恋者等。

2. 症状

常见的感染性肠炎的症状如下所示。
- 注意发热、腹泻的次数、正常情况、血便等。从生命体征、皮肤和黏膜的润泽度（turgor）、发绀等判断严重程度是很重要的。
- 长期发热：疑似伤寒性疾病或沙门菌肠炎。

表2 主要的感染性肠炎的临床表现

微生物	病原微生物	原因	潜伏期	血便	症状的特征
细菌	弯曲杆菌	鸡肉、肉	2～10天	高频率	腹泻、高热、腹痛
	沙门菌	鸡蛋、肉	8～48 h	中等频率	腹泻、高热、腹痛
	肠炎弧菌	水产类	1天以内	中等频率	呕吐、腹泻、腹痛、发热
	耶尔森菌	猪肉、水	3～7天	低频率	腹痛、发热、腹泻（±）
	肠出血性大肠埃希菌	牛肉、蔬菜	2～8天	高频率	腹痛、腹泻、发热（±）
	其他病原性大肠埃希菌	食物、水	12 h 至 5 天	低频率	腹泻、发热
	痢疾杆菌	食物、水	1～5天	中等频率	腹泻、高热
	伤寒菌 副伤寒菌	食物、水	10～14天	中等频率	高热、腹泻（±）
	霍乱菌	水产类、水	1～5天	（－）	腹泻、呕吐、发热（±）
寄生虫	痢疾阿米巴	性感染、水	2～3周	高频率	腹泻
病毒	诺如病毒	鲜牡蛎	3～40 h	（－）	腹泻、呕吐、发热（±）
	轮状病毒	粪便	2～3天	（－）	腹泻、呕吐、高热

［转载自"大川清孝.感染性腸炎総論.大川清孝，他（编）.感染性肠炎 A to Z，第2版.医学书院，pp2-11，2012"，一部分有改编］

- 血便：细菌性痢疾或阿米巴痢疾、沙门菌肠炎、弯曲杆菌肠炎、肠出血性大肠埃希菌肠炎、肠炎弧菌肠炎、艰难梭菌肠炎等。
- 大量水样腹泻：霍乱、沙门菌肠炎、产毒素性大肠埃希菌肠炎、MRSA肠炎、病毒性肠炎等。

主要的感染性肠炎的临床表现如**表2**所示。

3. 血液检查结果以及消化系统以外的症状

在检查结果中可见伴有核左移的白细胞增加、血小板减少、C反应蛋白（C-reactive protein，CRP）增加等炎症反应。各种感染性肠炎的重症病例有时会伴有全身症状，尤其需注意由腹泻、呕吐和高烧引起的脱水导致的肾功能不全和电解质异常。另外，有糖尿病、肝硬化和血液系统疾病等基础疾病的病例，可能会出现严重的症状（败血症、伤口感染、肺炎、骨髓炎等），因此需注意伴随的全身症状。

- 耶尔森菌肠炎：痉挛、关节痛、肌肉痛、休克等。
- 弯曲杆菌肠炎：阑尾炎、肠系膜淋巴结炎、腹膜炎、菌血症等。

需特别注意以下疾病：

- Guillain-Barré 综合征：弯曲杆菌肠炎发病后经过1～3周发病，可以检出Penner 19型空肠弯曲杆菌。
- 耶尔森菌肠炎、阿米巴痢疾：肝脓肿。
- 菌血症：沙门菌肠炎、伤寒、耶尔森菌肠炎等。
- 肉毒梭菌中毒：眼部症状、延髓性麻痹症状（贻贝寿司、芥末莲藕等）。
- 病原性大肠埃希菌 O157 感染性疾病（肠出血性大肠埃希菌感染性疾病）的 HUS：95% 好转，但是约5% 引起 HUS（儿童、老年人、有基础疾病、免疫缺陷状态）。在腹泻开始后第3～7天见有伴破碎红细胞的 Hb 10 g/dL 以下的溶血性贫血、血小板 10万 /μL 以下的血小板减少、急性肾衰竭（少尿、无尿或与年龄相当的血肌酐升高达标准值的1.5倍以上）的情况下，诊断为HUS。发病前的输液很重要，儿童需要输液 20 mL/（kg·h），成人

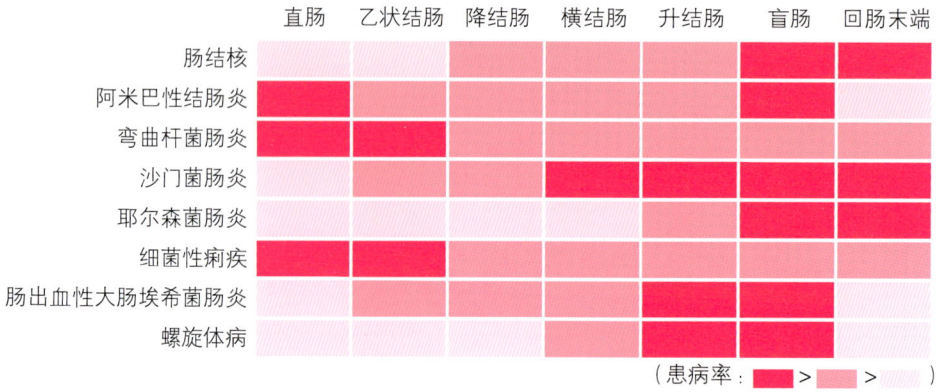

图1 主要的感染性肠炎的患病部位。
［转载自"平田一郎．炎症性肠疾患（CD·UC）との鑑別を要する腸管感染症 37：321-330，2002"，一部分有改编］

需要输液 1 L/h 以上。

4. 影像诊断方面的注意事项

关于各种疾病的详细信息，留给其他文章阐述，但需注意以下所获得的影像表现：

①大约是发病后第几天的影像表现（根据其处于急性期、恢复期还是缓解期，即使是同一疾病其影像表现也会有所不同）。

②是未经治疗时的影像表现还是经过治疗后的影像表现（疾病特有的影像表现有时会由于治疗而消失）。

③该疾病的病情怎么样（初期的影像表现与典型的影像表现不同。另外，在病情严重时，会增加重复感染和缺血等继发性变化的影像表现，而不呈现典型的影像表现）。

在此基础上，通过着眼于下述的内容分析影像表现，认为有可能与溃疡性结肠炎、克罗恩病、缺血性结肠炎等相鉴别。

(1) 病变部位的分析。

在**图1**中记载了代表性的感染性肠炎的好发部位。

- 回肠末端（肠系膜的附着侧或对侧）：肠系膜的对侧（伤寒、肠结核、耶尔森菌肠炎等：肠道派氏结上的病变）。
- 回盲肠、升结肠：CMV 肠炎的溃疡、阿米巴痢疾、肠结核、沙门菌肠炎、耶尔森菌肠炎、螺旋体病等。
- 结肠远端、直肠：阿米巴痢疾、细菌性痢疾、衣原体型肠炎。
- 全大肠：CMV 肠炎、弯曲杆菌肠炎。

(2) 病变的形状和分布（与结肠带之间的位置关系等）、病变的深度和数量的分析。

- 纵行溃疡（克罗恩病、缺血性结肠炎、白塞病、急性出血性肠炎等）。
- 环形溃疡（肠结核、缺血性小肠炎、阿米巴痢疾等）。
- 圆形溃疡（白塞病、单纯性溃疡、肠结核、伤寒、真菌性肠炎、阿米巴痢疾、CMV 肠炎）。
- 是否伴有鹅卵石样病变或炎性息肉病（大多的感染性肠炎、肠结核、阿米巴痢疾、耶尔森菌肠炎等）。
- 是否是水肿、发红、出血、糜烂型病变（大多的细菌性肠炎、耶尔森菌肠炎、包括阿米巴痢疾在内的原虫性肠炎）或肿瘤样多发性隆起型病变［黏膜脱垂综合征（mucosal prolapse syndrome, MPS）、帽状息肉病、软斑病等］。

感染性肠炎的确诊

感染性肠炎的确诊原则上是通过粪便、活检组织或血液的培养、直接镜检证明有病原体。以结核菌为代表，其他的许多菌种也是活检培养比粪便培养的阳性率高，如果可能的话应进行活检培养。另外，因为内镜下的肠液培养也比较容易做到，故一定要进行。

- 粪便、活检组织或血液的培养：艰难梭菌需要厌氧培养，耶尔森菌需要低温培养。
- 直接显微镜检查：痢疾阿米巴和兰伯鞭毛虫等寄生虫、弯曲杆菌等。
- 特异性抗原的检出：血液中可进行 CMV 的抗原血症检测，粪便中可进行轮状病毒、腺病毒、肠出血性大肠埃希菌 O157 等的抗原测定，肛拭子检查法可检出衣原体。毒素的检出包括艰难梭菌毒素、vero 毒素、霍乱毒素、肉毒杆菌毒素、葡萄球菌毒素、肠毒素等。
- DNA 的检出：血液检查有 CMV、EB 病毒（Epstein-Barr virus, EBV）、活检有肠结核、CMV 等。粪便检查有诺如病毒、MRSA、vero 毒素，肛拭子检查有衣原体等。
- 通过配对血清的诊断：各种病毒、耶尔森菌、肠出血性大肠埃希菌〔脂多糖（ipopolysaccharide, LPS）抗体〕、异尖线虫、旋尾线虫等。通过单个样本可诊断的有阿米巴性结肠炎等。

感染性肠炎的治疗

"感染性肠炎的治疗原则是对症治疗"，优先进行输液、饮食疗法、对症药物治疗（活菌制剂和乳酸菌制剂）。如果观察到由于腹泻或发热引起的脱水，应进行输液，应将食物减至最低限，并努力补充水分。应尽量避免使用会延长肠内容物的停滞时间、促进毒素吸收的止泻药和抑制肠蠕动的解痉药。此外，由于胃酸是防止病原微生物侵入肠道的屏障，因此针对感染性肠炎的腹痛，应避免使用强力抑制胃酸分泌的 PPI、H_2 受体阻滞剂。在细菌性肠炎患者中，每年有死亡病例的是肠出血性大肠埃希菌肠炎和沙门菌肠炎。

1. 输液疗法

输液疗法是"治疗感染性肠炎"的基础，需进行针对脱水的水分、电解质和代谢性酸中毒的纠正。

轻症患者即使在小肠发生分泌性腹泻，通常也不会妨碍水的吸收，在可以口服摄入的情况下，建议低残渣、低脂饮食，推荐摄入添加了葡萄糖的电解质盐溶液等〔经口补液盐（oral rehydration salt, ORS）〕

如果是在中症以上的出现频繁呕吐和腹泻的情况下，为了使肠道休息，应采取禁食，并尽快经静脉进行水、电解质、代谢性酸中毒的纠正。首先是通过补液疗法以 100~200 mL/h 细胞外液开始补充由于呕吐、腹泻而丢失的液体量，之后对于可能发生的脱水进行维持疗法。对于在一般感染性肠炎中出现的中度脱水，以 1500~3000 mL/d 的输液较好。在霍乱和 MRSA 肠炎等出现大量腹泻的情况下，在最初的快速补液疗法中应持续注意肺水肿（同时维持尿量），同时以 50~100 mL/(kg·h) 细胞外液的速度补液。另外，也应注意补充钾。儿童和老人，应注意眼睑水肿和进行胸部听诊，在仔细观察患者的同时进行补钾。通过治疗使脱水状况得到改善，可通过皮肤的润泽（turgor）程度、脉搏张力、尿量增加等进行综合判断。特别是以尿量 0.5 mL/(kg·h) 或 30~40 mL/h 以上为目标。

2. 抗菌药和抗生素

在怀疑是由细菌引起的感染性肠炎，除腹泻外还伴有发热和剧烈腹痛的情况下，则应在提取便培养后就开始使用抗菌药物，而不要等待致病菌的鉴定结果。作为经验疗法（empiric therapy），应给予新喹诺酮类抗菌药或磷霉素（fosfomycin, FOM）。对于儿童，从安全性角度考虑应给予 FOM。如果怀疑是弯曲杆菌肠炎，应使用大环内酯类抗生素。

表3 针对感染性肠炎的抗菌药治疗方法

病原体	选择药物(任选其一)	1日量	分服次数	一般的给药天数
初期治疗	新喹诺酮类药物	表下方记载*	分3次	3天
	磷霉素	2.0~3.0 g(增减)	分3~4次	
痢疾	新喹诺酮类药物	表下方记载*	分3次	5天
	磷霉素	2.0~3.0 g(增减)	分3~4次	
O1、O157型霍乱	新喹诺酮类药物	表下方记载*	分3次	3天
	四环素	1.0 g(增减)	分4次	3天
	米诺环素	表下方记载**	表下方记载**	1天
伤寒菌 副伤寒A菌	新喹诺酮类药物	表下方记载*	分3~4次	14天
	氯霉素	1.5~2.0 g(增减)	分3~4次	
	氯苄西林	1.0~3.0 g(增减)	分4~6次	
沙门菌	新喹诺酮类药物	表下方记载*	分3次	3~7天
	磷霉素	2.0~3.0 g(增减)	分3~4次	
	氨苄西林	1.0~3.0 g(增减)	分4~6次	
肠出血性大肠埃希菌	新喹诺酮类药物	表下方记载*	分3次	3天
	磷霉素	2.0~3.0 g(增减)	分3~4次	
	卡那霉素	2.0~4.0 g(增减)	分4次	
弯曲杆菌	克拉霉素	400 mg(增减)	分2次	3~5天
	磷霉素	2.0~3.0 g(增减)	分3~4次	
其他病原菌 (肠炎弧菌等)	新喹诺酮类药物	表下方记载*	分3次	3天
	磷霉素	2.0~3.0 g(增减)	分3~4次	
痢疾阿米巴	甲硝唑	1.5~2.25 g	分3次	10天
	替硝唑	1.2 g	分3次	7天
药物相关性肠炎 艰难梭菌 MRSA	甲硝唑	1.0~1.5 g	分3~4次	10~14天
	万古霉素	表下方记载†	表下方记载†	7~14天

*：诺氟沙星 300~800 mg(增减,伤寒的情况下 1.2 g)；环丙沙星 800 mg(每天2次,用1 h静脉滴注,剂量可根据患者的病情增加至 1.2 g)；托氟沙星 300~450 mg(伤寒的情况下 600 mg)；左氧氟沙星 500 mg(适当减量,每日1次)

**：首次 100~200 mg,以后每 12 h 或 24 h 100 mg(增减)

†：每天 2.0 g(每 6 h 500 mg,或每 12 h 1.0 g,用 60 min 以上静脉滴注(增减)

在肠出血性大肠埃希菌肠炎的情况下,应给予新喹诺酮类抗菌药或FOM；但在预测为O157、H7大肠埃希菌感染的情况下,请勿进行早期的抗生素治疗(有诱发HUS的危险)。

关于对其他代表性的感染性肠炎的抗菌疗法,已总结在**表3**中。

3. 活菌制剂和其他药物

根据患者的症状和病理状况,以适当的组合给予以下药物。

- 在活菌制剂(整肠药)中,常用乳酸菌和双歧杆菌。它在肠内水解糖以产生乳酸和乙酸,并通过使肠内的pH倾向于酸性来抑制其他肠内细菌,防止肠道内的异常发酵和腐败。对于轮状病毒和小型球形病毒引起的腹泻,可使用整肠药随访观察。

- 收敛药：鞣酸蛋白（albumin tannate）、碱式硝酸铋（bismuth subnitrate）等是代表性的收敛药，具有黏膜保护作用、有毒物质的吸附、镇静或消炎作用。
- 吸附药：硅酸铝（aluminium silicate）是代表性的吸附药，它可以吸附和排泄肠内的气体、细菌、毒物等有毒物质，减少对肠壁的刺激，防止肠的膨胀和腹泻。
- 肠运动抑制药：洛哌丁胺（loperamide）通过轻度抑制转运能力、抑制蠕动和抗分泌作用发挥止泻作用，每天口服1～2 mg。在疑为包括O157在内的细菌性肠炎的情况下，也考虑到可能会延迟腹泻引起的毒素的排泄，需慎重给药。

结语

本文就"感染性肠炎的诊断和治疗步骤"的要点进行了阐述。由于感染性肠炎大多临床表现在短时间内就发生变化，即使是同一病变也显示出多种多样的临床表现，所以重要的是在重视临床表现的同时，也应注意诊断时期的病情趋势来进行诊断和治疗。

参考文献

[1] 渡辺英伸, 味岡洋一, 太田玉紀, 他. 炎症性腸疾患の病理学的鑑別診断—大腸病変を中心に. 胃と腸 25:659-682, 1990
[2] 清水誠治, 富岡秀夫, 石田英和, 他. 診断困難な炎症性腸疾患の特徴. 胃と腸 50:867-876, 2015
[3] 斉藤裕輔, 垂石正樹, 鈴木聡, 他. 感染性腸炎の診断・治療手順. 胃と腸 43:1573-1580, 2008.
[4] Boccus HL. Gastroenterology, 5th ed. vol.2. W.B. Saunders, Philadelphia, pp 1115-1144, 1995
[5] 大川清孝. 感染性腸炎総論. 大川清孝, 清水誠治(編). 感染性腸炎A to Z, 第2版. 医学書院, pp 2-11, 2012
[6] 橘立英樹, 渡辺英伸, 味岡洋一, 他. 感染性腸炎の病理. 胃と腸 32:949-961, 1997
[7] Umeno J, Matsumoto T, Nakamura S, et al. Intestinal spirochetosis due to *Brachyspira pilosicoli*: endoscopic and radiographic features. J Gastroenterol 42:253-256, 2007
[8] 相楽裕子. 感染性腸炎の分類と食中毒—新しい感染症法, 食品衛生法をふまえて. 臨消内科 19:1091-1099, 2004
[9] Zimmerhackl LB. *E. coli*, antibioticus, and the hemolytic-uremic syndrome. N Engl J Med 342:1990-1991, 2000

Summary

Diagnostic Procedures and Treatment of Infectious Colitis

Yusuke Saitoh[1], Takahiro Sasaki, Ryuji Sugiyama, Ryuji Sukegawa, Yuhei Inaba, Motoya Tominaga, Kenichiro Ozawa, Masaki Taruishi, Mikihiro Fujiya[2]

For the differential diagnosis of infectious colitis as well as to obtain its precise diagnosis, the evaluation of clinical findings is of utmost importance. A detailed disease history can help narrow down the diagnostic possibilities and lead to the precise diagnosis of infectious colitis. Definite diagnosis can be obtained by supplementing tests such as bacterial examinations with stool or blood samples, biochemistry, and genetic tests. The combined application of the imaging studies of ultrasound, CT scan, radiography, or colonoscopy for the analyses of the location, shape, and alignment of the lesions is useful for differentially diagnosing infectious colitis from IBD. The correction of dehydration by drip infusion, dietary therapy, and administration of adequate antibiotic drugs are considered to be most important approaches for the treatment of infectious colitis. In case of incomplete information on the disease-causing bacteria, the administration of new quinolone or fosfomycin is recommended as an empiric therapy.

---

[1] Digestive Disease Center, Asahikawa City Hospital Asahikawa, Japan
[2] Division of Gastroenterology and Hematology Oncology, Department of Medicine, Asahikawa Medical College, Asahikawa, Japan

主 题　肠道感染性疾病——包括最新的话题

肠道感染性疾病的影像诊断

大川 清孝[1]
青木 哲哉
上田 涉
大庭 宏子
宫野 正人
小野 洋嗣
中内 脩介
川村 悦史
山口 誓子
仓井 修
佐野 弘治[2]

摘要● 本文主要就弯曲杆菌肠炎、沙门菌肠炎、肠出血性大肠埃希菌肠炎、耶尔森菌肠炎、伪膜性肠炎、阿米巴性结肠炎、肠异尖线虫病等急性肠道感染性疾病的腹部CT表现和内镜表现进行阐述。在腹部CT表现中，着眼于有无肠壁的增厚、存在部位及程度，肠壁周围炎症的有无及程度、淋巴结肿大的有无及程度、腹水的有无及程度等进行判断。在大肠型细菌性肠炎的CT表现中，大概率地观察到右侧结肠的肠壁增厚。另一方面，关于内镜表现，根据罹患部位及水肿、黏膜内出血、鳞状花纹、糜烂、溃疡、伪膜的有无及其性状进行肠道感染性疾病的鉴别诊断。在耶尔森菌肠炎，以派尔斑增厚及其上的糜烂为特征性的内镜表现。重症伪膜性肠炎，虽然呈膜样伪膜，但由于该内镜表现与伴有伪膜的重症阿米巴性结肠炎类似，需要注意。在文中提示了这两种疾病的相似的内镜表现。

关键词　肠道感染性疾病　感染性肠炎　腹部CT　内镜　肠壁增厚

[1] 大阪市立十三市民医院消化内科　〒532-0034 大阪市淀川区野种北2丁目12-27
E-mail : okawaki@msic.mde.osaka-cu.ac.jp
[2] 大阪市立综合医疗中心消化内科

前言

在强烈怀疑为肠道感染性疾病的情况下，一般不进行腹部CT检查，而是由于剧烈腹痛或急腹症等情况才进行腹部CT检查，结果有时诊断出肠道感染性疾病。另外，在强烈怀疑为肠道感染性疾病的情况下，一般不进行内镜检查。而是由于便血和腹泻来进行内镜检查时，有时也发现肠道感染性疾病。因此，为了鉴别诊断急性肠炎，有必要事先熟悉和了解肠道感染性疾病的腹部CT表现和内镜表现。因此，本文将就主要的急性肠道感染性疾病的腹部CT表现和内镜表现进行阐述。

小肠型、大肠型、贯通型的分类和病况

由于疾病特有的影像表现和罹患部位反映着其病况，首先，事前把握病况对进行影像诊断十分重要。肠道感染性疾病可以根据其病况分为小肠型、大肠型、贯通型。

1. 小肠型

小肠型是因微生物和毒素等引起的肠分泌亢进，由于不伴有组织的破坏，或无血便和黏液便，即使有也是轻度，以水样腹泻为主要症状。此外，伴有恶心、呕吐等上消化道症状的情况很多。主要罹患部位在小肠近端，因此潜伏期比大肠型短。小肠型的致病微生物为病毒或毒素型（体外产生毒素型）、毒素产生型（体内产生毒素

型）的细菌。

小肠型进一步可以分为恶心、呕吐剧烈的急性胃肠炎型和反应弱的急性小肠型。急性胃肠炎型的病因是病毒或毒素型细菌。致病病毒的代表为诺如病毒，其潜伏期为 12 h 至 2 天。主要感染空肠肠上皮细胞，感染细胞最终以凋亡等方式死亡，但不会引起大的黏膜损伤，会引起恶心、呕吐和水样腹泻。在毒素型细菌中有金黄色葡萄球菌、蜡状芽孢杆菌（呕吐型）等，在进入人体前已经产生的毒素引起症状。因此，潜伏期短至 4～6 h，恶心、呕吐症状严重。

另一方面，急性小肠型的致病微生物是霍乱菌、肠产毒性大肠埃希菌、产气荚膜杆菌、蜡状芽孢杆菌（腹泻型）等产生毒素的细菌。在小肠产生的毒素引起症状，潜伏期为 8～14 h，比毒素型时间略长。无恶心、呕吐症状，即使有也是轻度，主要症状为水样腹泻。在肠上皮细胞定植、增殖时，通过产生会引起细胞损伤和功能障碍的毒素而发病。由于细菌未侵入黏膜，黏膜损伤为轻度，不发生糜烂和溃疡。

2. 大肠型

大肠型的基本病况为微生物本身或毒素引起的组织侵袭，伴有发热和腹痛，见有血便或黏液便或里急后重等。罹患部位为大肠或小肠远端，潜伏期较长。引起大肠型感染性疾病的致病微生物有弯曲杆菌、沙门菌、痢疾杆菌、肠出血性大肠埃希菌、艰难梭菌、痢疾阿米巴等。弯曲杆菌和沙门菌为黏膜侵入型细菌，定植于肠上皮细胞后侵入、增殖，破坏上皮细胞，引起肠病变，有时导致糜烂或溃疡。另一方面，由于肠出血性大肠埃希菌和艰难梭菌会产生强力毒素而引起黏膜损伤。

3. 全身型

耶尔森菌肠炎和肠伤寒、副伤寒，与消化系统症状相比，由于会全面出现发热、菌血症等全身症状，不属于小肠型和大肠型，被称为贯通型。发热和腹痛为主要症状，有时无腹泻。主要罹患部位为小肠远端。通过肠道淋巴系统侵入并增殖，引起淋巴组织的肿大和糜烂，有时也会形

表1 引起肠壁增厚的肠道感染性疾病的罹患部位

主要罹患部位	病原微生物
直肠至乙状结肠	痢疾阿米巴、艰难梭菌
右侧结肠	肠出血性大肠埃希菌、沙门菌、弯曲杆菌、痢疾阿米巴、结核菌
有时涉及大肠全部	弯曲杆菌、沙门菌、肠出血性大肠埃希菌、痢疾阿米巴、艰难梭菌
回盲部	耶尔森菌、肠炎弧菌、伤寒菌、副伤寒菌、结核菌
小肠	异尖线虫、旋尾线虫 X 型、MRSA
小肠、大肠	巨细胞病毒

MRSA：methicillin-resistant *Staphylococcus aureus*，甲氧西林耐药金黄色葡萄球菌。

成深溃疡。伤寒菌、副伤寒菌不只引起肠病变，通过细菌在网状内皮系统的增殖还会引起菌血症。耶尔森菌会引起肠系膜淋巴结炎，扩布到全身；此外，有时在网状内皮系统增殖，还会引起结节性红斑等免疫反应。弯曲杆菌肠炎有时也呈现这种类型。

腹部 CT 表现

根据肠壁增厚的存在部位、程度，3 层结构的有无，肠周围炎症的有无、程度，淋巴结肿大的有无、程度，腹水的有无、程度等，一定程度上可以推测出肠道感染性疾病和病名（表1）。

正常情况下肠壁厚度为 3 mm 以下。大肠型肠道感染性疾病引起大肠或回肠末端肠壁增厚的情况较多，引起大肠很长一段范围的连续性肠壁增厚。另一方面，小肠型肠道感染性疾病不会引起大肠肠壁增厚，多见有小肠的水分潴留及扩张。肠道感染性疾病的肠壁增厚可见全周性，其原因是黏膜下的水肿。在造影 CT 表现中，由于血管发达的黏膜层和浆膜下层的造影效果增强，显示高吸收区；位于其间的疏松结缔组织，即黏膜下层由于水肿而显示低吸收区。因此，呈现出高 - 低 - 高吸收区的 3 层结构。

当炎症波及肠道等周围时，周围脂肪组织会出现被称为浊脂征（dirty fat sign）的绒毛状或索状、霜降状的阴影。这种征象是提示存在急性

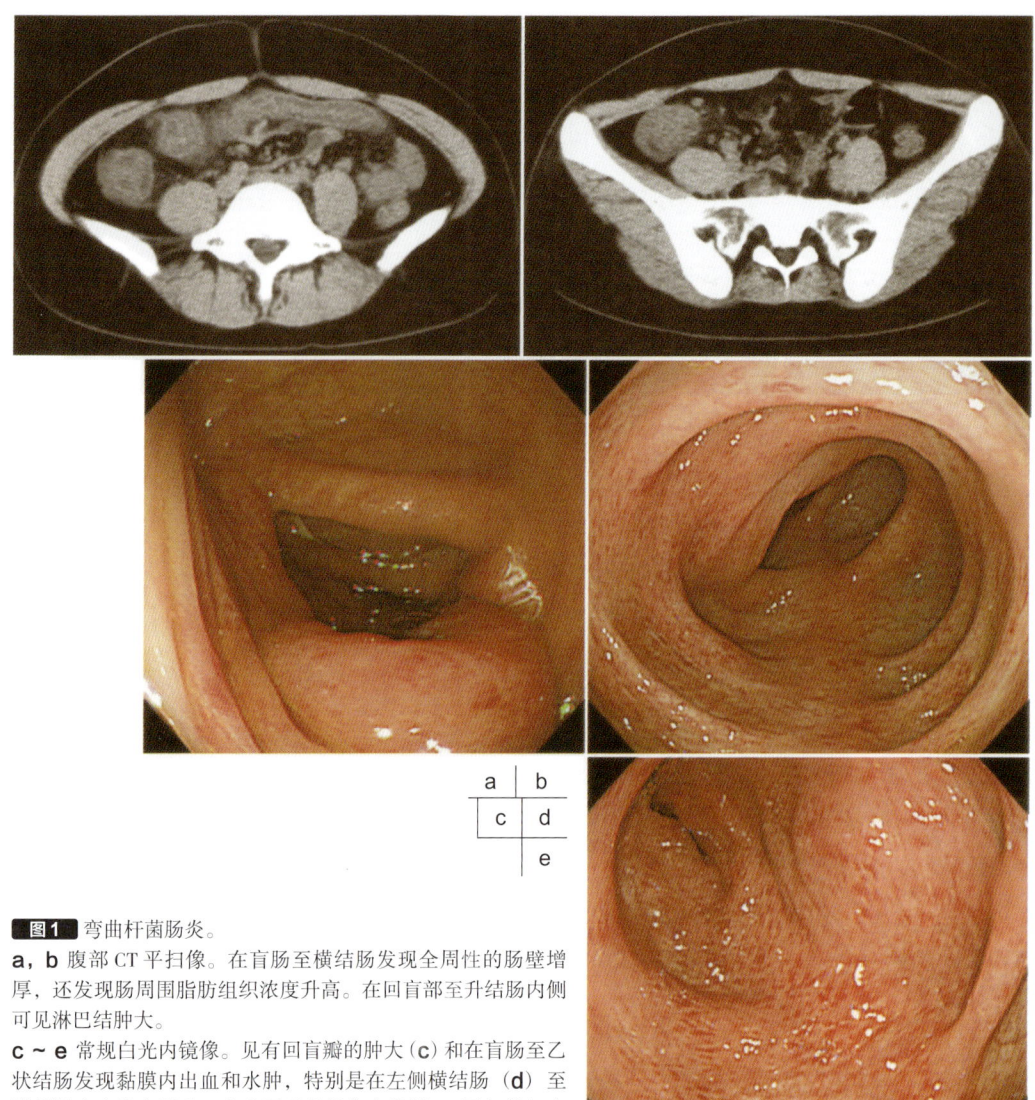

a	b
c	d
	e

图1 弯曲杆菌肠炎。
a，b 腹部CT平扫像。在盲肠至横结肠发现全周性的肠壁增厚，还发现肠周围脂肪组织浓度升高。在回盲部至升结肠内侧可见淋巴结肿大。
c～e 常规白光内镜像。见有回盲瓣的肿大（c）和在盲肠至乙状结肠发现黏膜内出血和水肿，特别是在左侧横结肠（d）至降结肠（e）程度严重。炎症严重的部位在腹部CT平扫像与内镜像中可看到背离。

炎症的极重要的表现。急性阑尾炎和结肠憩室炎等可以大概率观察到，但肠道感染性疾病只在重症病例中可以观察到。

在大肠型的细菌型肠炎中，90%以上见有局部淋巴结的肿大。有即使大范围的大肠壁增厚，但只在回盲部见有淋巴结肿大的病例，所以肠道感染性疾病应该关注有无回盲部淋巴结肿大。

1. 弯曲杆菌肠炎、沙门菌肠炎

这两种疾病大多呈现出右侧结肠的肠壁增厚，据报道90%以上可以观察到。约半数弯曲杆菌肠炎不仅可观察到右侧结肠的肠壁增厚，甚至可观察到直到左侧结肠有大范围的肠壁增厚（图1a，b）。但见有浊脂征（dirty fat sign）的情况极少，而在道格拉斯窝中见有少量腹水的有20%～30%。大概率观察到回盲部附近的淋巴结肿大。

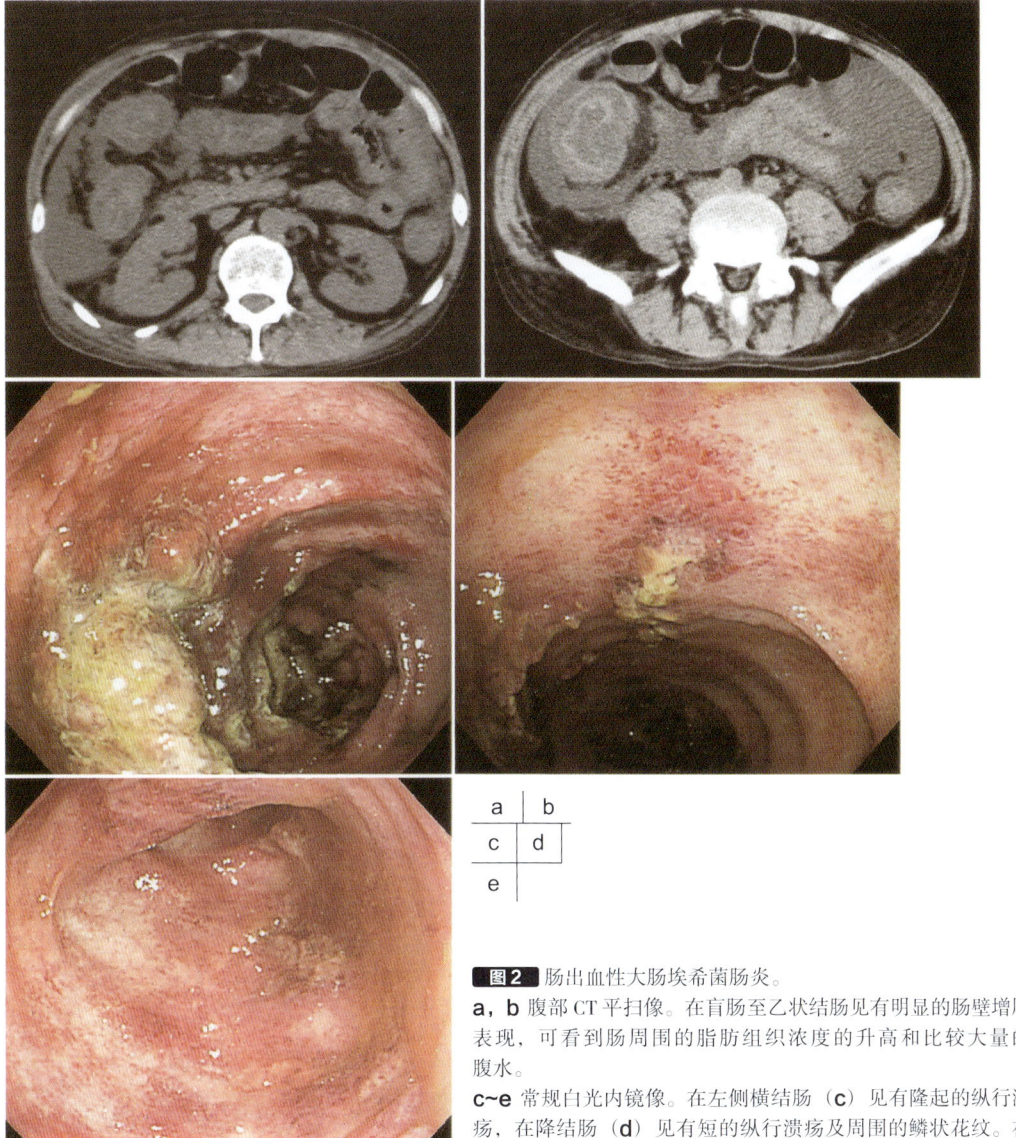

图2 肠出血性大肠埃希菌肠炎。
a，b 腹部CT平扫像。在盲肠至乙状结肠见有明显的肠壁增厚表现，可看到肠周围的脂肪组织浓度的升高和比较大量的腹水。
c~e 常规白光内镜像。在左侧横结肠（c）见有隆起的纵行溃疡，在降结肠（d）见有短的纵行溃疡及周围的鳞状花纹。在乙状结肠（e）可看到由鳞状花纹构成的多发性发红斑。

2. 肠出血性大肠埃希菌肠炎

在几乎所有病例均见有右侧结肠的肠壁增厚，而且大多引起严重的肠壁增厚，在2 cm以上的情况下，患本病的可能性大。也有一直到左侧结肠可看到肠壁增厚的情况存在，但肠壁增厚程度以右侧结肠为严重。此外，多可以观察到浊脂征（dirty fat sign）。大致在所有病例都可见有少量腹水，重症病例可见有大量腹水（**图2a，b**）。也可观察到回盲部淋巴结肿大，但肿大程度较轻。在重症病例可见有由全层性炎症引起的腹膜炎和穿孔，有时需要手术，但比较罕见。

3. 耶尔森菌肠炎

以回盲部淋巴结显著肿大和回肠末端的肠壁增厚为特征性的表现（**图3a，b**）。有时伴有右侧结肠的肠壁增厚。在弯曲杆菌肠炎、沙门菌肠炎、肠出血性大肠埃希菌肠炎等虽然也可看到回盲部淋巴结肿大，但比耶尔森菌肠炎程度轻。小肠的肠壁增厚局限于回肠末端，多明显增厚。

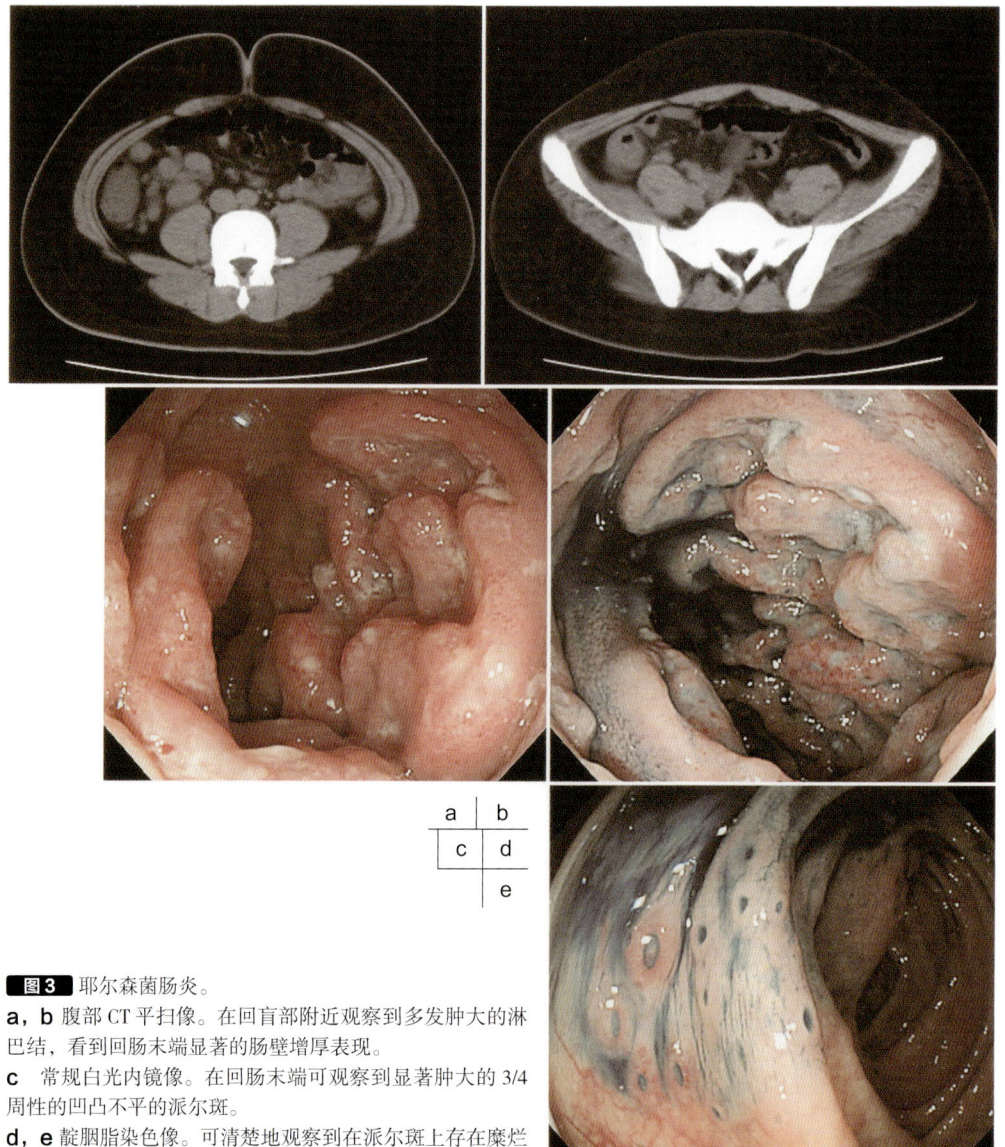

图3 耶尔森菌肠炎。
a,b 腹部CT平扫像。在回盲部附近观察到多发肿大的淋巴结，看到回肠末端显著的肠壁增厚表现。
c 常规白光内镜像。在回肠末端可观察到显著肿大的3/4周性的凹凸不平的派尔斑。
d,e 靛胭脂染色像。可清楚地观察到在派尔斑上存在糜烂（**d**），在盲肠至升结肠上见有阿弗他溃疡（**e**）。

4. 艰难梭菌感染性疾病（*C. difficile infection*, CDI）

就CDI的重症型——伪膜性肠炎进行阐述。在伪膜性肠炎重症病例的腹部CT表现中，可看到大肠的扩张、肠壁的增厚、肠周围的脂肪组织浓度的升高、腹水等。肠壁增厚多见于直肠至乙状结肠，重症病例也可波及全部大肠，可看到达2 cm以上的明显肠壁增厚（**图4a，b**）。更有甚者有时会导致麻痹性肠梗阻和巨结肠病，有时也需要手术。

5. 阿米巴性结肠炎

罹患部位为直肠至乙状结肠、右侧结肠、全部大肠等，在重症病例的CT表现中，可看到这些部位的肠壁增厚（**图5a，b**），有时达2 cm以上。在阿米巴原虫深度侵入组织、引起坏死的情况下，肠壁结构被破坏，呈现出不显示3层结

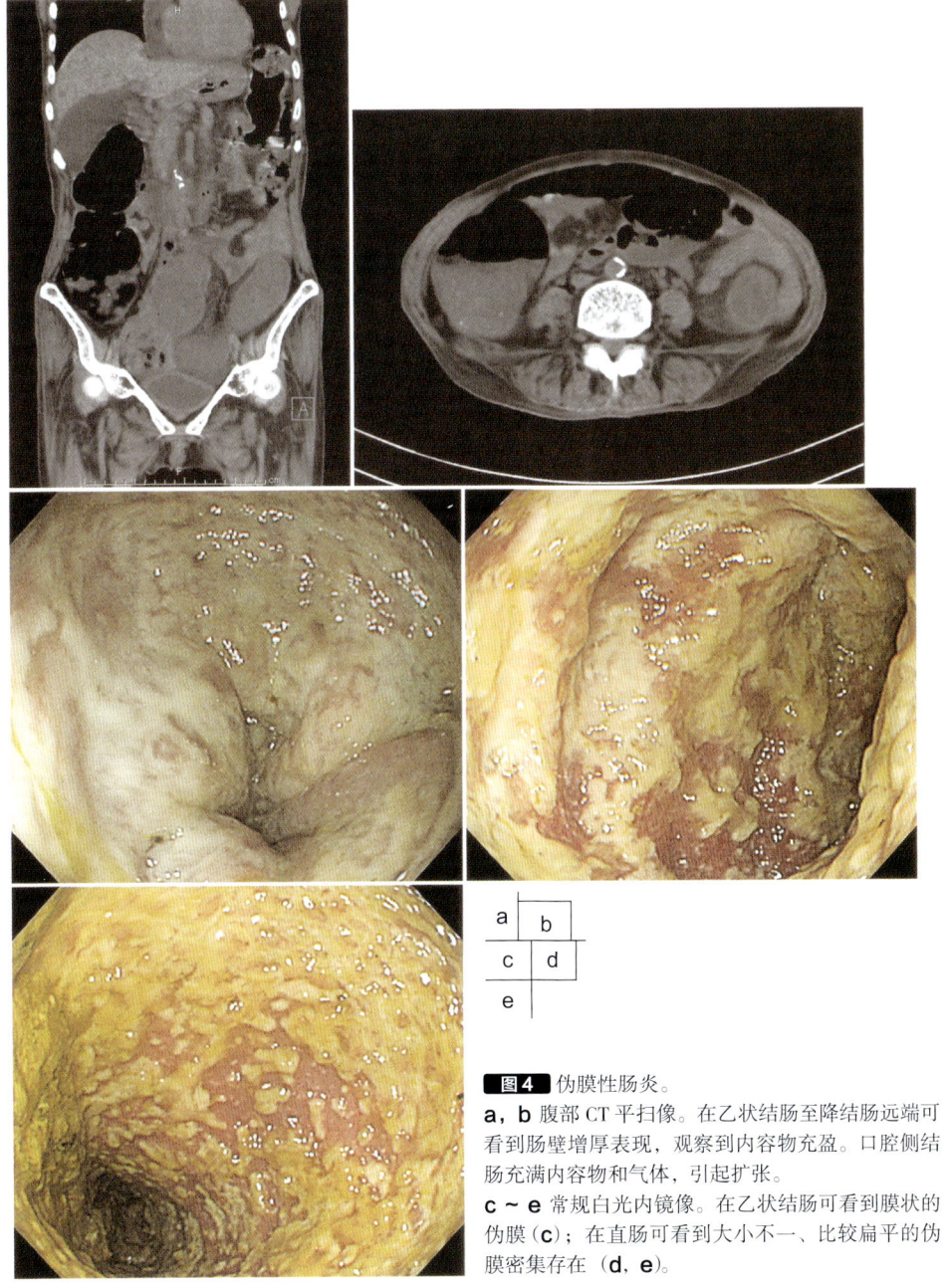

图4 伪膜性肠炎。
a,b 腹部CT平扫像。在乙状结肠至降结肠远端可看到肠壁增厚表现,观察到内容物充盈。口腔侧结肠充满内容物和气体,引起扩张。
c~e 常规白光内镜像。在乙状结肠可看到膜状的伪膜(**c**);在直肠可看到大小不一、比较扁平的伪膜密集存在(**d,e**)。

构的肠壁增厚表现。

6. 异尖线虫病

小肠异尖线虫病的典型CT表现呈局限性或全周性肠壁增厚和内腔变小,伴有口腔侧肠扩张和液面形成的液体潴留、腹水等(**图6**)。在结肠异尖线虫病可看到局限性肠壁增厚与肠套叠。

内镜表现

关于内镜表现,可以根据罹患部位和水肿、黏膜内出血、鳞状花纹、糜烂、溃疡、伪膜的有无和其性状进行鉴别诊断。

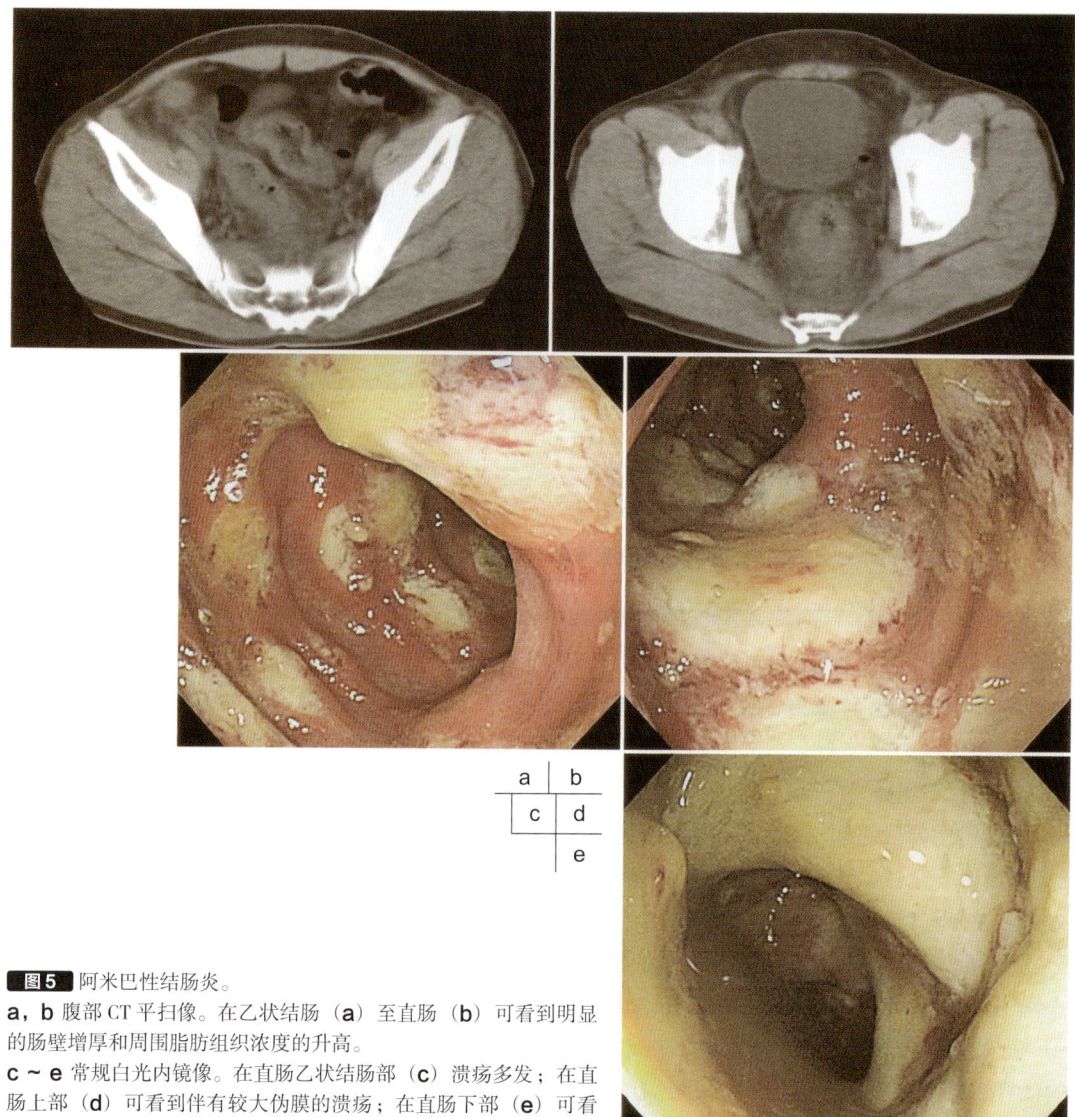

图5 阿米巴性结肠炎。
a，b 腹部 CT 平扫像。在乙状结肠（**a**）至直肠（**b**）可看到明显的肠壁增厚和周围脂肪组织浓度的升高。
c～e 常规白光内镜像。在直肠乙状结肠部（**c**）溃疡多发；在直肠上部（**d**）可看到伴有较大伪膜的溃疡；在直肠下部（**e**）可看到全周性伪膜。为即将重症化的阿米巴性结肠炎。

1. 弯曲杆菌肠炎、沙门菌肠炎

弯曲杆菌肠炎可在大肠的各部位大概率引起病变。沙门菌肠炎可以在全部大肠引起病变，但引起大肠远端病变的概率较小，是主要引起右侧结肠病变的疾病。两种疾病的基本内镜表现为黏膜内出血与水肿（**图1c～e**），比较相似。这两种疾病都需要与溃疡性结肠炎相鉴别。在病变涉及全部大肠的情况下，连续性的情况很少，几乎都有一部分为正常黏膜，这一点为与溃疡性结肠炎之间的鉴别点。

此外，弯曲杆菌肠炎与沙门菌肠炎的不同点是在回盲瓣和大肠引起溃疡的概率。约半数的弯曲杆菌肠炎在回盲瓣可引起比较大的溃疡，但沙门菌肠炎在回盲瓣引起溃疡的情况比较罕见。另一方面，沙门菌肠炎常常在大肠引起溃疡，而弯曲杆菌肠炎在大肠引起溃疡的情况极为罕见。

2. 肠出血性大肠埃希菌肠炎

罹患部位以右侧结肠为主，但有时病变也波及左侧结肠和直肠。即便是这种情况，越接近肛门侧病变表现变轻为其特征。在右侧结肠，病

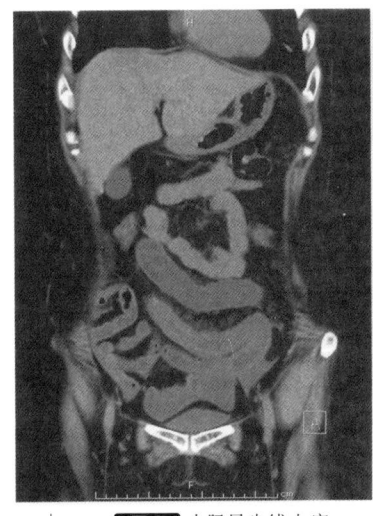
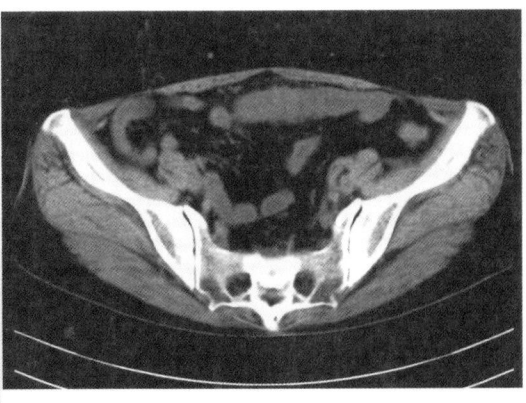

图6 小肠异尖线虫病。
a 腹部CT平扫冠状面像。可看到约20 cm的小肠肠壁增厚表现，在其口腔侧见有肠扩张和水分潴留。
b 腹部CT平扫水平面像。可看到肠壁显著增厚。

变大多为全周性，可看到发红、糜烂、水肿。发红可见于糜烂的周围，虽然可见有斑状，但呈鳞状花纹为其特征（图2c～e），通过色素染色可变得更加清楚。约半数的患者有时在左侧结肠至直肠引起纵行病变，需要与缺血性结肠炎相鉴别。

3. 耶尔森菌肠炎

本病最具特征性的内镜表现为肿大的派尔斑和其上的多发糜烂。派尔斑有呈现椭圆形以外的形态和呈现1/2～3/4周性的两种形态，这为是否可判断为肿大的派尔斑的诊断要点（图3c, d）。此外，还有在回肠末端至升结肠多发阿弗他溃疡的特征性表现（图3e）。也经常可看到回盲瓣的肿大。阿弗他溃疡一直到乙状结肠和直肠上均可看到，有时在升结肠上看到的不是阿弗他溃疡而是小溃疡，需要注意。

4. 艰难梭菌感染性疾病（CDI）

笔者等将CDI的内镜表现分为4种类型，分别定义为：①从半球到膜状的隆起，水洗也剥落不掉的伪膜型；②阿弗他溃疡占病变表现绝大部分的阿弗他溃疡型；③有伪膜以外的病变表现，非阿弗他溃疡型的非特异型；④无明显内镜下异常表现的正常型。

在伪膜型、阿弗他溃疡型、非特异型中，当一直观察到乙状结肠时，几乎100%可看到病变。伪膜型的重症病例在伪膜融合成膜状的情况下，需要与重症的阿米巴性结肠炎相鉴别（图4c～e）。

非特异型与阿弗他溃疡、弯曲杆菌肠炎、沙门菌肠炎不同，会出现大范围的黏膜内出血，伴有多发糜烂的发红斑等，一定程度上可怀疑为CDI。

5. 阿米巴性结肠炎

笔者等所经治病例的罹患部位为：跳过直肠至乙状结肠和盲肠至升结肠的病变约占半数，局限于盲肠的病变约1/6，局限于直肠的病变约1/6，在全部大肠见有病变的约1/6。特征性的内镜表现有：在周围有隆起的所谓疣状的多发糜烂、溃疡，周围有红晕的多发溃疡、糜烂，伴有自然出血的多发溃疡、糜烂，重症病例可看到的伪膜（图5c～e）等。局限于盲肠的病变多为围绕阑尾口的病变，由于在这个部位的溃疡大多不呈现特征性的表现，需要注意。

6. 异尖线虫病

可观察到伴有发红的黏膜下肿瘤样隆起和刺入的异尖线虫。在大肠有时可观察到在无症状条件下偶然刺入的异尖线虫，这时在其周围大多可见有发红肿胀。

结语

本文就主要的急性肠道感染性疾病的腹部CT表现和内镜表现进行了阐述。为了鉴别诊断急性肠炎，有必要提前掌握肠道感染性疾病的影像诊断，而重要的是预先理解显示其影像的病况。

参考文献

[1] 横田恭子, 古川恵一. 感染性下痢の便の特徴, 性状から分かること. 日医師会誌 139:1029-1032, 2010
[2] 神谷亨. 成人の感染性下痢の診断と治療. 日医師会誌 139:1037-1042, 2010
[3] 大川清孝. 感染性腸炎 総論. 大川清孝, 清水誠治(編). 感染性腸炎 A to Z, 第2版. 医学書院. pp 2-11, 2012
[4] 大川清孝, 青木哲哉, 上田渉, 他. 急性腸炎・感染性腸炎. 臨放 60:1688-1694, 2015
[5] 島田長人, 本田善子, 杉本元信. 感染性腸炎の腹部CT画像. 医事新報 4312:53-56, 2006
[6] 佐藤修, 松本知博, 飯田茂晴, 他. 急性腸疾患のリンパ節腫大について. 断層映像研会誌 38:37-42, 2012
[7] 三品淳資. 腸炎の救急CT診断. 画像診断 27:880-893, 2007
[8] 堀木紀行, 丸山正隆, 藤田善幸, 他. 感染性腸炎のCT検査所見. 日消誌 99:925-934, 2002
[9] Surawicz CM, Brandt CJ, Binion DG, et al. Guidelines for diagnosis, treatment, and prevention of *Clostridium difficile* infections. Am J Gastroenterol 108:478-498, 2013
[10] 立澤直子, 田島紘己, 佐川俊世, 他. 腸閉塞で発症し, 腹部CTが早期診断に有用であった小腸アニサキス症の6例. 日救急医会誌 25:113-118, 2013
[11] 上田渉, 大川清孝, 宮野正人, 他. 抗菌薬関連消化管病変—*Clostridium difficile* 感染症の診断と治療. 胃と腸 51:463-472, 2016
[12] 大川清孝, 青木哲哉, 上田渉, 他. 診断困難な感染性腸炎. 胃と腸 50:897-905, 2015
[13] 上田薫, 斎藤彰一, 井出大資, 他. 下部消化管内視鏡検査時に認められた大腸アニサキス症の5例. Pro Dig Endosc 82:182-183, 2013

Summary

Image Diagnosis of Intestinal Tract Infection

Kiyotaka Okawa[1], Tetsuya Aoki,
Wataru Ueda, Hiroko Ohba,
Masato Miyano, Hiroshi Ono,
Shusuke Nakauchi, Etsuji Kawamura,
Seiko Yamaguchi, Osamu Kurai,
Koji Sano[2]

Knowing abdominal CT image characteristics and endoscopic characteristics of intestinal tract infection is useful for differential diagnosis of acute enterocolitis. We examined the abdominal CT image characteristics and endoscopic characteristics of *Campylobacter* enterocolitis, *Salmonella* enterocolitis, *Yersinia* enterocolitis, pseudomembranous colitis, amebic colitis, and intestinal anisakiasis, with special attention to the presence or absence of and the degree of bowel wall thickening, inflammation around the intestinal tract, lymph node swelling, and ascites. The CT image findings of patients with colonic-type bacterial enterocolitis revealed widespread thickening of the right-sided colonic wall. Endoscopic differential diagnosis of intestinal tract infection was performed by the affected area and the presence or absence of edema, intramucosal redness, scale pattern, erosion, ulcer and pseudomembrane. Typical endoscopic findings of *Yersinia* enterocolitis were swollen Peyer patches with erosions. The endoscopic findings of severe pseudomembranous colitis were similar to those of severe amebic colitis involving pseudomembrane. We successfully presented the endoscopic imaging of both the diseases in this paper.

[1] Department of Gastroenterology, Osaka City Juso Hospital, Osaka, Japan
[2] Department of Gastroenterology, Osaka City General Hospital, Osaka, Japan

主题　肠道感染性疾病——包括最新的话题

肠道感染性疾病的活检病理诊断

江头 由太郎[1]
芥川 宽
佐野 村诚[2]
柿本 一城[3]
川上 研

摘要● 在肠道感染性疾病中，存在有组织学上呈现非特异性的炎症表现、难以确定病原微生物的疾病，以及在组织学上呈现特征性的表现、能够确定和鉴别病原微生物的疾病。大多数的细菌性肠道感染性疾病呈现非特异性的炎症表现。作者通过微生物学检查鉴定了病原细菌的34例细菌性肠道感染性疾病患者的活检组织表现的病理学特征，可以举出以下几种：①几乎看不到腺管扭曲（8.8%）、腺体萎缩（0）、潘氏细胞化生（8.8%）；②炎性细胞的分布多呈巢状（85.3%）、表层性（52.9%）和不均一性分布；③炎性细胞浸润以中性粒细胞浸润明显的病例占大多数（97.1%），中性粒细胞浸润数与淋巴细胞、浆细胞浸润数的比例为0.5以上的病例占大多数（85.3%）；④隐窝炎（67.6%）、隐窝脓肿（44.1%）被大概率观察到，隐窝脓肿的全部病例为不伴有腺管管腔扩张的非扩张型隐窝脓肿。在细菌性肠道感染性疾病与初发时的溃疡性结肠炎的活检组织表现的比较中，通过单变量分析显示显著性相关，通过多变量分析显示出独立性的活检组织表现，显示细菌性肠道感染性疾病的表现为"表层性的炎性细胞分布""中性粒细胞/淋巴细胞或浆细胞≥0.5"；显示初发时的溃疡性结肠炎的表现为"基底部浆细胞增多"。此外，还列举了组织学上能够鉴别和推定病原微生物的代表性的肠道感染性疾病，并对其组织表现进行了概述。

关键词　活检组织诊断　肠道感染性疾病　感染性肠炎　弯曲杆菌肠炎　初发溃疡性结肠炎

[1] 大阪医科大学病理学教研室　〒569-8686 高槻市大学町2-7
[2] 北摄医院消化内科
[3] 大阪医科大学第2内科

前言

在肠道感染性疾病中，存在有在病理学上呈现特征性表现的、或者病原微生物本身是可以确认的、可能鉴别和推定病原微生物的疾病，以及呈现非特异性的炎症表现、难以推定病原微生物的疾病。在日常诊疗中，最常遇到的肠道感染性疾病——急性肠炎型的细菌性肠道感染性疾病的大多数属于后者。对于这些呈现非特异性炎症表现的肠道感染性疾病，活检组织诊断的作用是与其他炎症性肠病（inflammatory bowel disease，IBD）之间的鉴别，特别是与初发的溃疡性结肠

表1 细菌性肠道感染性疾病的活检组织学特征

活检-组织表现	弯曲杆菌肠炎 n=25	气单胞菌肠炎 n=1	MRSA肠炎 n=2	副伤寒 n=1	沙门菌肠炎 n=2	耶尔森菌肠炎 n=3	细菌感染全体 n=34
腺管扭曲	3 (12.0%)	0	0	0	0	0	3 (8.8%)
腺体萎缩	0	0	0	0	0	0	0
潘氏细胞化生	2 (8.0%)	1 (100%)	0	0	0	0	3 (8.8%)
糜烂	8 (32.0%)	0	1 (50.0%)	0	1 (50.0%)	1 (33.3%)	11 (32.4%)
溃疡	3 (12.0%)	0	0	0	0	0	3 (8.8%)
炎性细胞分布							
弥漫性	8 (32.0%)	0	0	0	1 (50.0%)	0	9 (26.5%)
巢状	22 (88.0%)	1 (100%)	2 (100.0%)	0	2 (100.0%)	2 (66.7%)	29 (85.3%)
表层性	11 (44.0%)	1 (100%)	2 (100.0%)	1 (100.0%)	1 (50.0%)	2 (66.7%)	18 (52.9%)
淋巴滤泡周围炎	6 (24.0%)	0	1 (50.0%)	0	1 (50.0%)	2 (66.7%)	10 (29.4%)
中性粒细胞浸润（中度至高度）	24 (96.0%)	1 (100%)	2 (100.0%)	1 (100.0%)	2 (100.0%)	3 (100.0%)	33 (97.1%)
嗜酸性粒细胞浸润（无至少数）	25 (100.0%)	1 (100%)	2 (100.0%)	1 (100.0%)	2 (100.0%)	3 (100.0%)	34 (100.0%)
中性粒细胞/淋巴细胞或浆细胞≥0.5	20 (80.0%)	1 (100%)	2 (100.0%)	1 (100.0%)	2 (100.0%)	3 (100.0%)	29 (85.3%)
基底部浆细胞增多	0	0	0	0	0	0	0
杯状细胞不均一减少	21 (84.0%)	1 (100%)	2 (100.0%)	1 (100.0%)	2 (100.0%)	2 (66.7%)	29 (85.3%)
巨噬细胞浸润	5 (20.0%)	0	0	0	0	0	5 (14.7%)
隐窝炎	18 (72.0%)	1 (100%)	1 (50.0%)	1 (100.0%)	1 (50.0%)	1 (33.3%)	23 (67.6%)
隐窝脓肿（非扩张型）	13 (52.0%)	0	0	0	1 (50.0%)	1 (33.3%)	15 (44.1%)
隐窝脓肿（扩张型）	0	0	0	0	0	0	0
（隐窝炎引起的）上皮坏死	0	0	0	0	1 (50.0%)	0	1 (2.9%)
类上皮细胞肉芽肿	0	0	1 (50.0%)	0	0	0	1 (2.9%)
凋亡小体	0	0	0	0	0	0	0
淋巴管扩张	0	0	0	0	0	0	0
毛细血管扩张	0	0	0	1 (100.0%)	0	0	1 (2.9%)
纤维蛋白析出	3 (12.0%)	0	0	1 (100.0%)	0	0	4 (11.8%)
伪膜形成	0	0	0	0	0	0	0
水肿	13 (25.0%)	0	1 (50.0%)	1 (100.0%)	1 (50.0%)	1 (33.3%)	17 (50.0%)
出血	16 (64.0%)	0	1 (50.0%)	1 (100.0%)	1 (50.0%)	2 (66.7%)	21 (61.8%)
缺血性变化	1 (4.0%)	0	0	0	0	0	1 (2.9%)

炎之间的鉴别非常重要。因此，在本文中研究了通过微生物学检查鉴定了病原菌的细菌性肠道感染性疾病的活检组织表现，在阐明其组织学特征的同时，提示与初发时的溃疡性结肠炎的活检组织表现之间的差异，提及了两者之间的鉴别。此外，列举了在组织学上能够鉴别和推定病原微生物的代表性的肠道感染性疾病，对其组织学表现进行了概述。

呈非特异性的炎症表现、难以确定病原微生物的肠道感染性疾病

1. 细菌性肠道感染性疾病的活检组织学特征

呈非特异性的炎症表现、难以确定病原微生物的肠道感染性疾病的代表性疾病为细菌性肠道感染性疾病，特别是急性肠炎型的细菌性肠道感染性疾病，除了一部分例外，大多数在组织学上难以推定病原菌。急性肠炎型的细菌性肠道感染性疾病呈现非特异性的急性炎症表现，而包括在微生物学检查中不能鉴定病原菌的细菌性肠道感染性疾病在内的"误诊病例"的研究很多，细菌性肠道感染性疾病"确诊病例"的组织学特征还未被充分阐明。因此在本文中对34例通过微生物学检查鉴定了病原菌的急性肠炎型的细菌性肠道感染性疾病病例［弯曲杆菌肠炎25例、气单胞菌肠炎1例、耐甲氧西林金黄色葡萄球菌（methicillin-resistant *Staphylococcus aureus*，MRSA）肠炎2例、副伤寒1例、沙门菌肠炎2例、耶尔森菌肠炎3例）］的活检组织表现进行了研究。结核、肠出血性大肠埃希菌肠炎、艰难梭菌（*Clostridium difficile*，*C. difficile*）肠炎、衣原体直肠炎等都是细菌性肠道感染性疾病，因为呈现可能推定病原菌的特征性表现，所以不在本研究的对象之内。从研究结果得到的细菌性肠道感染性疾病的活检组织表现的病理学特征如下（表1，图1）：

① 几乎看不到作为提示炎症持续和过去炎症的瘢痕化的黏膜腺管结构的异常表现之腺管扭曲（8.8%）、腺体萎缩（0）、潘氏细胞化生（8.8%）；

② 炎性细胞的分布大多为巢状（85.3%）、表层性（52.9%）和不均一性分布；

③ 炎性细胞浸润以中性粒细胞浸润明显的病例占绝大多数（97.1%），中性粒细胞浸润数与淋巴细胞或浆细胞的比例在0.5以上的病例（中性粒细胞/淋巴细胞或浆细胞≥0.5）占大部分（85.3%）；

④ 隐窝炎（67.6%）、隐窝脓肿（44.1%）被大概率观察到。隐窝脓肿多见于黏膜中层至表层，全部病例为不伴有腺管管腔扩张的非扩张型的隐窝脓肿。

2. 细菌性肠道感染性疾病的活检组织表现与溃疡性结肠炎初发时的活检组织表现之间的差异及两者之间的鉴别

比较研究了34例通过微生物学检查鉴定了病原菌的细菌性肠道感染性疾病和49例溃疡性结肠炎初发时的活检组织表现（表2，图1、图2）。

在所研究的活检组织表现中，通过单变量分析，作为细菌性肠道感染性疾病的表现，显示显著性相关的有："巢状的炎性细胞分布""表层性的炎性细胞分布""淋巴滤泡周围炎""中性粒细胞浸润（中度至高度）""嗜酸性粒细胞浸润（无至少数）""中性粒细胞/淋巴细胞或浆细胞≥0.5""杯状细胞减少不均一""隐窝脓肿（非扩张型）""水肿""出血"（表2）。

另一方面，作为溃疡性结肠炎初发时的表现，显示显著性相关的有："腺管扭曲""腺体萎缩""潘氏细胞化生""基底部浆细胞增多（basal plasmacytosis）""隐窝脓肿（扩张型）""凋亡小体"（表2）。

对这些在单变量分析中显示显著性相关的活检组织表现进行了多变量分析。结果是：在与其他因素相比，有明显独立性的活检组织表现中，显示细菌性肠道感染性疾病的表现为："表层性的炎性细胞分布""中性粒细胞/淋巴细胞或浆细胞≥0.5"；显示溃疡性结肠炎初发时的表现为"基底部浆细胞增多"（表2）。

如果留意这些在单变量分析中显示显著性相关的活检组织表现，特别重视在多变量分析中显示有独立性的活检组织表现进行活检组织诊断的话，鉴别细菌性肠道感染性疾病和初发时的溃疡性结肠炎是比较容易的。尤其是在34例细菌性肠道感染性疾病病例中，没有难以与溃疡性结肠炎相鉴别的病例。另一方面，在49例初发时的溃疡性结肠炎病例中，有2例（4.1%）呈现与细菌性肠道感染性疾病相似的组织学表现，通过溃疡性结肠炎初发时的活检组织表现很难诊断

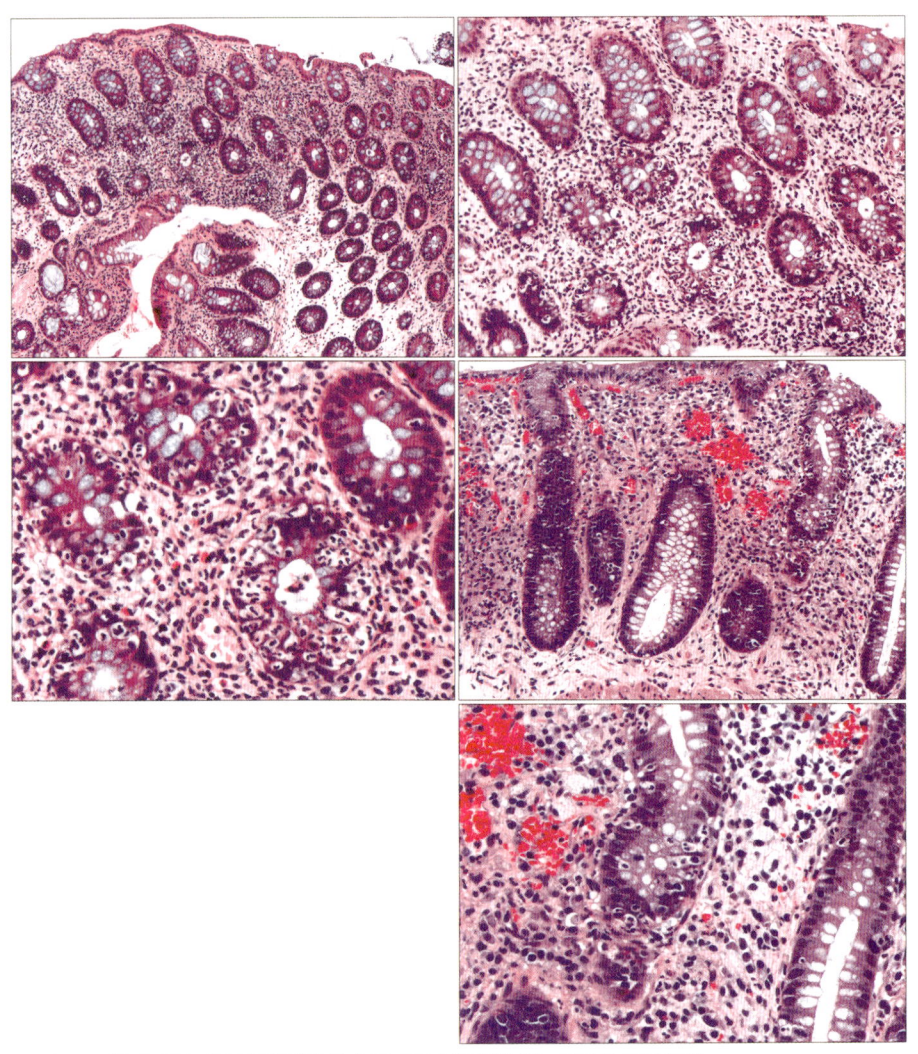

a	b
c	d
	e

图1 细菌性肠道感染性疾病（弯曲杆菌肠炎）的活检组织表现。

a 在黏膜固有层可看到巢状、表层性的炎性细胞浸润。看不到腺管扭曲和腺体萎缩。
b 在黏膜固有层可看到中性粒细胞浸润明显的巢状的炎性细胞浸润，以及严重的隐窝炎和非扩张型的隐窝脓肿。
c 中性粒细胞/淋巴细胞或浆细胞≥0.5，可看到严重的隐窝炎和非扩张型的隐窝脓肿。几乎看不到嗜酸性粒细胞浸润。
d 在黏膜固有层可看到巢状的炎性细胞浸润。看不到腺管扭曲和腺体萎缩。
e 中性粒细胞/淋巴细胞或浆细胞≥0.5，可看到严重的隐窝炎。几乎看不到嗜酸性粒细胞浸润。

为溃疡性结肠炎。

3. 细菌性肠道感染性疾病的肉眼观察表现的特征

虽然大多数的细菌性肠道感染性疾病在组织学上呈现非特异性的炎症表现，但一部分细菌性肠道感染性疾病可从特征性的肉眼观察表现推定其病原菌。

沙门菌肠炎虽然主要可看到右侧结肠的病变，但与回肠末端病变的合并比例高达约80%。病变的主体为发红、糜烂，有时形成表浅的溃疡（一般在细菌性肠炎看到的溃疡多为UL-Ⅱ型的浅溃疡）。

弯曲杆菌肠炎的回肠末端病变的比例低至30%，但在回盲瓣上大概率可形成表浅的溃疡，这些表现有助于诊断。

表2 细菌性肠道感染性疾病的活检组织表现与溃疡性结肠炎初发时的活检组织表现之间的比较

活检组织表现	细菌感染性疾病 n=34	初发溃疡性结肠炎 n=49	全体 n=83	单变量分析 P值	多变量分析 P值
腺管扭曲**	3 (8.8%)	29 (59.2%)	32 (38.6%)	0.000 2	n.s.
腺体萎缩**	0	18 (36.7%)	18 (21.7%)	<0.000 1	n.s.
潘氏细胞化生**	3 (8.8%)	16 (32.7%)	19 (22.9%)	0.007	n.s.
糜烂	11 (32.4%)	17 (34.7%)	28 (33.7%)	n.s.	—
溃疡	3 (8.8%)	4 (8.2%)	7 (8.4%)	n.s.	—
炎性细胞分布					
弥漫性*	9 (26.5%)	30 (61.2%)	39 (47.0%)	0.001 5	n.s.
巢状*	29 (85.3%)	19 (38.8%)	48 (57.8%)	<0.000 1	n.s.
表层性*,†	18 (52.9%)	3 (6.1%)	21 (25.3%)	<0.000 1	<0.000 1
淋巴滤泡周围炎*	10 (29.4%)	2 (4.1%)	12 (14.5%)	0.001 1	n.s.
中性粒细胞浸润（中度至高度）*	33 (97.1%)	35 (71.4%)	68 (81.9%)	0.001 0	n.s.
嗜酸性粒细胞浸润（无至少数）*	34 (100.0%)	30 (61.2%)	64 (77.1%)	<0.000 1	n.s.
中性粒细胞/淋巴细胞或浆细胞≥0.5*,†	29 (85.3%)	4 (8.2%)	33 (39.8%)	<0.000 1	<0.000 1
基底部浆细胞增多**,††	0	16 (32.7%)	16 (19.3%)	<0.000 1	<0.000 1
杯状细胞不均一减少*	29 (85.3%)	24 (49.0%)	53 (63.9%)	0.004 2	n.s.
巨噬细胞浸润	5 (14.7%)	6 (12.2%)	11 (13.3%)	n.s.	—
隐窝炎	23 (67.6%)	28 (57.1%)	51 (61.4%)	n.s.	—
隐窝脓肿（非扩张型）*	15 (44.1%)	3 (6.1%)	18 (21.7%)	<0.000 1	n.s.
隐窝脓肿（扩张型）**	0	13 (26.5%)	13 (15.7%)	<0.000 1	n.s.
（隐窝炎引起的）上皮坏死	1 (2.9%)	7 (14.3%)	8 (9.6%)	n.s.	—
类上皮细胞肉芽肿	1 (2.9%)	0	1 (1.2%)	n.s.	—
凋亡小体**	0	8 (16.3%)	8 (9.6%)	0.002 7	n.s.
淋巴管扩张	0	3 (6.1%)	3 (3.6%)	n.s.	—
毛细血管扩张	1 (2.9%)	6 (12.2%)	7 (8.4%)	n.s.	—
纤维蛋白析出	4 (11.8%)	4 (8.2%)	8 (9.6%)	n.s.	—
伪膜形成	0	0	0	n.s.	—
水肿*	17 (50.0%)	13 (26.5%)	30 (36.1%)	0.028 9	n.s.
出血*	21 (61.8%)	12 (24.5%)	33 (39.8%)	0.001 5	n.s.
缺血性变化	1 (2.9%)	1 (2.0%)	2 (2.4%)	n.s.	—

红字的组织表现：作为细菌性肠道感染性疾病的特征性的活检组织表现，通过单变量分析显示有显著性差异的表现（*），通过多变量分析显示有显著性差异（独立性）的表现（†）。作为初发时的溃疡性结肠炎的特征性的活检组织表现，通过单变量分析显示有显著性差异的表现（**），通过多变量分析显示有显著性差异（独立性）的表现（††）。

耶尔森菌肠炎和肠伤寒因为在回肠末端的集合淋巴小结（派尔斑）形成病变，所以发红或糜烂、溃疡多位于肠系膜附着部对侧。还有，大多均可在回盲瓣和右侧大肠看到病变。在耶尔森菌肠炎有时可看到集合淋巴小结的明显反应性肿大，因为有时会被误认为是黏膜下肿瘤（特别是恶性淋巴瘤），需要注意。

肠炎弧菌肠炎的主要病变部位是小肠，极

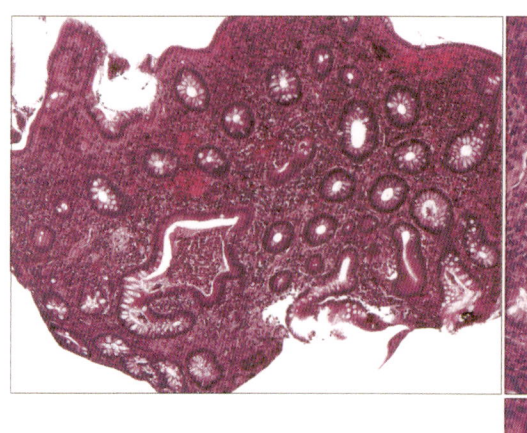
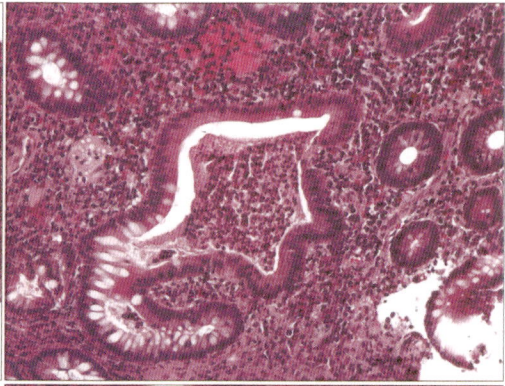
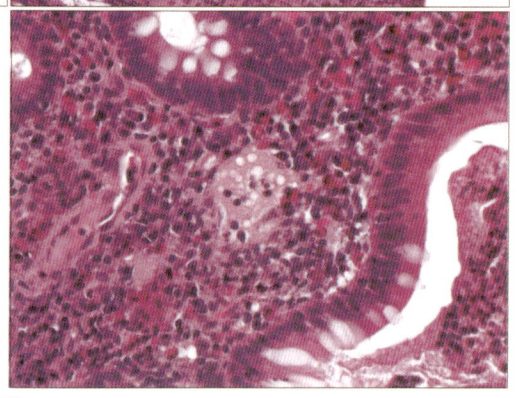

图2 溃疡性结肠炎初发时的活检组织表现。

a b
c

a 在黏膜固有层可看到弥漫性的炎性细胞浸润。可看到轻度的腺管扭曲与排列紊乱，以及扩张型的隐窝脓肿。

b 可看到隐窝炎与扩张型的隐窝脓肿。

c 中性粒细胞／淋巴细胞或浆细胞＜0.5，可看到基底部浆细胞增多（浆细胞主要浸润于黏膜固有层基底侧的表现）。

少看到大肠病变，但有时在回盲瓣也可看到病变。肠炎弧菌肠炎的病变以发红、糜烂为主，很少看到溃疡。

组织学上可能鉴定和推定病原微生物的肠道感染性疾病

1. 病原微生物本身可能确认的肠道感染性疾病

从小的病原微生物开始列举时依次为：病毒、立克次体、细菌、真菌、原虫、寄生虫。其中，比真菌大的病原微生物基本上在组织学上可以鉴定病原体。细菌的菌体虽然也有通过苏木精－伊红染色（HE染色）可以鉴别的，但即使可以鉴别是球菌还是杆菌，也不能鉴别细菌的种类。而且，由于在肠道存在正常菌群，即使能鉴定菌体，也很难判别其是病原菌还是正常菌，事实上，在组织学上很难鉴定病原菌。

(1) 兰伯鞭毛虫病（**图3**）。

兰伯鞭毛虫为原虫类的微生物，寄生于包括十二指肠在内的小肠上部的黏膜内。在组织学上呈弱嗜酸性，在小肠隐窝内可看到许多长径为10～20 μm的菱形或西方风筝样的虫体。

(2) 粪类圆线虫病（**图4**）。

粪类圆线虫病为粪类圆线虫（*Strongyloides stercoralis*）引起的寄生虫感染性疾病。病变好发于十二指肠及空肠上部。在组织学上，可在小肠隐窝内、腺管内、黏膜固有层中看到细绳状或勾玉状的幼虫。幼虫有时也会侵入黏膜下层或更深部位。有时，不只是幼虫，在黏膜内也能看到虫

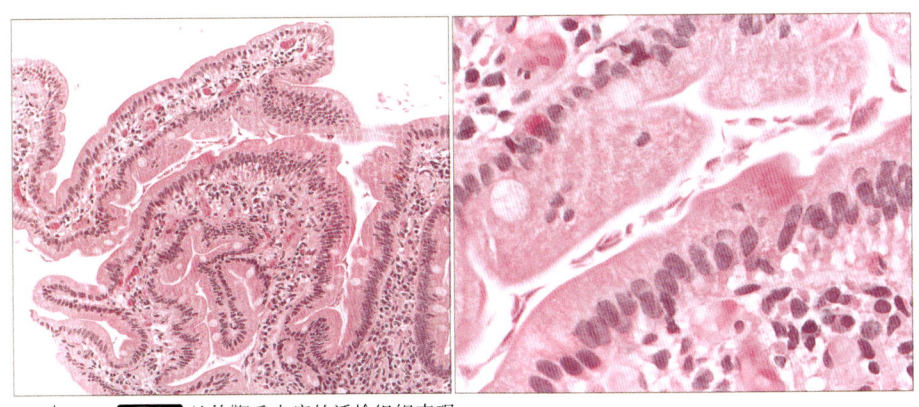

图3 兰伯鞭毛虫病的活检组织表现。
a 在十二指肠隐窝内可看到很多兰伯鞭毛虫的虫体。缺乏黏膜固有层的炎性变化。
b 在小肠隐窝内可看到很多呈弱嗜酸性的菱形或西方风筝样的虫体。

卵和成虫。在虫体存在的黏膜内可看到包括中性粒细胞和嗜酸性粒细胞在内的炎性细胞浸润。

(3) 非典型分枝杆菌病和惠普尔病。

在十二指肠、小肠的非典型分枝杆菌病，肉眼观察呈弥漫性分布的白色绒毛，组织学上的特征为以绒毛内的黏膜固有层为主体，具有嗜酸性细胞质的巨噬细胞的高度浸润；惠普尔病在肉眼观察表现、组织学上也呈相同的表现，所以两者之间的鉴别很重要。对于两者之间的鉴别，抗酸菌染色（Ziehl-Neelsen染色）和过碘酸-希夫反应（PAS反应）是有用的。非典型分枝杆菌病经抗酸菌染色在嗜酸性巨噬细胞的细胞质中可确认有染成红色的许多抗酸菌。另一方面，惠普尔病的嗜酸性巨噬细胞的细胞质经过碘酸-希夫反应被深染成紫红色；而非典型分枝杆菌病只有抗酸菌浅染成颗粒状或不被染色。

(4) 肠道螺旋体病（图5）。

肠道螺旋体病是以具有螺旋结构的革兰阴性杆菌短螺旋菌属（*Brachyspira*）为病原菌的肠道感染性疾病。组织学上，在肠道表层上皮上呈现刷子状排列附着嗜碱性的螺旋体菌体的表现。在螺旋菌菌体附着部位的黏膜层大多缺乏炎性表现。

(5) 梅毒感染性疾病（图6）。

在消化道的梅毒感染性疾病中，虽然胃梅毒感染性疾病的比例最高，但近年来梅毒性直肠炎的报道也增多了起来。消化道的梅毒感染性疾病的组织学表现虽然以浆细胞和巨噬细胞浸润的明显的慢性活动性炎症表现为特征，但通过HE染色对病原体梅毒螺旋体的鉴别是困难的，必须通过抗梅毒螺旋体免疫染色鉴定梅毒螺旋菌菌体。

(6) 放线菌病（图7）。

放线菌以前一直被认为是真菌的一种，但现在被分类为细菌。放线菌大多在腹腔内，尤其是在回盲部形成脓肿。因此，不能通过消化道内镜检查的肠道黏膜活检进行组织诊断，而是大多通过脓肿的穿刺活检或切除材料被诊断。作为其组织学表现特征的硫黄颗粒为丝状的菌体呈放射状密集丛生，形成了真菌样的菌块的表现。菌块虽然通过HE染色可以充分确认，但是经过碘酸-希夫反应染色、六胺银染色和革兰染色等可以很好地着色，更清晰地被显示出来。

(7) 阿米巴性结肠炎（图8）。

阿米巴滋养体（营养型的阿米巴虫体）在组织学上呈弱嗜酸性的类圆形细胞，常常在细胞质内吞噬有红细胞，经HE染色也比较容易诊断。在菌体量较少的情况下，有必要通过过碘酸-希夫反应确认虫体。阿米巴滋养体呈过碘酸-希夫反应阳性，被染成紫红色。需要注意的是，阿米巴滋养体只存在于溃疡底部的坏死组

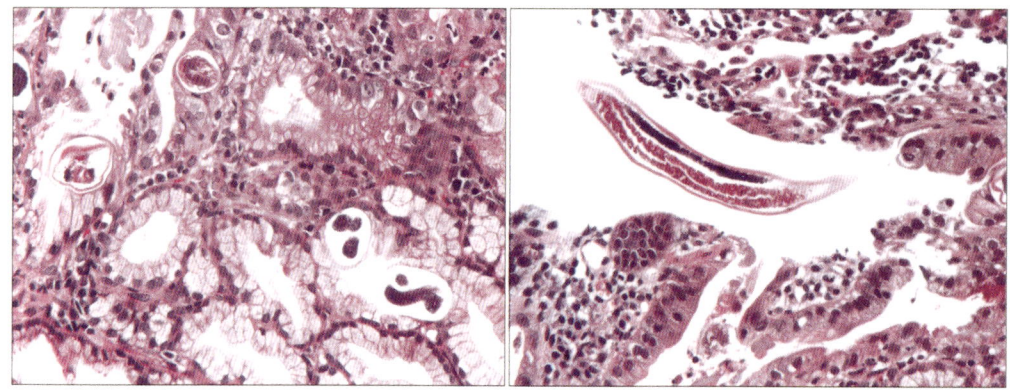

图4 粪类圆线虫病的活检组织表现。
a 在十二指肠隐窝和腺管内可看到细绳状或勾玉状的幼虫。
b 不只幼虫，在黏膜内也能看到成虫。

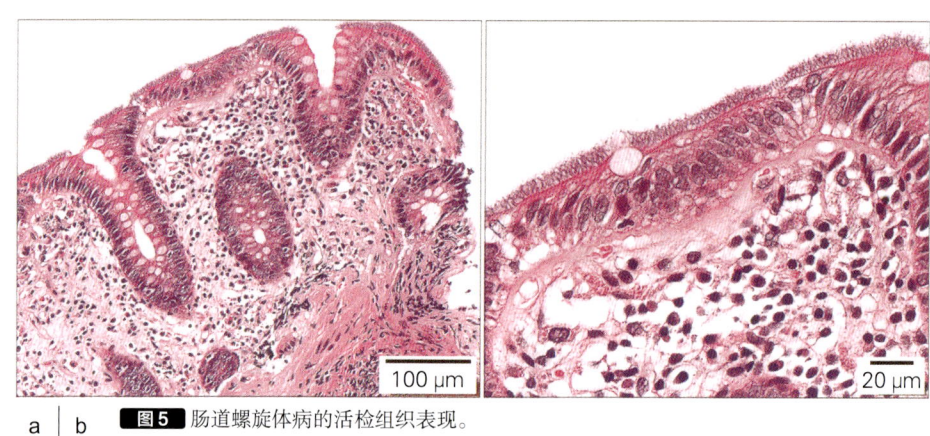

图5 肠道螺旋体病的活检组织表现。
a 在大肠黏膜的表面可看到嗜碱性的绒毛。在黏膜固有层缺乏炎性表现。
b 在绒毛部位的放大像中，在大肠黏膜表层上皮上刷子状地排列附着有嗜碱性的螺旋体菌体。

织和渗出物中，在大肠黏膜本身看不到阿米巴滋养体。因此，为了提高活检的虫体检出率，活检时从含有很多坏死组织和渗出物的溃疡底部取材是非常重要的。

2. 显示特征性组织学表现、能推定病原微生物的肠道感染性疾病

（1）有呈伪膜情况的肠道感染性疾病。

所谓的伪膜是牢固附着于消化道黏膜面的坏死性渗出物。在组织学上，伪膜是纤维蛋白析出和中性粒细胞浸润明显的坏死性渗出物。在伪膜下的组织中，既存在伴有坏死性变化的黏膜残存的情况，也存在由于糜烂或表浅溃疡而导致黏膜缺损的情况。在内镜检查中，即使水洗伪膜也不能从黏膜面上剥离下来，如果硬要机械性剥离的话，会损伤黏膜下的组织，引起出血。这一特征是由于伪膜的主要成分纤维蛋白将伪膜牢固地黏着在黏膜组织上而导致的。

伪膜虽为非特异性的表现，但是因为其只见于比较特定的炎症性疾病中，所以是诊断价值高的临床表现。作为有可能看到伪膜的肠道感染性疾病，可以举出有艰难梭菌肠炎（**图9**）、MASA肠炎、细菌性痢疾、阿米巴性结肠炎、肠出血性大肠埃希菌肠炎、巨细胞病毒（cytomegalovirus，CMV）感染性疾病等。

再者，在可看到伪膜的肠道感染性疾病中，艰难梭菌肠炎通过抗艰难梭菌毒素 A 免疫染色，

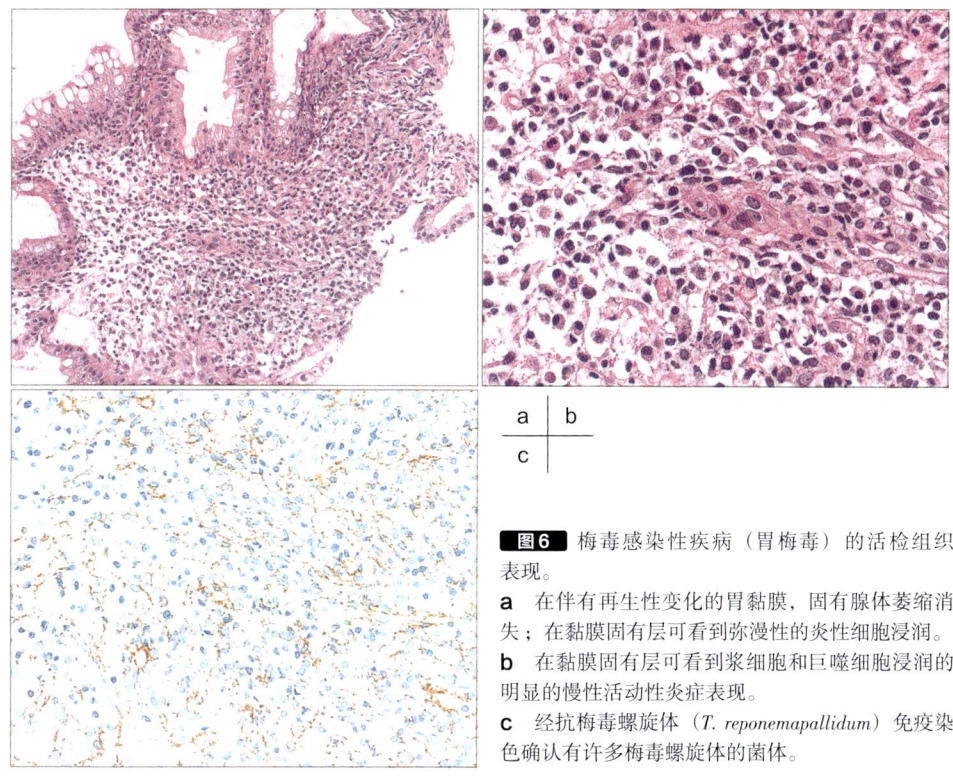

图6 梅毒感染性疾病（胃梅毒）的活检组织表现。

a 在伴有再生性变化的胃黏膜，固有腺体萎缩消失；在黏膜固有层可看到弥漫性的炎性细胞浸润。

b 在黏膜固有层可看到浆细胞和巨噬细胞浸润的明显的慢性活动性炎症表现。

c 经抗梅毒螺旋体（T. reponemapallidum）免疫染色确认有许多梅毒螺旋体的菌体。

可能证明在病变局部的艰难梭菌与艰难梭菌毒素A的存在。

(2) 肠伤寒、副伤寒（**图10**）。

在肠伤寒、副伤寒，有时在淋巴组织内可看到弱嗜酸性的大型巨噬细胞（伤寒细胞）集结成结节状的组织结构，即伤寒结节。虽然是通过活检很难捕捉到的非特异性的表现，但却是诊断价值高的病理表现。

(3) 肠出血性大肠埃希菌肠炎（**图11**）。

肠出血性大肠埃希菌肠炎的活检组织的基本表现为急性期的缺血性变化。也就是在黏膜层可看到腺管上皮的变性、坏死、脱落，黏膜固有层的瘀血、出血、水肿、纤维蛋白析出、伪膜形成等不同程度或组合的表现。黏膜下层因瘀血、出血、水肿、纤维蛋白析出而显著扩大。肠出血性大肠埃希菌肠炎和缺血性结肠炎的活检组织表现在组织学上很难鉴别。在两者的鉴别上，重要的是缺血性病变的罹患部位，大多数的肠出血性大肠埃希菌肠炎以右侧结肠为中心形成病变，而缺血性结肠炎更多时候病变部位见于左侧结肠，尤其是降结肠至乙状结肠。

(4) CMV 感染性疾病（**图12**）。

CMV 感染性疾病在组织学上见有被称为"猫头鹰眼（Owl's eye）"的特征性的 Cowdry A 型核内包涵体的情况时，经 HE 染色也能诊断。在能看到核内包涵体但不典型时和看不到核内包涵体时，通过抗 CMV 染色的检查是有用的。当进行抗 CMV 免疫染色时，阳性细胞没有核内包涵体。经常会遇到乍一看像是正常细胞的情况。当综合考虑这种情况时，为了组织学上能正确证明 CMV 感染，可以说抗 CMV 免疫染色是必需的。此外，CMV 感染细胞多为溃疡底部的肉芽组织中的巨噬细胞和血管内皮细胞。在溃疡部位以外的大肠黏膜本身观察到 CMV 感染细胞的概率很低，为了提高活检中的 CMV 感染细胞检出率，活检时从溃疡底部取材是十分重要的。

(5) 结核（**图13**）。

结核在组织学上以伴有干酪样的类上皮细

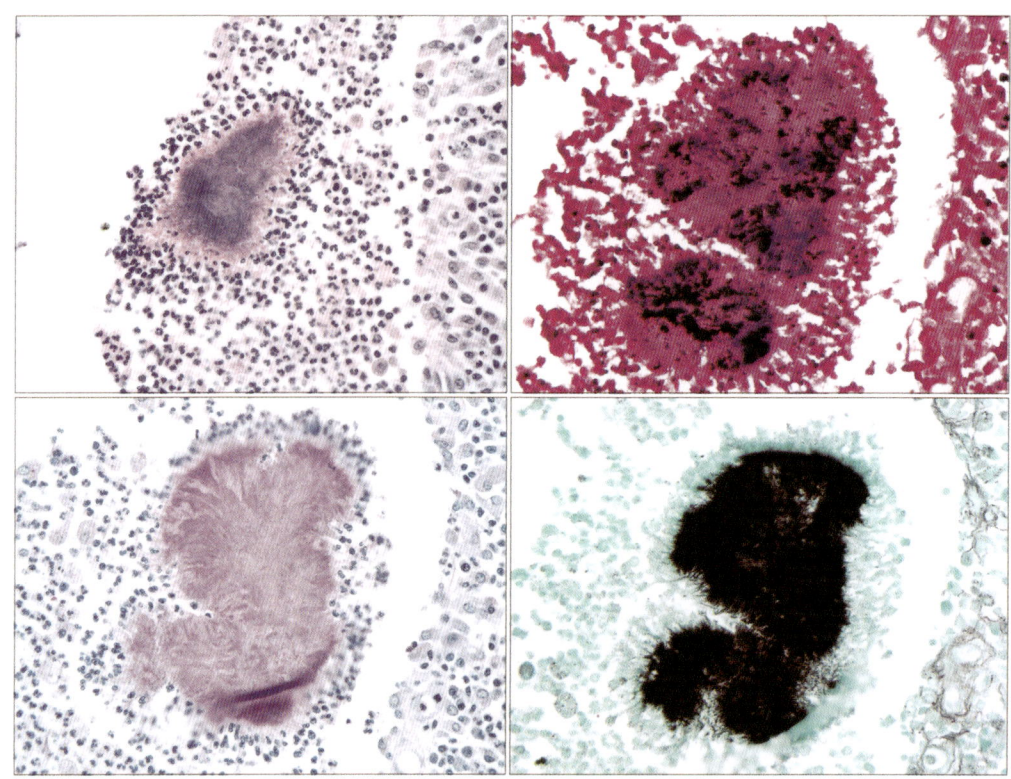

a	b
c	d

图7 放线菌病的组织表现。在 HE 染色标本（**a**）的炎症灶中，丝状的放线菌的菌体呈放射状密集丛生，形成硫黄颗粒。菌体对革兰染色（**b**）、过碘酸-希夫反应（**c**）、六胺银染色（**d**）都呈阳性。这些染色都使其更清晰地被显示出来。
（转载自"江頭由太郎，等．消化管非腫瘍性疾患における免疫組織化学染色および特殊染色．胃と腸 52：1067-1083，2017"）

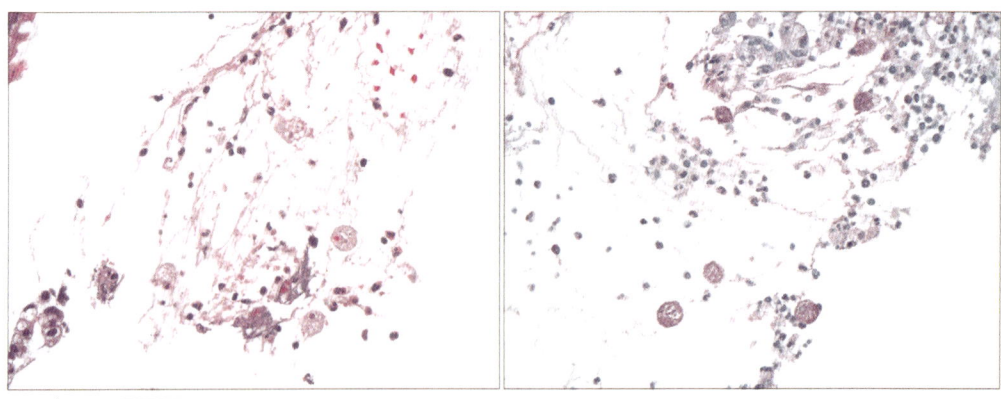

a	b

图8 阿米巴性结肠炎的活检组织表现。
a 在渗出物中可看到吞噬了红细胞的少量阿米巴滋养体。
b 阿米巴滋养体呈过碘酸-希夫反应阳性，被染成紫红色。
（转载自"江頭由太郎，等．消化管非腫瘍性疾患における免疫組織化学染色および特殊染色．胃と腸 52：1067-1083，2017"）

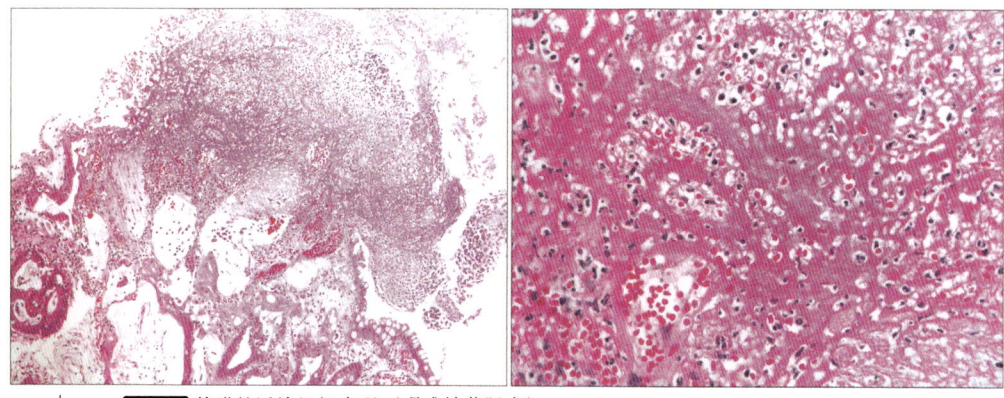

| a | b |

图9 伪膜的活检组织表现（艰难梭菌肠炎）
　a 在大肠黏膜的表面可看到喷出性渗出物（伪膜）。在伪膜下还残存着伴有坏死性变化的黏膜。
　b 伪膜是以纤维蛋白为主要成分的坏死性渗出物。

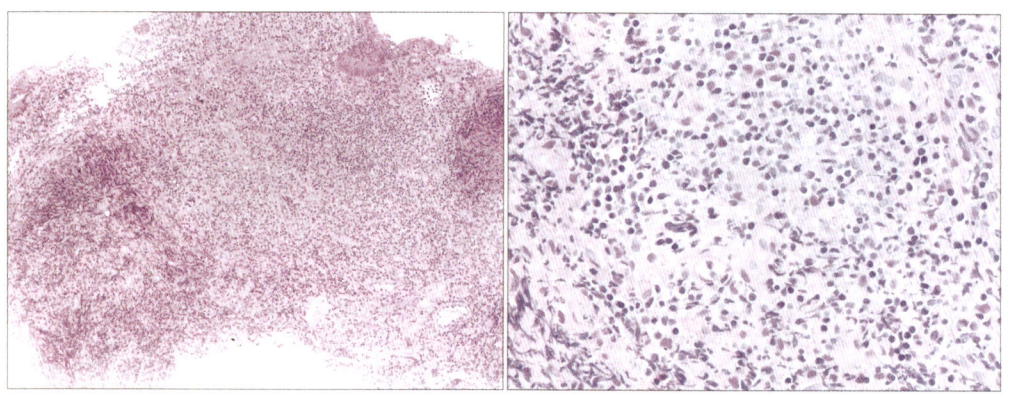

| a | b |

图10 在副伤寒可观察到的伤寒结节的活检组织表现。
　a 在黏膜固有层至黏膜下层的淋巴结构内，可看到边界不清的明亮的弱嗜酸性的结节状区域。
　b 在同一部位的放大像中，为弱嗜酸性的大型巨噬细胞（伤寒细胞）聚集成结节状，形成伤寒结节。

胞肉芽肿的慢性炎症表现为基本表现。结核的肉芽肿的组织学特征有：①融合性的大结节；②伴有干酪样坏死；③由肿大的类上皮细胞构成；④在肉芽肿周围以淋巴细胞为主体的炎性细胞浸润明显等，鉴别比较容易。但是，进行了针对结核的化学疗法后残存的肉芽肿，失去了本来的结核肉芽肿的组织学特征，变为萎缩性的非干酪样肉芽肿，有时与克罗恩病等的肉芽肿之间的鉴别变得困难，应该注意。结核的炎症可见有活动期的炎症表现、炎症治愈过程的组织表现以及瘢痕表现混杂在一起的特征，这点作为诊断的辅助是有用的病理表现。

结核的组织诊断通过在抗酸菌染色（Ziehl-Neelsen 染色）中鉴定出结核菌可以确诊，但结核菌的检出率不高。在通过活检组织的结核的诊断中，肉芽肿的检出是最重要的。结核的肉芽肿多在糜烂、溃疡部位被看到，在介于糜烂、溃疡部位之间的黏膜很少发现肉芽肿。因此，为了提高活检中的肉芽肿检出率，重要的是关注从糜烂、溃疡部位取材的活检。

(6) 衣原体直肠炎（**图14**）。

衣原体直肠炎是作为性传播疾病（sexually transmitted disease，STD）的原因概率最高的沙眼衣原体（*Chlamydia trachomatis*）感染直肠黏膜引起的直肠炎。在病理学上呈非特异性的淋巴滤泡炎（lymphoid folliculitis）的表现，以许多反应性

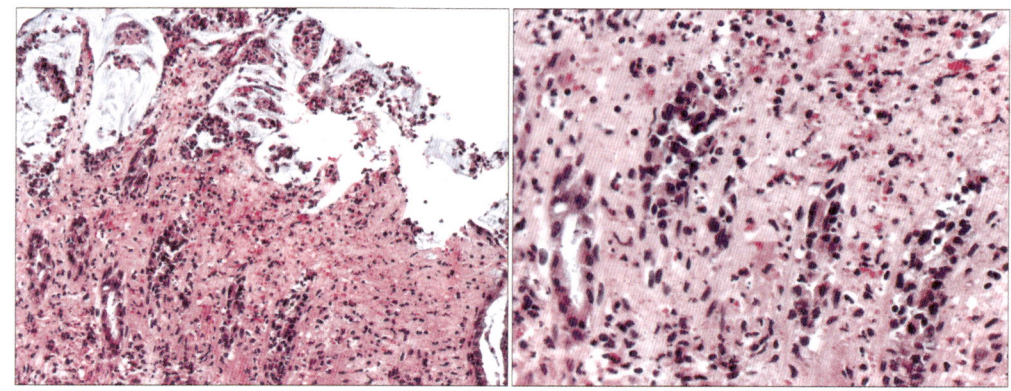

图11 肠出血性大肠埃希菌肠炎的活检组织表现。
a 在升结肠黏膜表面可看到伴有含纤维蛋白渗出物的糜烂的形成。
b 在相同部位的黏膜层,可看到腺管上皮的变性、坏死、脱落,黏膜固有层的瘀血、出血、水肿、纤维蛋白析出,呈现急性期的缺血性变化的组织表现。与缺血性结肠炎的活检组织表现之间的组织学鉴别是困难的。

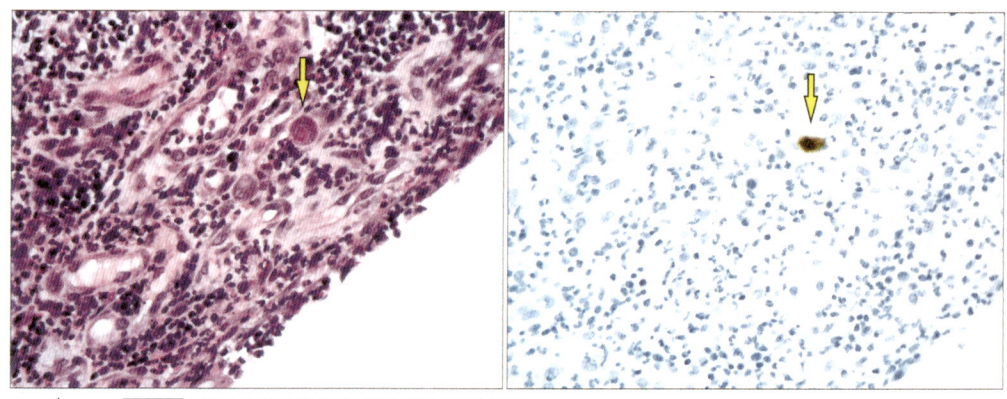

图12 CMV 大肠感染性疾病的活检组织表现。
a 在溃疡底部的坏死组织中可看到肿大的巨噬细胞(箭头所指)。在肿大的核内可看到核内包涵体样结构。
b 经抗 CMV 免疫染色,可看到在上述的巨噬细胞核和细胞质中呈阳性表现(箭头所指)。

肿大的淋巴滤泡的增生和滤泡周围为主体的慢性炎性细胞浸润为特征。但是,仅从组织病理学表现很难与原因不明的所谓的淋巴滤泡直肠炎(lymphoid follicular proctitis)进行鉴别诊断,衣原体直肠炎的确诊必须依赖于微生物学检查。

结语

本文就肠道感染性疾病的活检病理诊断进行了解释说明。肠道感染性疾病的诊断大多可以通过临床检查或微生物学检查被确定。经活检病理诊断能推定病原微生物的情况和达到确诊的情况为少数,在肠道感染性疾病的诊断上可以说活检病理诊断只不过是辅助诊断。虽然如此,笔者认为,不仅是病理医生,如果临床医生具有对肠道感染性疾病的活检病理诊断的丰富知识,从适当的部位取材进行活检,提供构成鉴别诊断基础的确切的临床信息,可以提高肠道感染性疾病的活检病理诊断的准确度。

本文如果能为肠道感染性疾病的诊疗或病理诊断做出一点贡献,笔者将深感荣幸。

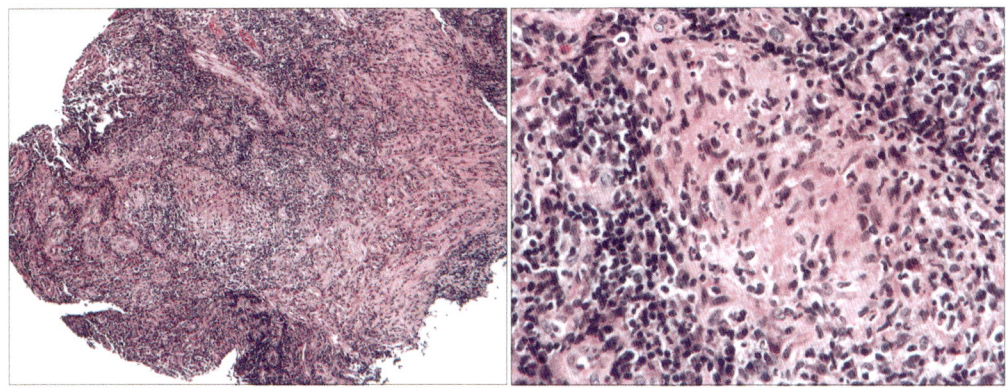

| a | b |

图13 结核性肠炎的活检组织表现。
a 在黏膜固有层至黏膜下层可看到轻度融合性的比较大的类上皮细胞肉芽肿。
b 肉芽肿由肿大的类上皮细胞形成,看不到干酪样坏死。在肉芽肿周围见有明显的由中性粒细胞、嗜酸性粒细胞、淋巴细胞、浆细胞构成的炎性细胞浸润。

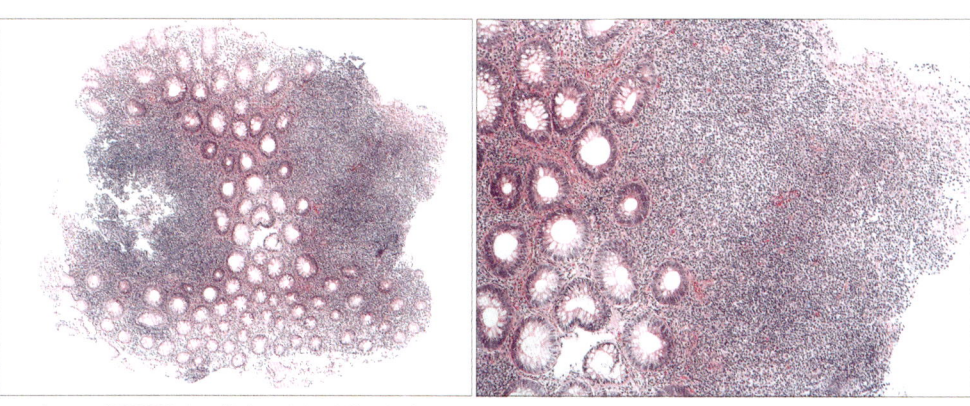

| a | b |

图14 衣原体直肠炎的活检组织表现。
a 在黏膜固有层可看到反应性肿大的淋巴滤泡。
b 在淋巴滤泡周围的黏膜固有层可看到由中性粒细胞、嗜酸性粒细胞、淋巴细胞、浆细胞构成的慢性炎性细胞浸润。

参考文献

[1] 大川清孝, 青木哲哉, 上田渉, 他. 小腸炎症性疾患―小腸細菌性感染症. 胃と腸 43:635-642, 2008
[2] Vantrappen G, Porette E, Geboes K, et al. Yersinia enteritis and enterocolitis—Gastroenterological aspects. Gastroenterology 72:220-227, 1977
[3] Matsumoto T, Iida M, Matsui T, et al. Endoscopic findings in *Yersinia enterocolitica* enterocolitis. Gastrointest Endosc 36:583-587, 1990
[4] 松本主之, 檜沢一興, 浅野光一, 他. 寄生虫性感染症―ランブル鞭毛虫症. 胃と腸 37:405-408, 2002
[5] Oberhuber G, Stolte M. Giardiasis: analysis of histological changes in biopsy specimens of 80 patients. J Clin Pathol 43:641-643, 1990
[6] 堤 寛. V蠕虫感染症―61糞線虫症, 東洋眼虫症, フィリピン毛細線虫症. 感染症病理アトラス. 文光堂, pp 238-240, 2000
[7] 岩下明徳, 原岡誠司, 髙木靖寛, 他. 消化管感染症の病理. 胃と腸 37:286-304, 2002
[8] 池田圭祐, 岩下明徳, 田邉寛, 他. 組織像でわかる感染性腸炎. 胃と腸 43:1590-1605, 2008
[9] Fenollar F, Puéchal X, Raoult D. Whipple's disease. N Engl J Med 356:55-66, 2007
[10] Schneider T, Moos V, Loddenkemper C, et al. Whipple's disease: new aspects of pathogenesis and treatment. Lancet Infect Dis 8:179-190, 2008
[11] Nakamura S, Kuroda T, Sugai T, et al. The first reported case of intestinal spirochaetosis in Japan. Pathol Int 48:58-62, 1998
[12] Smith JL. Colonic spirochetosis in animals and humans. J Food Prot 68:1525-1534, 2005
[13] 中村眞一, 佐藤一, 幅野渉. 比較的稀あるいは今後注目すべき炎症性疾患―腸管スピロヘータ症. 病理と臨 26:836-840, 2008
[14] 辰己靖, 細川治, 山道昇. 酵素抗体法により胃生検組織中に *Treponema pallidum* を証明した胃梅毒の1例. 胃と腸 24:803-

[15] 小林広幸, 渕上忠彦. 消化管梅毒. 胃と腸 37:379-384, 2002
[16] 江頭由太郎, 芥川寛, 佐野村誠. 消化管非腫瘍性疾患における免疫組織化学染色および特殊染色. 胃と腸 52:1067-1083, 2017
[17] 江頭由太郎. 偽膜(pseudomembrane). 胃と腸 52:693, 2017
[18] 矢野祐二, 青柳邦彦, 八尾隆史, 他. 回腸終末部から右側結腸にかけて病変がみられた腸チフスの1例. 胃と腸 32:999-1005, 1997
[19] 小嶋伸夫, 富永雅也, 岡部信彦, 他. 大腸に多発潰瘍を認めた腸チフスの1例. 胃と腸 27:1451-1456, 1992
[20] Shigeno T, Akamatsu T, Fujimori K, et al. Evaluation of colonoscopic findings in patients with diarrheagenic *Escherichia coli*-induced hemorrhagic colitis. Dig Endosc 20:123-129, 2008
[21] 江頭由太郎, 芥川寛, 梅垣英次, 他. 非腫瘍性虫垂疾患の病理学的特徴―虫垂炎症性疾患を中心に. 胃と腸 49:427-439, 2014
[22] 池谷賢太郎, 丸山保彦, 景岡正信, 他. クラミジア直腸炎. 胃と腸 43:1663-1669, 2008
[23] Quinn TC, Goodell SE, Mkrtichian E, et al. *Chlamydia trachomatis* proctitis. N Engl J Med 305:195-200, 1981
[24] Flejou JF, Potet F, Bogomoletz WV, et al. Lymphoid follicular proctitis. A condition different from ulcerative proctitis? Dig Dis Sci 33:314-320, 1988

Summary

Pathological Diagnosis of Intestinal Tract Infection in Biopsy

Yutaro Egashira[1], Hiroshi Akutagawa,
Makoto Sanomura[2], Kazuki Kakimoto[3],
Ken Kawakami

Intestinal tract infections include diseases that present histologically nonspecific inflammation caused by pathogenic microorganisms that are difficult to estimate and diseases with histologically characteristic findings caused by pathogenic microorganisms that can be identified and estimated. The majority of bacterial enteric infections exhibit nonspecific inflammation. The pathological features of biopsy tissue images of 34 cases of bacterial enteric infections with causative bacteria identified by microbiological examination are as follows: (1) Hardly any gland twisting (8.8%), gland atrophy (0.0%), or Paneth cell metaplasia (8.8%); (2) Commonly exhibit focal distribution of inflamed cells (85.3%) and superficial non-uniform distribution of inflamed cells (52.9%); (3) Many demonstrate prominent neutrophil infiltration in inflamed cell infiltration (97.1%), with most (85.3%) having a neutrophil infiltration to lymphocyte/plasma cell invasion ratio of 0.5 or higher; (4) High occurrence of cryptitis (67.6%) or crypt abscess (44.1%). All cases of crypt abscess were non-expanded and not accompanied by expansion of ductal lumen.

In the comparison of biopsy tissue findings of bacterial intestinal infection and initial ulcerative colitis, univariate analysis showed significant correlations, with biopsy tissue showing independence in multivariate analysis. Findings revealed that bacterial enteric infections had "superficial inflammatory cell distribution" and "neutrophil/lymphocyte/plasma cells of ≥0.5" and that ulcerative colitis had "basal plasmacytosis".

In addition, for histological identification and estimation of pathogenetic microorganisms, typical examples of intestinal tract infections were given and an overview of the histology was provided.

[1] Department of Pathology, Osaka Medical College, Osaka, Japan
[2] The Hokusetsu Hospital, Osaka, Japan
[3] The Second Department of Internal Medicine, Osaka Medical College, Osaka, Japan

主 题　　肠道感染性疾病——包括最新的话题

最近受到关注的肠道感染性疾病
——人肠道螺旋体病

清水 诚治[1]
富冈 秀夫
小木曾 圣
石田 英和[2]
真嵜 武[3]
池田 京平[1]
上岛 浩一
横沟 千寻
高岛 英隆

摘要● 本文就43例笔者等所经治的人肠道螺旋体病（human intestinal spirochetosis, HIS）病例进行了临床研究。其中41例是通过在活检组织或者内镜下黏膜切除术（endoscopic mucosal resection, EMR）所得标本的HE染色中发现了起毛样的伪刷状缘表现而得到诊断，另外2例是通过内镜检查时所吸取肠液的直接涂抹得到诊断。根据有无症状分为无症状病例31例，有症状病例12例。活检主要从息肉和糜烂处取材，组织诊断为：低度异型管状腺瘤3例，增生性息肉8例，炎症性变化7例，增生性结节4例。在12例有症状的病例中确定9例伴有其他疾病，3例合并有阿米巴性结肠炎。未找到其他原发病的3例病例的内镜表现为，以右侧结肠为中心的半月襞的水肿和发红。其中2例见有慢性腹泻，通过直接涂抹肠液诊断为HIS，通过基因分析鉴定为肠道螺旋体中的 *Brachyspira pilosicoli*（BP）。进行了抗菌药治疗的只有1例，其他病例没有进行治疗症状就得到改善。进行了关于HIS的文献考察分析。

关键词　人肠道螺旋体病　肠道螺旋体　*Brachyspira aalborgi*　*Brachyspira pilosicoli*　内镜

[1] 大阪铁道医院消化内科　〒545-0053 大阪市阿倍野区松崎町1丁目2-22
　　E-mail : shimizus@oregano.ne.jp
[2] 奈良县综合医疗中心病理诊断科
[3] 大阪铁道医院病理诊断科

前言

人肠道螺旋体病（human intestinal spirochetosis, HIS）是短螺旋体属的肠道螺旋体（intestinal spirochete, IS）附着于大肠的隐窝上皮表层，形成嗜碱性的起毛样的伪刷状缘，显示出特殊的感染样式。1967年，由Harland和Lee最先报道，在日本于1988年由Nakamura首次报道。已知病原体为革兰阴性厌氧性螺旋菌 *Brachyspira* 属的 *Brachyspira aalborgi*（BA）和 *Brachyspira pilosicoli*（BP）。前者只感染人类与灵长类动物，而后者除了感染人类以外，也可以以猿猴、猪、鹿、鸡、狗、豚鼠、小鼠等哺乳类和禽类作为宿主，特别是对于猪，作为猪痢疾的病原菌被人们所知晓。感染途径为粪口感染，据推测有从感染动物直接传人、以土壤和井水为媒介、在家庭内或者宗族内、通过性行为引起的人传人的感染。

最近，在日本关于人肠道螺旋体病的报道也在增加，但关于本病的不明之处还很多。下面基于笔者所经治的病例进行临床意义上的研究，并结合相关文献加以考察分析。

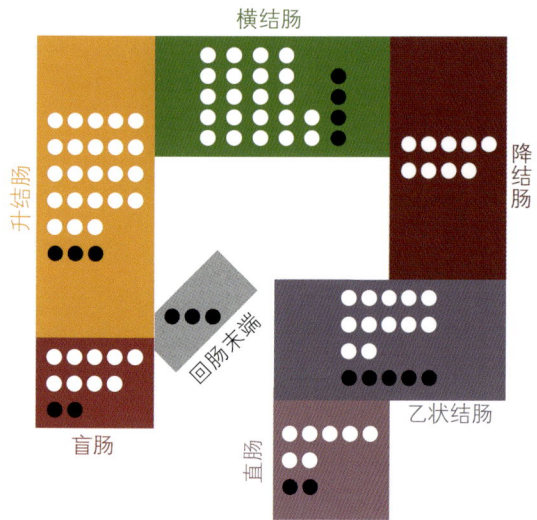

图1 活检部位与IS("起毛样的伪刷状缘"表现)的有无。在43例病例施行的共计92处活检中,发现有起毛样的伪刷状缘表现的用●表示,未发现的用〇表示。在回肠末端未确认IS,而在大肠尤其是在检查部位也未见有一定的IS的趋势。

便血(3例)	大肠憩室	1
	痔	1
	阿米巴性结肠炎	1
腹泻(3例)	阿米巴性结肠炎	1
	肠易激综合征	1
	肠道螺旋体病	1
腹泻+腹痛(5例)	阿米巴性结肠炎	1
	克罗恩病	1
	结肠癌	1
	肠道螺旋体病	2

图2 有症状病例的最终诊断的详细信息。

研究对象与方法

研究对象为2008—2015年在笔者所在医院就诊的43例病例。年龄为30~80岁(平均年龄为61.4岁);在性别方面,男女比为13.3:1,显示出男性病例明显偏多。诊断主要是通过病理标本的HE染色发现起毛样的伪刷状缘表现,或者通过肠液的直接涂抹镜检进行。接下来就针对这些病例,在症状、检查理由、并存疾病、临床经过等方面进行研究。

结果

在43例中有41例通过病理组织标本的HE染色(其中活检38例、EMR 3例)诊断为人肠道螺旋体病。这些病例的标本采取部位如图1所示,特别是未见在检出部位上有偏倚。其余的2例通过内镜检查时吸取的肠液的直接涂抹得到诊断。

根据症状的有无分类,无症状病例为32例(74.4%),有症状病例为11例(25.6%)。以下分别展示其详细信息。

1. 无症状病例

32例无症状病例的检查理由为:EMR后的定期检查12例,便潜血阳性9例,大肠术后随访观察4例,筛查4例,息肉、原发灶详细检查、CAE值过高各1例。全部病例均通过内镜下活检得到诊断。

成为活检契机的内镜表现有:息肉或者小隆起27例(84.4%),占总病例的大部分;其他有糜烂4例(12.5%),发红、黏膜粗糙各1例(3.1%)。在从息肉或者小隆起取材的活检组织诊断(有重复)中,低度异型管状腺瘤的病例最多,为13例;增生性息肉8例,炎症性变化8例,增生性结节4例,以及其他不明原因的糜烂2例(可能是HIS引起的表现,但再次检查时糜烂消失)。无进行过治疗的病例。

2. 有症状病例

11例有症状病例的详细情况是:便血3例,腹泻3例,腹泻+腹痛5例。这些病例的最终诊断如图2所示。在便血的3例中,确定了引起出血的病变(憩室、痔、阿米巴性结肠炎各1例)。在只观察到腹泻的3例中,为阿米巴性结肠炎和肠易激综合征各有1例,剩下的1例除IS之外并未发现其他原因。肠易激综合征是基于病史和内服甲硝唑无效而推断的。腹泻+腹痛的5例为阿米巴性结肠炎、克罗恩病、结肠癌各1例,其他2例除IS外并未发现其他病因。

在有症状病例中,3例未见其他明显病因的内镜表现为,以右侧结肠为中心的半月襞的水肿

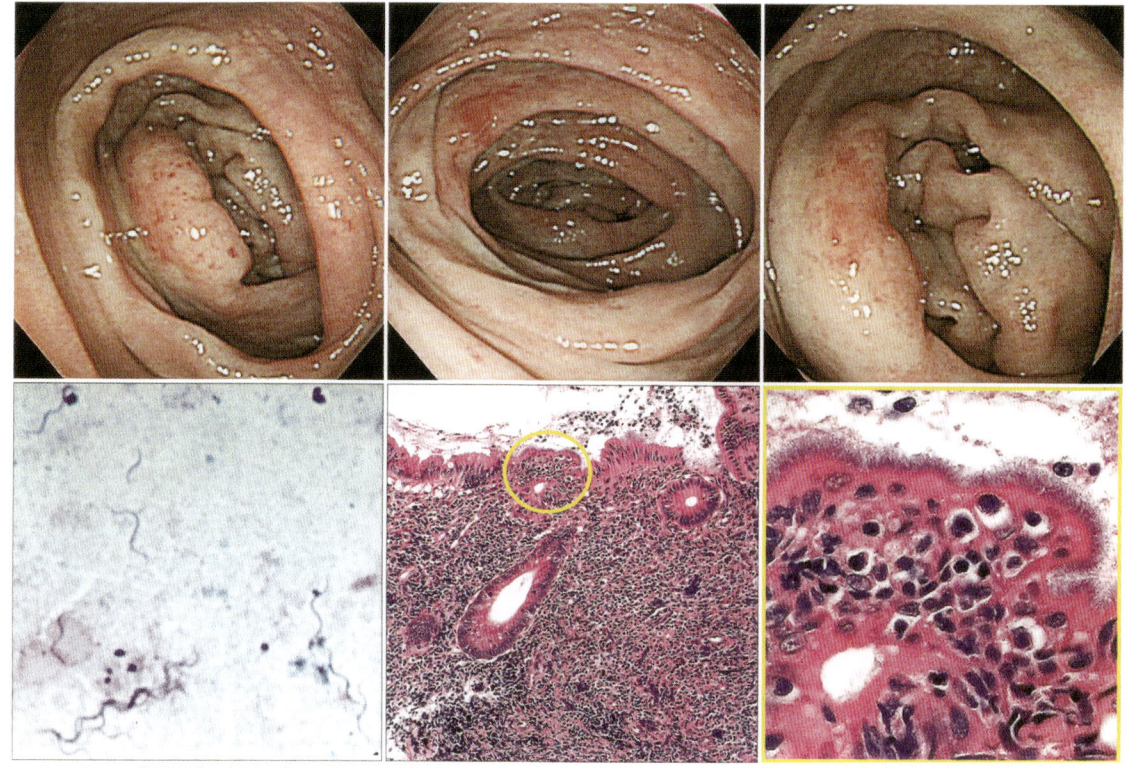

a	b	c
d	e	f

图3 [病例1] 30多岁，男性。为了进一步查明持续2个月的水样腹泻和腹痛的病因而施行了结肠镜检查。
a 回盲部的内镜表现。发现回盲瓣轻度肿大。
b，c 升结肠的内镜表现，见有黏膜水肿和半月襞的肿大。
d 肠液涂抹镜检表现。观察到大量活跃转动的螺旋菌。经过基因分析的结果，鉴定菌种是BP。
e，f 活检组织表现。发现糜烂和以淋巴细胞为主的炎性细胞浸润现象（黄色圆圈处）。通过重新观察，在1个检体的极小范围内观察到起毛样的伪刷状缘。

和发红。在通过肠液直接涂抹确诊的2例中，均见有慢性腹泻，通过基因分析鉴定为BP。只对下面的[病例2]进行了抗菌药治疗，其他病例未经治疗症状改善。

病例

[病例1] 30多岁，男性。

因持续2个月的水样腹泻和腹痛就诊。通过结肠镜检查发现回盲瓣的轻度肿大（图3a），以及从盲肠到肝曲部的黏膜的水肿和半月襞的肿大（图3b，c）。结肠整个区域散在有轻度的发红斑点，但未发现溃疡。通过内镜吸取的肠液直接涂抹镜检，观察到大量活跃转动的螺旋菌（图3d）。经过基因分析，鉴定菌种是BP。从升结肠的发红部位选取5处进行活检，发现糜烂和以淋巴细胞为主的炎性细胞浸润现象（图3e）。一开始未发现起毛样的伪刷状缘，但通过重新观察，在1个标本的极小范围内观察到起毛样的伪刷状缘（图3f）。由于检查后症状消失，未进行抗菌药的治疗而采取随访观察，之后也未发现症状的复发。本病例的人免疫缺陷病毒（*human immunodeficiency virus*，HIV）、抗阿米巴抗体均呈阴性。无饲养宠物经历，在食物方面也没有线索，感染途径不明。

[病例2] 50多岁，男性。

为进一步查明慢性腹泻和腹痛的原因而施行了结肠镜检查。通过内镜检查，在回肠末端观察到与派尔斑（peyer patches）一致的区域的点状发红（图4a），回盲瓣的发红、肿大（图4b）以及以升结肠为中心的黏膜的水肿和半月襞上的

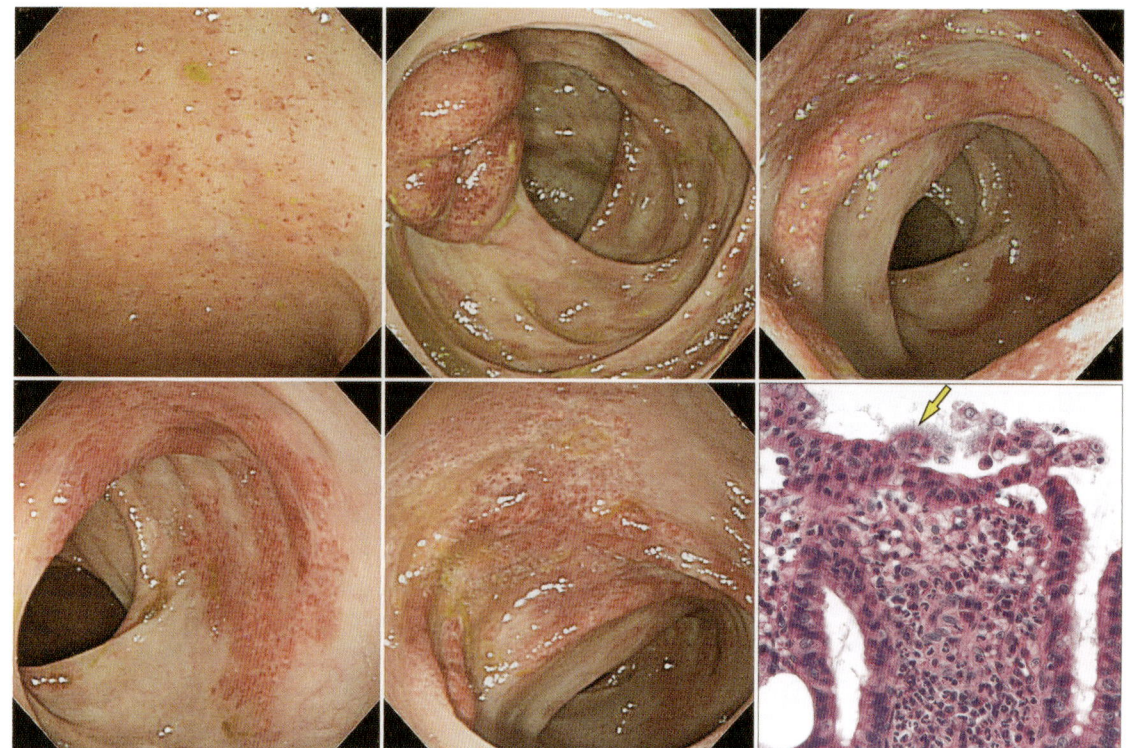

a	b	c
d	e	f

图4［**病例2**］50多岁，男性。为了查明慢性腹泻和腹痛的病因而施行了结肠镜检查。
a 回肠末端的内镜表现。在与派尔斑（peyer patch）一致的区域观察到点状发红。
b 回盲部的内镜表现。发现回盲瓣的发红、肿大。
c～e 升结肠的内镜表现。观察到黏膜水肿和半月襞上的发红。
f 活检组织表现。观察到大量的螺旋菌，通过基因分析判明为BP。通过活检发现糜烂、出血、炎性细胞浸润，并在极小一部分观察到起毛样的伪刷状缘表现（黄色箭头所指）。

发红（**图4c～e**）。在通过内镜吸取的肠液涂抹镜检中，观察到大量的螺旋菌，通过基因分析判明为BP。在活检中，观察到糜烂、出血、炎性细胞浸润，并在极小一部分见有起毛样的伪刷状缘表现（**图4f**）。给予甲硝唑后症状减轻，再次内镜检查时确认螺旋菌消失。在听取病史中判明，患者吃野生动物的机会比较多。该病例的HIV、抗阿米巴抗体均为阴性。

［**病例3**］60多岁，男性。

为了进一步详细检查慢性腹泻的病因而施行了结肠镜检查。在回肠末端观察到点状发红和轻度的水肿表现（**图5a**）。在升结肠观察到水肿和半月襞上的明显的发红（**图5b，c**），通过同一部位的活检，观察到在大肠黏膜表面有起毛样的伪刷状缘表现。同时也发现在升结肠存在多发憩室。

在回肠末端的活检中未观察到IS。检查之后症状变轻，但之后患者未来就诊，预后经过不明。

［**病例4**］50多岁，男性。

为了查清慢性腹泻的病因而施行了结肠镜检查，诊断为阿米巴性结肠炎。在从乙状结肠观察到的阿弗他样病变（**图6a，b**）取材的活检中，观察到起毛样的伪刷状缘（**图6c**）。此外，在活检组织中不含有糜烂的部分，不清楚病因是痢疾阿米巴还是IS。

讨论

1. 流行病学

在HIS中，隐性感染所占比例高，即使在非日本境内的报道中，也因对象和检出方法的不同而感染率有很大不同。人的感染率在欧美报道

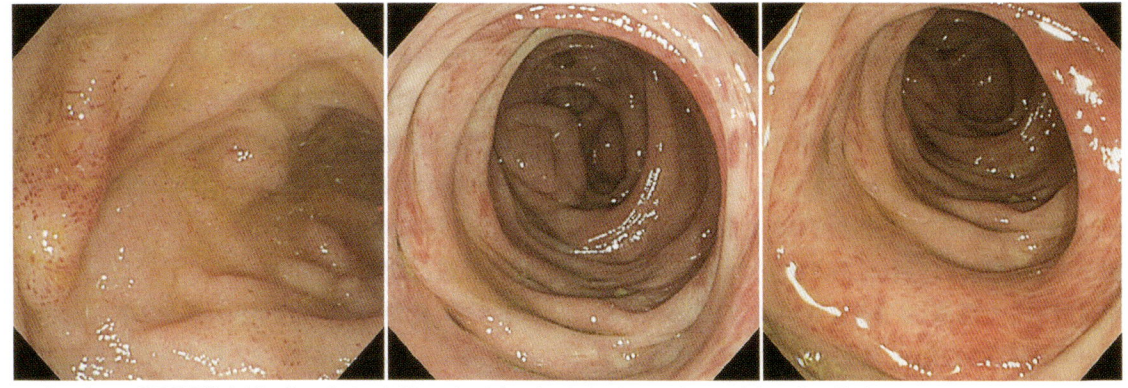

| a | b | c |

图5 [病例3] 60多岁，男性。为了详细检查慢性腹泻的病因而施行了结肠镜检查。
a 回肠末端的内镜表现。观察到点状发红和轻度的水肿表现。
b, c 升结肠的内镜表现。观察到水肿和半月襞上的明显的发红。在同一部位的活检中观察到在大肠黏膜表面的起毛样的伪刷状缘表现。

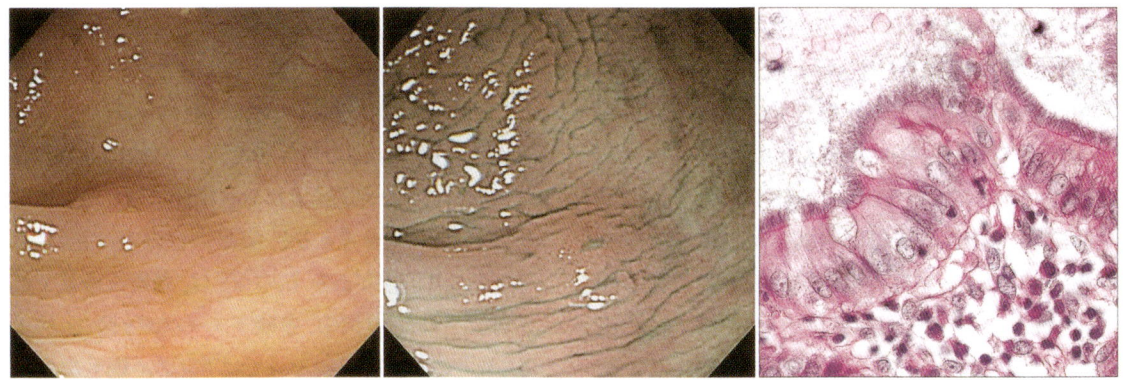

| a | b | c |

图6 [病例4] 50多岁，男性。为了查明慢性腹泻的病因而施行了结肠镜检查，结果诊断为阿米巴性结肠炎。
a 乙状结肠的内镜表现。观察到阿弗他样病变。
b a的色素染色像。
c 活检组织表现。观察到起毛样的伪刷状缘表现。

为1.1%~9%，但在艾滋病（acquired immunodeficiency syndrome，AIDS）患者和同性恋者中为20.6%~62.5%；在发展中国家高达11.4%~64.3%，比例更高。在日本无流行病学方面的数据，感染率为基于病理组织标本推断的，Tanahashi等报道为0.4%，Sato等报道为0.8%，盐泽等报道为4.1%，可见有相当大的不同。Tateishi等的报道显示总体为1.7%，但当限定于HIV感染者时为5.5%，即便是在日本，在HIV感染者中也显示出比较高的感染率。

在年龄方面，高龄者具有感染率高的趋势。在性别方面，男性占压倒性多数，在笔者所经治的病例中也是同样情况，但产生性别差异的原因不明。

2. 诊断

该病通过活检组织或者肠液的直接涂抹可以诊断。IS在培养基上的发育速度较慢（BP需要6天，BA需要2周），通过培养的方法检出较为困难，尤其是BA的检出。IS的菌块在活检组织的HE染色标本上作为大肠黏膜表层上厚度3~10 μm的嗜碱性带状起毛样的伪刷状缘被观察到，通过过碘酸-希夫（periodicacid-schiff，PAS）染色、Warthin-Starry染色、Giemsa染色、Grocott染色等特殊染色变得更加清晰，但通过HE染色基本上可以诊断。虽然背景黏膜一般缺乏炎症性表现，但有时也可以观察到轻度的炎性细胞浸润。IS无偏倚地广泛分布于整个大肠，笔者所经治的病例也是同样。正常的微绒毛是IS向上皮定植所需的必要结构，在炎症严重的组织中不易形成感染。因此，为了通过活检证明IS的存在，从炎症较轻微的黏膜采取标本是很重要的。

在通过新鲜的腹泻便和内镜下采取的肠液涂抹镜检中也可以观察到IS。根据田中等的报道，在以微生物检出为目的而提出的526份肠道洗净液标本中，通过直接涂抹的方法检出IS的为19例（3.6%），而在同时进行了结肠活检的17例中，有13例见有起毛样的伪刷状缘（76.5%）。笔者所经治的2例，在吸取的肠液（肠道洗净液）中观察到大量的螺旋菌，但是观察到起毛样的伪刷状缘的极为有限，在考虑到涂抹镜检和活检组织的结果相背离的情况时，笔者认为在诊断上应该二者并用。

为了鉴定IS的菌种，有必要进行基因分析。一般来说，以BA占多数，但在发展中国家和HIV感染者、男同性恋者中BP占多数，推测根据对象群体的不同也有差别。Tanahashi等报道，在感染的20例中85%为只感染BA，15%为BA和BP的双重感染；Sato等报道，在感染的79例中，80%为只感染BA，14%只感染BP，6%为双重感染；盐泽等报道，在感染的40例中，80%为只感染BA，7.5%只感染BP，12.5%为双重感染；Tateishi等报道，HIV阳性的3例全部为BP感染，31例HIV阴性病例中78%只感染BA，19%只感染BP，3%为双重感染。另外，还有通过基因学检查无法鉴定菌种的病例，提示有感染别种IS的可能性。

3. 病原性

虽然关于IS的病原性还有很多不明之处，但有报道指出其可能为引发慢性腹泻的原因。但是，在讨论IS的病原性时，必须考虑其菌种的不同及宿主的背景因素。

普遍认为，BA无病原性。另一方面，BP在HIV感染者等免疫功能不全的状态下，有可能作为机会病原体而引起腹泻，当菌越过表层上皮侵入时，可能会引起肠道的炎症反应。在盐泽等报道的病例中，鉴定菌种的40例病例中，38例为无症状，2例有便秘，全部病例在内镜检查中未发现有意义的结果，但可证明13例感染了BP，提示至少在BP存在隐形感染。另一方面，在引起败血症的重症病例的报道中，全部检出了BP。

HIS有症状而发病时，是新发生的感染？还是慢性感染的急性恶化？如果是后者的话，其诱因有哪些？包括这些问题在内，关于该病的自然史，今后需要阐明的问题点还有很多。

4. 与其他疾病之间的关联

从对癌、腺瘤、增生性息肉、锯齿状腺瘤/息肉（sessile serrated adenoma/polip，SSA/P）、溃疡性结肠炎等的活检中检出了IS这一点，提及有可能IS是引发这些疾病的病因，而就目前来说，将这些病变作为施行活检的契机也是无可非议的。

另一方面，已知阿米巴性结肠炎的病例会合并HIS，提示两者有感染途径相同的可能性。关于阿米巴性结肠炎的IS的合并率，在石桥等的报道中，13例中有2例（15.3%），笔者等所经治的44例中有3例（6.8%）。当考虑到在痢疾阿米巴病例中观察到的白苔以及在IS感染病例观察到的近于正常的黏膜，它们各自的适于检出的活检部位不同时，有可能实际的合并率更高。在田中等的报道中，在通过肠道洗净液检出IS的19例中，检出痢疾阿米巴的有5例（26.3%），其中的2例（10.5%）还检出了兰伯鞭毛虫，因此在HIS病例也需要注意原虫的感染。

5. 影像表现

在国外的文献中，尽管有很多报道内镜检查无异常，但也见有溃疡的记载。在日本的报道中，作为HIS的有症状病例的特征性内镜表现，观察到多发红斑、水肿、皱襞肿大；作为灌肠X线造影的病理表现，观察到水肿、管腔狭窄、横行皱襞、拇指压痕像主要见于右侧结肠等。在具有这样特征性影像表现的记载并鉴定了IS种的病例，与笔者等所经治的2例 [病例1、2] 相同，全部确诊为BP感染（一部分为双重感染）。也见有观察到溃疡的病例，但在免疫功能低下的患者有引起严重病变的趋势。在山口等报道的病例中，也记载有合并败血症、在半月襞上沿短轴方向走行的溃疡。在2例笔者所经治的病例中，均观察到回盲瓣肿大，其中1例非常显著；但在回肠末端只观察到轻度的水肿和点状发红的表现，在回肠黏膜的活检中未能发现IS。这些病理表现是否是由IS引起的尚不清楚。

对于并发阿米巴性结肠炎的、笔者所经治的［病例4］，通过从所观察到的阿弗他样病变取材的活检证明其感染了IS，而Shera和Kochi将这种阿弗他样病变称为"草莓样损伤（strawberry lesions）"，提到了作为IS表现的可能性。

Günther等报道，在通过常规的内镜观察无异常的病例。利用激光共聚焦显微内镜，通过静脉注射荧光黄钠，利用盐酸吖啶黄进行局部染色，IS在体内作为隐窝内侧的明亮的环状带可以被观察到。

6. 治疗

笔者认为，对于健康的正常人，在无症状的情况下无须进行治疗。即便是在有症状病例，也能看到未经治疗而症状减轻的病例，所以认为治疗不是必需的。在认为是由HIS引起的腹泻等症状持续的情况下，尤其是在免疫功能不全的患者，最好通过抗菌药进行治疗。作为治疗药物，推荐使用甲硝唑、苄星青霉素、阿莫西林、莫西沙星、头孢曲松等。

结语

在本文中，研究了笔者所经治的HIS病例，并追加了相关文献的讨论分析。该病因菌种和宿主因素的不同而显示出多种多样的病理表现。笔者认为，为阐明该病的感染途径、自然史、影像表现以及治疗等相关方面问题，今后有必要进一步积累病例。

参考文献

[1] Harland WA, Lee FD. Intestinal spirochetosis. Br Med J 3: 718-719, 1967
[2] Nakamura S, Kuroda T, Sugai T, et al. The first reported case of intestinal spirochetosis in Japan. Pathol Int 48:58-62, 1998
[3] Smith JL. Colonic spirochetosis in animals and humans. J Food Prot 68:1525-1534, 2005
[4] Tsinganou E, Gebbers JO. Human intestinal spirochetosis—a review. Ger Med Sci 8: Doc01, 2010. doi：10.3205/000090.
[5] Tanahashi J, Daa T, Gamachi A, et al. Human intestinal spirochetosis in Japan; its incidence, clinicopathologic features, and genotypic identification. Mod Pathol 21:76-84, 2008
[6] Sato H, Nakamura S, Habano W, et al. Human intestinal spirochetosis in northern Japan. J Med Microbiol 59:791-796, 2010
[7] 塩沢朋子, 野呂瀬朋子, 矢持淑子, 他. 腸管スピロヘータ症 Intestinal spirochetosisの臨床病理学的検討. 昭和医会誌 72: 229-237, 2012
[8] Tateishi Y, Takahashi M, Horiguchi S, et al. Clinicopathological study of intestinal spirochetosis in Japan with special reference to human immunodeficiency virus infection status and species types: analysis of 5265 consecutive colorectal biopsies. BMC Infect Dis 15:13, 2015
[9] 田澤秀樹, 中村眞一, 足立吉數, 他. *Brachyspira aalborgi*による intestinal spirochetosisの1例. 日消誌 101:162-167, 2004
[10] 中村眞一: 腸管スピロヘータ. 臨消内科 26:969-977, 2011
[11] 田邉寬, 岩下明徳, 原岡誠司, 他. 腸管スピロヘータ症—自験176例からみた臨床病理学的意義. Intestine 15:60-66, 2011
[12] 田中洋輔, 松本裕子, 島田直樹, 他. ヒトから分離される *Brachyspira*属菌の同定と微生物学的特徴. 日臨微生物誌 26: 30-40, 2016
[13] Esteve M, Salas A, Fernández-Bañares F, et al. Intestinal spirochetosis and chronic watery diarrhea: clinical and histological response to treatment and long-term follow up. J Gastroenterol Hepatol 21:1326-1333, 2006
[14] Calderaro A, Bommezzadri S, Gorrini C, et al. Infectious colitis associated with human intestinal spirochetosis. J Gastroenterol Hepatol 22:1772-1779, 2007
[15] Weisheit B, Bethke B, Stolte M. Human intestinal spirochetosis: analysis of the symptoms of 209 patients. Scand J Gastroenterol 42:1422-1427, 2007
[16] Walker MM, Talley NJ, Inganäs L, et al. Colonic spirochetosis is associated with colonic eosinophilia and irritable bowel syndrome in a general population in Sweden. Hum Pathol 46: 277-283, 2015
[17] Westerman LJ, Boer RF, Roelfsema JH, et al. *Brachyspira* species and gastroenteritis in humans. J Clin Microbiol 51:2411-2413, 2013
[18] Trott DJ, Jensen NS, Saint Girons I, et al. Identification and characterization of *Serpulina pilosicoli* isolates recovered from the blood of critically ill patients. J Clin Microbiol 35:482-485, 1997
[19] 山口太輔, 二尾健太, 吉岡智美, 他. *Brachyspira pilosicoli*感染性腸炎による敗血症の1例. Gastroenterol Endosc 57:15-19, 2015
[20] Delladetsima K, Markaki S, Papadimitriou K, et al. Intestinal spirochaetosis: light and electron microscopic study. Pathol Res Pract 182:780-782, 1987
[21] Calderaro A, Gorrini C, Montecchini S, et al. Intestinal spirochetosis associated with hyperplastic and adenomatous colonic polyps. Pathol Res Pract 208:177-180, 2012

[22] Omori S, Mabe K, Hatanaka K, et al. Human intestinal spirochetosis is significantly associated with sessile serrated adenomas/polyps. Pathol Res Pract 210:440-443, 2014

[23] 石橋秀樹, 小林広幸, 堺勇二, 他. アメーバ性大腸炎に合併した腸管スピロヘータ症の2例. Gastroenterol Endosc 51:2905-2910, 2009

[24] Alsaigh N, Fogt F. Intestinal spirochetosis : clinical features with review of the literature. Colorectal Dis 4:97-100, 2002

[25] Umeno J, Matsumoto T, Nakamura S, et al. Intestinal spirochetosis due to *Brachyspira pilosicoli* : endoscopic and radiographic features. J Gastroenterol 42:253-256, 2007

[26] 斉藤裕輔, 渡二郎. 腸管スピロヘータ症 (Intestinal spirochetosis). 赤松泰次, 斉藤裕輔, 清水誠治 (編). 炎症性腸疾患鑑別アトラス. 南江堂, pp 85-88, 2010

[27] Takazawa T, Hayashi S, Adachi Y, et al. Human intestinal spirochetosis in an immunocompromised host : evaluation of eradication therapy by endoscopy, histology and bacteriology. Clin J Gastroenterol 5:69-73, 2012

[28] 竹澤敬人, 林俊治, 山本博徳. 腸管スピロヘータ. 消内視鏡 29:94-96, 2017

[29] 杉田光司, 片岡伸一, 西岡信明, 他. 腸管スピロヘータが原因と考えられた大腸炎の1例. Gastroenterol Endosc 54:3596-3600, 2012

[30] Shera AG. Specific granular lesions associated with intestinal spirochetosis. Br J Surg 50:68-77, 1962

[31] Kochi S, Matsumoto T, Esaki M, et al. Case of amebic colitis complicated by intestinal spirochaetosis. Dig Endosc 19:204-205, 2007

[32] Günther U, Epple HJ, Heller F, et al. *In vivo* diagnosis of intestinal spirochetosis by confocal endomicroscopy. Gut 57:1331-1333, 2008

Summary

Human Intestinal Spirochetosis

Seiji Shimizu[1], Hideo Tomioka, Kiyoshi Ogiso, Eiwa Ishida[2], Takeshi Mazaki[3], Kyohei Ikeda[1], Hirokazu Uejima, Chihiro Yokomizo, Hidetaka Takashima

We experienced 43 cases of intestinal spirochetosis in our hospital. Forty-one were diagnosed based on the appearance of a "pseudo-brush border" during the microscopic analysis of biopsy or EMR specimens, and 2 were diagnosed based on the analysis of a direct smear of the intestinal fluid collected during colonoscopy. Thirty-one cases were asymptomatic and 12 were symptomatic. Biopsy was mainly obtained from polyps or erosions, and histological diagnosis were tubular adenoma with mild atypia in 13 cases, hyperplastic polyps in 8 cases, inflammatory changes in 7 cases, and hyperplastic nodules in 4 cases. Among the 12 symptomatic patients, 9 were determined to have other causes, including 3 with amebic colitis. In all the 3 cases in which other causes were not identified, colonoscopy showed edematous mucosa and erythema on semilunar folds, mainly at the right side of the colon. Two of the 3 patients complained of chronic diarrhea, and spirochetes were observed on the direct smear of the intestinal fluid aspirated during colonoscopy ; *Brachyspira pilosicoli* was identified by genetic analysis in both cases. An antimicrobial was administered in only 1 case, and the other cases recovered without treatment.

[1] Division of Gastroenterology and Hepatology, Osaka General Hospital of West Japan Railway Company, Osaka, Japan

[2] Division of Pathology, Nara Prefecture General Medical Center, Nara, Japan

[3] Division of Pathology, Osaka General Hospital of West Japan Railway Company, Osaka, Japan

主题 肠道感染性疾病——包括最新的话题

最近受到关注的肠道感染性疾病
——阿米巴性结肠炎

五十岚 正广[1]
岸原 辉仁
千野 晶子
田颜 夫佑树
井出 大资
为我井 芳郎
斋藤 彰一
河内 洋[2]

摘要●阿米巴性结肠炎虽然是比较罕见的消化道感染性疾病，但据报道最近每年有1000例以上发病。2005年以来在笔者所在医院通过活检和直接镜检确认虫体、滋养体的患者有35例（男性：33例，女性：2例），平均年龄为47.5岁，总结分析这些患者的特征为：有症状者为63%，无症状者为37%；推定的感染途径为，异性间感染49%，同性间感染为9%，不明43%；活检阳性率为89%，直接镜检阳性率为93%，血清中阿米巴抗体阳性率为53%；好发部位为盲肠89%，直肠51%；特征性内镜表现为，疣状糜烂/溃疡、不规则形溃疡、穿凿样溃疡、类圆形溃疡、肿瘤形成样溃疡等，溃疡的易出血性和流脓样表现是特征性的。在阿米巴性结肠炎的诊断上，重要的是通过内镜表现来怀疑、通过活检和直接镜检、问诊等手段进行背景确认。

关键词 阿米巴性结肠炎　阿米巴痢疾　滋养型　甲硝唑
性传播疾病（sexual transmitted disease，STD）

[1]癌研有明医院下消化道内科　〒135-8550东京都江东区有明3丁目8-31
[2]癌研有明医院病理部

前言

阿米巴性结肠炎在日本是比较罕见的疾病。自2003年11月日本传染病防治法的一部分被修订后，将其定为第五类传染病，成为需全数报道的对象疾病，如**图1**所示，患病人数有逐年增加的趋势。最近每年超过了1000例。此外，在非日本境内如东南亚、非洲、美国中部太平洋沿岸地区为污染地区，全世界每年患病人数有5000万，4万~5万人死亡。人们很早就知道去污染地区旅行会引起感染，但在日本，无海外旅行史的患者占85%~90%。以前认为该病主要在同性恋者之间传染，但最近色情场所的异性间感染者病例也在增多。在此，笔者等分析在笔者所在医院经治的阿米巴性结肠炎病例，以临床特征为中心进行阐述。

1.对象和方法

将2005年3月—2007年7月在笔者所在医院施行内镜检查，通过活检组织诊断、活检组织的直接镜检确认了阿米巴虫体、确诊的35例为研究对象。此外，在直接镜检怀疑为阿米巴性结肠炎的情况下，用活检钳采取糜烂和溃疡处的黏液和组织，加入内装37℃左右生理盐水的小试管中，立即进行镜检，如**图2**所示的确认有虫体的情况则为阳性。对于病理组织，在怀疑为阿米巴性结肠炎的情况下，可并用过碘酸-希夫

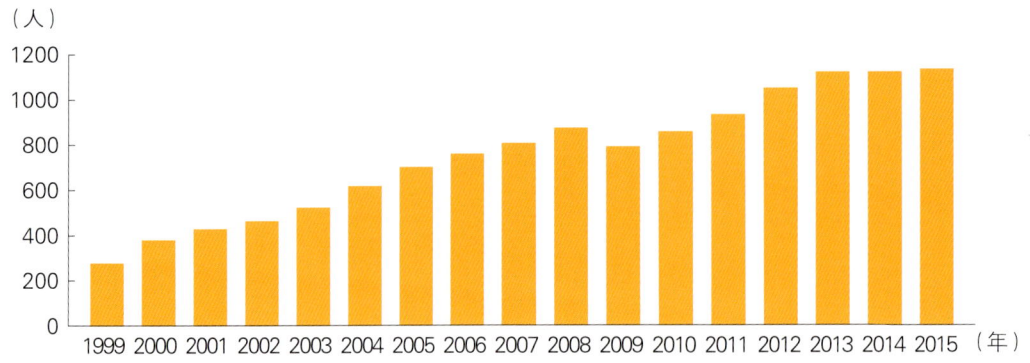

图1 不同年度报道病例数的推移。

（根据"国立感染症情報センター资料"作图）

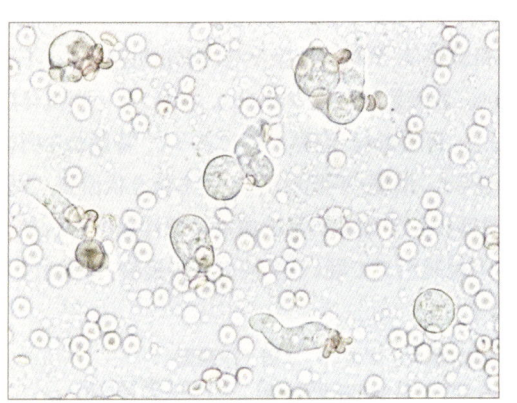

图2 通过直接镜检观察到的阿米巴虫体。可以观察到数个吞噬了红细胞的阿米巴虫体。

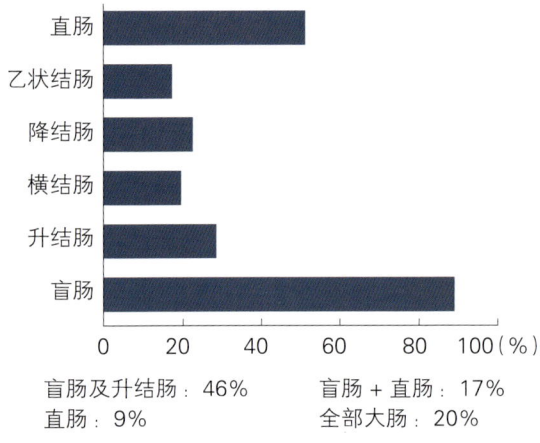

盲肠及升结肠：46%　　盲肠+直肠：17%
直肠：9%　　全部大肠：20%

图3 阿米巴性结肠炎的病变分布比例。

(periodic acid-schiff, PAS) 染色法进行诊断。

2. 临床资料

(1) 年龄及性别。

诊断时患者的年龄为 30～66 岁，平均年龄为 47.5 岁。男性 33 例，女性 2 例。

(2) 主诉。

患者的主诉有：血便或黏血便 15 例，腹泻 4 例，贫血 1 例，无症状 13 例（其中定期检查 5 例，便潜血阳性 4 例，短期住院体检 4 例）等。有症状者多为便血，无症状者占 37%（13/35）。另外，有症状者的发病期间平均为 2.4 个月（2 至 12 个月）。

(3) 感染途径。

通过问诊推测的感染途径有：日本色情场所感染 13 例（37%），日本海外色情场所感染 4 例（11%），同性恋者 3 例（9%），不明原因 15 例（43%，其中无海外旅行史者 10 例）等。

3. 诊断手段

通过活检进行的组织病理学诊断的检出率为 89%（31/35），通过直接镜检的阿米巴虫体的检出率为 93%（28/30）。此外，血清阿米巴抗体的阳性率为 53%（8/15）。虽有 18 例进行了人免疫缺陷病毒（Human immunoddficiency virus, HIV）的检查，但均为阴性。在一般血液检查中，白细胞增多（9000 以上）占 26%（9/35），CRP 阳性占 14%（5/35），嗜酸性粒细胞增多占 9%（3/35）。

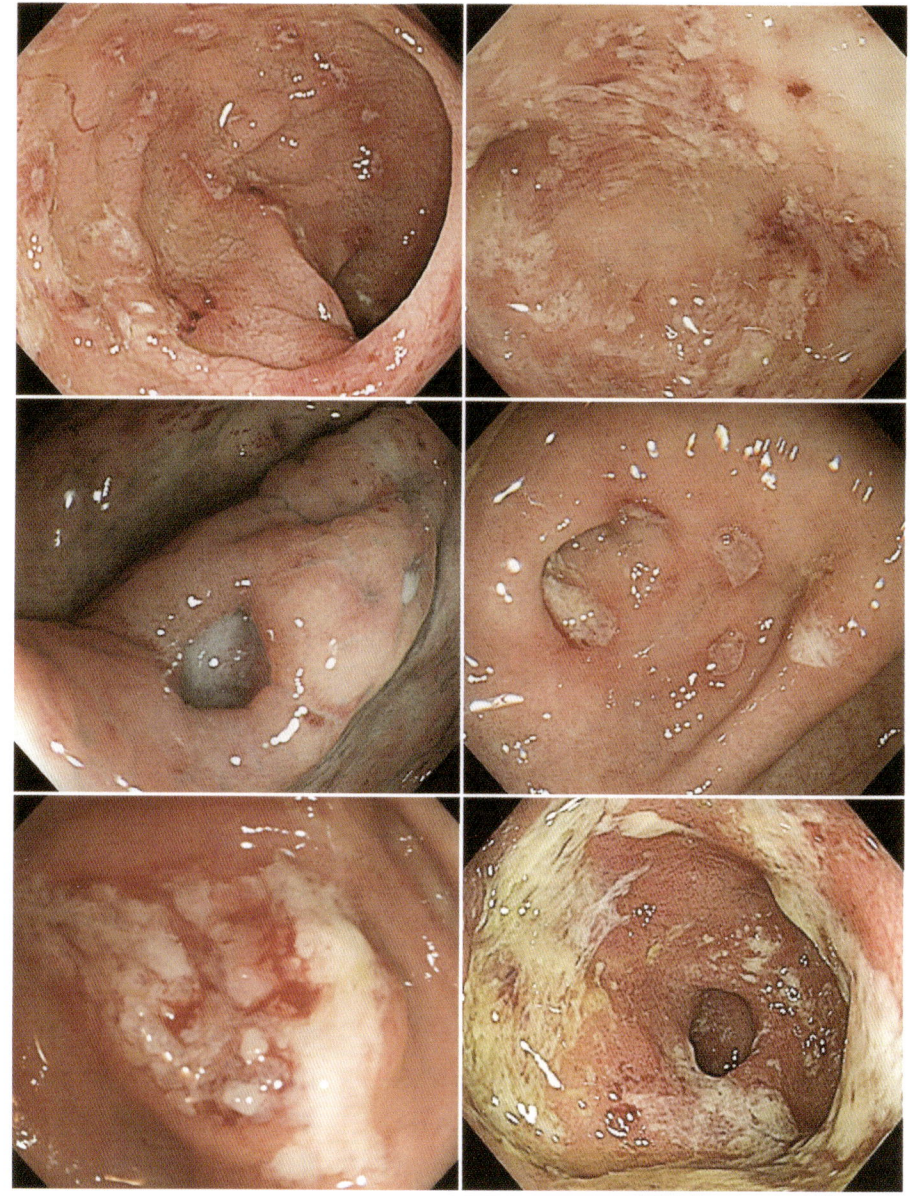

a	b
c	d
e	f

图4 在阿米巴性结肠炎病例观察到的典型表现。
a 疣状糜烂。
b 不规则形溃疡（地图形溃疡）。
c 穿凿样溃疡。
d 类圆形溃疡。
e 肿瘤形成样溃疡。
f 伴有伪膜形成的溃疡。

4. 内镜表现

病变的分布如**图3**所示。在笔者所在医院的病例中，盲肠病变最多，占89%（31/35）；其次为直肠病变，占51%（18/35）。此外，从每个病例来看时，病变只分布于盲肠及升结肠的占46%（16/35），只分布于盲肠和直肠的占17%（6/35），广泛分布于大肠各部位的占20%（7/35），只分布于直肠的占9%（3/35）。

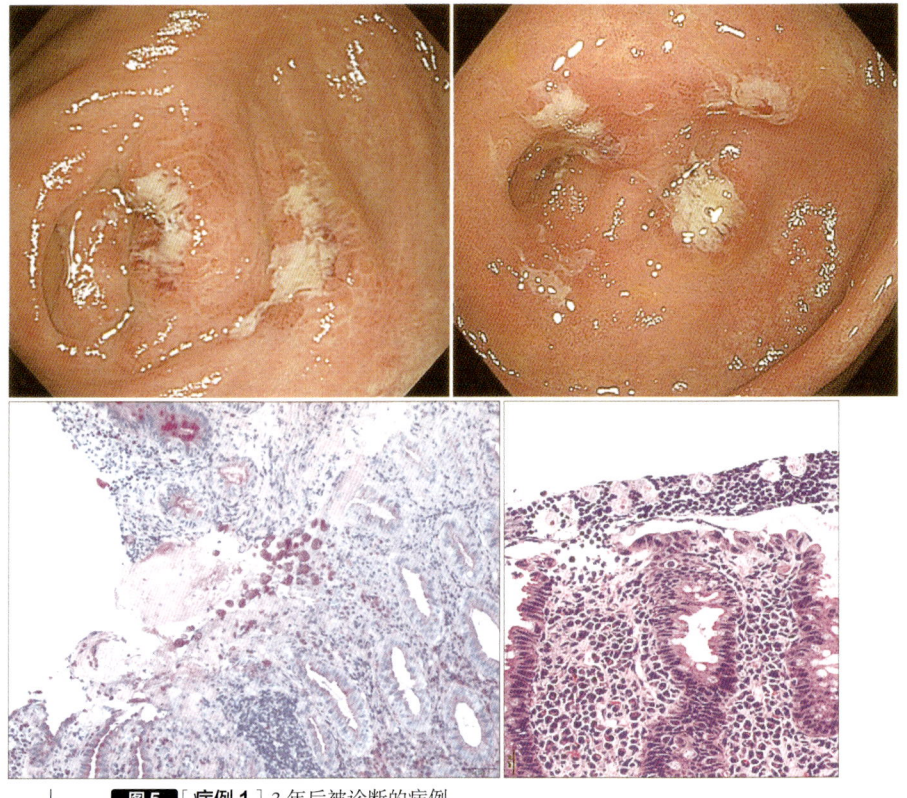

图5 [病例1] 3年后被诊断的病例。
a 初次检查时的内镜表现。在盲肠散在有不规则形溃疡。
b 初次检查3年后（诊断时）的内镜表现。观察到与初次检查时相同的溃疡。
c 初次检查3年后（诊断时）的活检组织表现（PAS染色）。确认在黏液中有PAS染色阳性的阿米巴滋养体。
d 将初次检查时的活检标本进行深切的组织表现（HE染色）。在黏膜表层的黏液中观察到阿米巴滋养体。

在内镜表现中，可见有疣状糜烂（图4a）、不规则形溃疡（图4b）、穿凿样溃疡（图4c）、类圆形溃疡（图4d）、肿瘤形成样溃疡（图4e）、伴有伪膜形成的溃疡（图4f）等。见有许多在各溃疡和糜烂上有污浊白苔和红晕、易出血的病变。此外，在病变局限的病例，多呈现同一种病理表现；而在病变广泛分布的病例，则可以观察到各种各样的病理表现。

5. 治疗

在笔者所在医院施行治疗的30例患者均使用甲硝唑1000~1500 mg，已确认全部病例均得到治愈。用药天数分别为：7天2例，10天9例，14天17例，21天2例。其他6例转诊到有感染性疾病科的某医院治疗。

病例

[病例1] 60多岁，男性。

201×年6月在笔者所在医院的短期住院体检机构施行了结肠镜检查，只在盲肠发现有不规则形溃疡（图5a）。虽然怀疑为阿米巴性结肠炎，但活检组织检查为阴性。建议半年后入院检查，但没有来院。201（x+3）年3月再次来笔者所在医院的短期住院体检机构就诊，施行了结肠镜检查，发现与3年前相同的病理表现（图5b）。在这次的活检中确认了阿米巴滋养体（图5c），可以确诊为阿米巴性结肠炎。之后，给

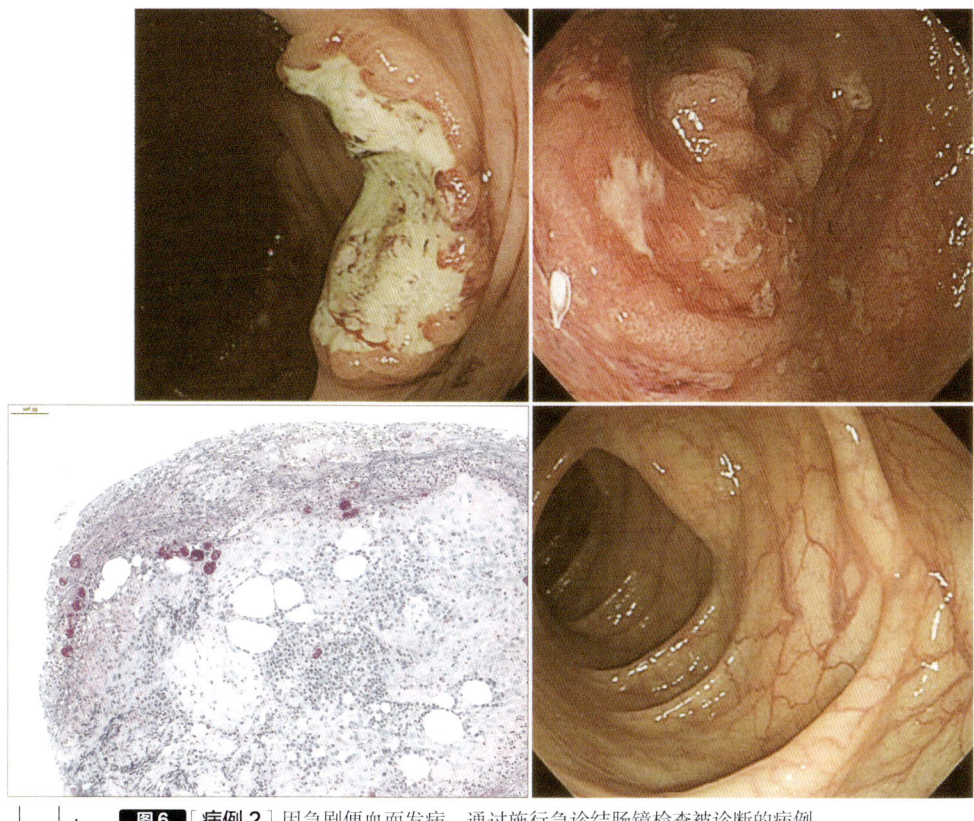

a	b
c	d

图6 [病例2] 因急剧便血而发病，通过施行急诊结肠镜检查被诊断的病例。
a 在升结肠见有以隆起为主体的、表面有厚白苔的所谓的肿瘤形成样溃疡。
b 在盲肠、阑尾入口附近的黏膜上散布着不规则形溃疡。
c 活检组织表现（PAS 染色）。观察到 PAS 染色阳性的阿米巴滋养体。
d 给予甲硝唑 1500 mg 21 天后的内镜表现。确认有溃疡瘢痕。

予2周甲硝唑（每日 1500 mg），确认治愈。诊断后，对初次检查时的组织深切，进行再次检查时确认了阿米巴滋养体。

[病例2] 50多岁，男性。

在 200× 年 8 月施行了早期胃癌手术。在 200（×+5）年 4 月施行了视网膜静脉血栓治疗，在其他医院眼科开始给予尿激酶 + 硫酸氯吡格雷、泼尼松龙（prednisolone，PSL）50 mg，PSL 在逐渐减量的疗法。在 200（×+5）年 6 月，从早上开始出现 4 次左右暗红色的血便，来笔者所在医院就诊。由于 Hb 8.2 g/dL，确认为贫血，施行了急诊结肠镜检查，结果在升结肠发现了病变（图6a）。另外，在盲肠黏膜上发现散在有边缘不规则的溃疡，怀疑为阿米巴性结肠炎的肿瘤形成样溃疡。在活检组织中确认了 PAS 染色阳性的阿米巴滋养体。在 PSL 逐渐减量的同时给予甲硝唑（每日 1500 mg）21 天，确认了溃疡瘢痕化（图6d）。通过诊断时的病理表现可与所列举的恶性淋巴瘤和结肠癌相鉴别，而盲肠的不规则形多发糜烂和溃疡为怀疑阿米巴性结肠炎的根据。虽然感染途径不明，但认为是给予 PSL 后病变恶化，呈现出血症状的病例。

[病例3] 30多岁，男性。

由于感冒症状和腹泻、血便持续了 1 个月左右而到附近的医院就诊，施行了结肠镜检查。由于从直肠到乙状结肠发现炎症表现，被诊断为溃疡性结肠炎，给予美沙拉秦（5-aminosalicylic acid，5-ASA）1500 mg 1 个月也未见症状改善，

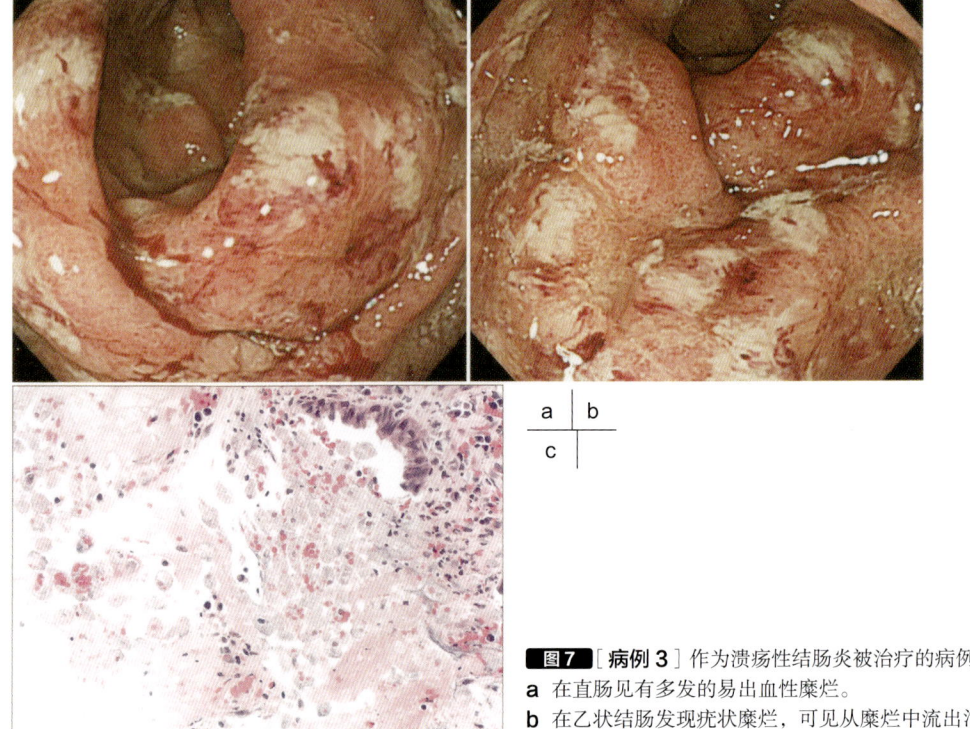

图7 [**病例3**] 作为溃疡性结肠炎被治疗的病例。
a 在直肠见有多发的易出血性糜烂。
b 在乙状结肠发现疣状糜烂，可见从糜烂中流出污浊的黏液。
c 活检组织表现（HE染色）。在黏液中观察到许多阿米巴滋养体。

被介绍到笔者所在医院就诊。以直肠为中心见有所谓的疣状糜烂和污浊的浓黏液、易出血性黏膜等（图7a，b），通过镜检确认了阿米巴虫体（图7c）。立刻从当天开始给予甲硝唑1500 mg，连续2周，从数日后开始见有症状的改善，1周后自觉症状消失。

讨论

1. 生活史

阿米巴性结肠炎是原虫溶组织内阿米巴（Entamoeba histolytica）的消化道感染性疾病。生活史为：当包囊被经口摄入时，就会在小肠脱囊成为滋养体，在盲肠分裂增殖，侵入大肠黏膜下形成糜烂、溃疡。另外，如果感染慢性化的话，包囊会再次感染，病情会迁延不愈。当虫体在黏膜下进入血管内时，会引起肝脓肿等肠道外阿米巴病。一旦感染会引起黏血便、腹泻、里急后重、腹痛等症状，多为慢性过程。

2. 感染途径

一般认为，感染途径主要有经食物和性接触两种途径。在污染地区，水和食物是主要的感染途径。另一方面，很久以来人们就知道，在同性恋者和HIV感染者中伴有阿米巴性结肠炎的人较多，其是性传播疾病（sexually transmitted disease, STD）的代表性疾病之一。此外，最近因海外旅行而引起感染者为10%～15%，日本感染者占压倒性多数，看到很多在色情场所等的玩乐中引起的异性间感染的病例。笔者所在医院病例的48%推测是在色情场所感染的。另外，在笔者所在医院的病例中也有在色情场所工作的女性。同性恋者的感染者在笔者所在医院的病例中只不过为9%。除此之外，还知道城市比地方感染者多。

3. 自觉症状

自觉症状的多数是黏血便和腹泻、腹痛等，平均发病期间为2.4个月（2周至12个月），但也有像[病例2]那样无自觉症状而经过3年的

表1 无症状病例的临床表现总结

病例	性别	年龄（岁）	发现的契机	感染途径（海外旅行）	C	A	T	D	S	R	治疗	预后
1	男	66	息肉定期检查	不明（-）	+						甲硝唑 1500mg 10 日	治愈
2	男	54	FOBT 阳性	色情场所（-）	+	+					甲硝唑 1500mg 14 日	治愈
3	男	45	FOBT 阳性	不明（+）	+						甲硝唑 1500mg 14 日	治愈
4	男	42	FOBT 阳性	色情场所（-）	+						甲硝唑 1500mg 14 日	治愈
5	男	52	CA19-9 值增高	色情场所（-）	+						甲硝唑 1500mg 14 日	治愈
6	男	43	FOBT 阳性	不明（+）	+						甲硝唑 1500mg 14 日	治愈
7	男	49	直肠癌术后定期检查	不明（-）	+	+	+				甲硝唑 1500mg 10 日	治愈
8	男	63	乙状结肠癌术后定期检查	色情场所（-）	+						甲硝唑 1500mg 7 日	治愈
9	男	38	CEA 值增高	不明（+）	+	+					甲硝唑 1500mg 10 日	治愈
10	男	54	胃癌术前检查	不明（-）	+	+					甲硝唑 1500mg 10 日	治愈
11	男	52	短期住院检查	不明（+）	+						甲硝唑 1500mg 14 日	治愈
12	男	66	FOBT 阳性	不明（+）	+						甲硝唑 1500mg 14 日	治愈

FOBT：便潜血试验；C：盲肠；A：升结肠；T：横结肠；D：降结肠；S：乙状结肠；R：直肠。

病例。虽然是无症状病例，但在 35 例中有 13 例（37%），在无症状组发病期间很难推测。13 例无症状者的临床资料如**表1**所示。能够推测感染途径的在 13 例中有 5 例（38%），而不明的 8 例中有 5 例为有海外旅行史者。另外，13 例中有 12 例（92%）的病变是只局限于盲肠和升结肠，其中 7 例是病变仅局限于盲肠的病例。Okamoto 等报道，在 5193 例便潜血检查阳性者中有 4 例（0.1%）患有阿米巴性结肠炎。在遇到局限于盲肠的糜烂和溃疡时，有必要留意该病进行诊断。

另一方面，也有像[**病例2**]那样的因急剧的血便而发病的病例。以前也有人指出，阿米巴性结肠炎的急性型和慢性型，症状上有差异。虽然概率比较低，但也有引起结肠大范围穿孔等的重症病例。特别是在免疫功能不全、抗癌药物治疗者、类固醇类药物使用者中，报道有急剧恶化的病例，需要注意。

4. 诊断

关于诊断，可以通过从内镜检查的异常表现怀疑患有本病、在活检组织内存在阿米巴滋养体的证明和在内镜检查时用活检钳采取黏液组织直接进行镜检确认虫体的方法来确定。

（1）活检表现。

根据笔者等的经验，活检阳性率为 89%（31/35），直接镜检阳性率为 93%（28/30），均为较高比例。此前报道的活检阳性率为 70%~80%，笔者等认为因为在笔者所在医院当怀疑为阿米巴感染的情况下会追加 PAS 染色进行检查，所以阳性率变高。像[**病例1**]那样，在初次检查时为阴性的话，病情会继续发展；在施行检查的医生诊断为可疑的情况下，与病理医生充分交换信息进行检查是很重要的。据报道，直接镜检的阳性率为 85%~90%，在笔者所在医院也是同样的诊断率。血清阿米巴抗体的阳性率在笔者所在医院为53%，但也有报道称肝脓肿等合并病例的阳性率更高，因为其是诊断的辅助手段，所以也可以说是应该进行的检查项目。另外，虽然也有报道说在便检时也有40%的概率能观察到虫体，但在笔者所在医院未进行该类检测。为了得到确诊，不能固执于一个检查项目，并用各检查使诊断率提高是很重要的。

（2）HIV感染的筛查。

另外，由于在该病患者中有很多同性恋者，所以大概也应该施行HIV感染的筛查。据报道，在HIV感染者的无症状病例中施行结肠镜检查的结果，有溃疡病变的11.3%是阿米巴性结肠炎。一般认为梅毒和乙肝病毒的阳性者等也多伴有本病，但笔者等所经治的病例中只有1例梅毒患者合并有本病。有报道指出，在一般的血液检查病理表现中，有炎症反应和嗜酸性粒细胞等项目，但在笔者等经治的病例中阳性率较低，仅能作为参考。

（3）内镜表现。

内镜表现为诊断的第一步。在病变的分布上，有见于整个大肠和只见于直肠或盲肠等各种各样。在笔者等经治的病例中，分布于盲肠的占89%（仅在盲肠的占29%），仅分布于直肠的占51%，分布于盲肠和直肠的情况比较多。这种趋势在其他的报道中也是一样的。特征性的内镜表现如**图4**所示的那样，有疣状糜烂/溃疡、不规则形溃疡、穿凿样溃疡、类圆形溃疡、伴有假膜的溃疡、肿瘤形成样溃疡等各种各样。在溃疡部有污浊的浓黏液从溃疡流出样的表现和伴有发红、易出血性的特征。在病变广泛分布的病例，其特征是多种类型的病变混在一起。另外，只见于盲肠的病变，以包围在阑尾周围样的病变为特征。另外，还报道有需要与阑尾癌相鉴别的病例和因阑尾炎被施行了手术但为阿米巴性结肠炎的病例，在诊断时必须注意。

（4）鉴别诊断。

作为需要与阿米巴性结肠炎进行鉴别的疾病，有溃疡性结肠炎、克罗恩病、伪膜性肠炎、恶性淋巴瘤、肠结核、结肠癌、巨细胞病毒性肠炎等。特别是散见有被误诊为溃疡性结肠炎的病例。国崎等报道，被诊断为溃疡性结肠炎的1%病例合并有阿米巴性结肠炎。阿米巴性结肠炎，可以从病变跳跃性、溃疡类型多种多样、在阑尾开口附近见有特征性病变、间质黏膜正常等方面加以鉴别。另外，在患有阿米巴性结肠炎的病例中，有因使用类固醇类药物而急剧恶化、穿孔，导致严重状态的病例，需要注意。[**病例2**]为类固醇类药物给药过程中突然出血的病例，被认为类固醇类药物是引起恶化的因素。

治疗

从2012年8月开始甲硝唑被纳入医疗保险条款，为首选药。在笔者等经治的病例中，全部病例通过给予甲硝唑确认被治愈。甲硝唑连续经口给药一般为10～14天（每天1000～1500 mg）有效。一般认为甲硝唑对包囊无效，对于包囊带菌者来说，由于巴龙霉素也被纳入医疗保险条款，此药也有效。对于重症病例和不能经口给药的患者，静脉给药也有效。

结语

在本文中，就阿米巴性结肠炎的最新见解，以在笔者所在医院所经治的病例为中心进行了阐述。对于诊断来说，最重要的是通过内镜表现怀疑该病，若能做出诊断，治疗是容易的。

参考文献

[1] 大川清孝, 上田渉, 佐野弘治. アメーバ腸症. 消化管症候群(下)―その他の消化管疾患を含めて, 第2版. 別冊日臨 pp 75-78, 2009

[2] 国立感染症研究所. アメーバ赤痢報告数の増加, 2010～2013年. IASR 35:223-224, 2014

[3] 岸原輝仁, 五十嵐正広, 千野晶子, 他. 潰瘍性大腸炎との鑑別―誤診してはいけない感染性腸炎：アメーバ性大腸炎. 消内視鏡 22:1214-1219, 2010

[4] 増田剛太. 病原微生物からみたSTD―赤痢アメーバ. 臨と微生物 24:439-442, 1997

[5] Okamoto M, Kawabe T, Ohata K, et al. Amebic colitis in asymptomatic subjects with positive fecal occult blood test results：clinical features different from symptomatic cases. Am J Trop Med Hyg 73:934-935, 2005

[6] 太田竜, 関川浩司, 北村雅也, 他. 全大腸壊死をきたした劇症型アメーバ性大腸炎の治療経験. 日本大腸肛門病会誌 65:393-398, 2012

[7] 小島直樹, 今村剛朗, 松吉健夫, 他. 化学療法中に発症した劇症型アメーバ性大腸炎. 日集中医誌 22:213-214, 2015
[8] 湯川寛夫, 永野篤, 藤澤順, 他. 穿孔をきたした劇症型アメーバ大腸炎の1救命例. 日臨外会誌 64:2211-2216, 2003
[9] 五十嵐正広, 浦上尚之, 岸原輝仁, 他. アメーバ性大腸炎. 胃と腸 43:1645-1652, 2008
[10] 大川清孝. 赤痢アメーバ感染症. 大川清孝, 清水誠治（編）. 感染性腸炎A to Z, 第2版. 医学書院, pp 198-203, 2012
[11] Watanabe K, Nagata N, Sekine K, et al. Asymptomatic intestinal amebiasis in Japanese HIV-1-induced individuals. Am J Trop Med Hyg 91:816-820, 2014
[12] Horiki N, Furukawa K, Kitada T, et al. Endoscopic findings and lesion distribution in amebic colitis. J Infect Chemother 21:444-448, 2015
[13] 大川清孝, 青木哲哉, 上田渉, 他. 診断困難な感染性腸炎. 胃と腸 50:897-905, 2015
[14] 井出秀幸, 青葉太郎, 加藤岳人, 他. 虫垂腫瘍を疑い結腸右半切除後にアメーバ性虫垂炎と診断した1例. 日腹部救急医会誌 37:53-56, 2017
[15] 国崎玲子, 木村英明, 佐々木智彦, 他. 炎症性腸疾患と鑑別を要した感染性腸炎症例の検討. 消化器科 47:252-257, 2008
[16] Kikuchi T, Koga M, Shimizu S, et al. Efficacy and safety of paromomycin for treating amebiasis in Japan. Parasitol Int 62:497-501, 2013

Summary

Amebic Colitis

Masahiro Igarashi[1], Teruhito Kishihara,
Akiko Chino, Fuyuki Tagao,
Daisuke Ide, Yosirou Tamegai,
Shoichi Saito, Hiroshi Kawachi[2]

Amebic colitis is a relatively rare gastrointestinal infection, but its onset in ≥1,000 patients a year was recently reported. We analyzed 35 patients (33 men and 2 women ; average age, 47.5 years) who were diagnosed based on microscopic examination of the mucus obtained by biopsy using forceps and/or histological examination in our hospital. Among all patients included in the study, 63% were symptomatic and 37% were asymptomatic. The estimated route of infection was as follows : infection between sexes through commercial sex trade, 49% ; homosexuality, 8% ; and unknown, 43%. The diagnostic accuracy rate was 89% for histological examination, 93% for microscopic examination of mucus obtained by biopsy using forceps, and 53% for serum antibody value. The lesions were seen most commonly in the cecum (89%) and rectum (51%). The distinctive findings of amebic colitis were as follows : raised erosion, irregular-shaped ulcer, punched-out ulcer, round-shaped ulcer, and tumorous ulcer ; these were seen with flowing mucous from ulcers and with friable. Diagnosis can be made by endoscopic findings, biopsy, and direct microscopy, and patient history confirmed via detailed interview is important.

[1] Department of lower gastrointestinal medicine, Cancer Institute Hospital, Tokyo
[2] Department of Pathology, Cancer Institute, Tokyo

| 主 题 | 肠道感染性疾病——包括最新的话题 |

最近受到关注的肠道感染性疾病
——衣原体直肠炎

松井 佐织[1]
吉田 晋也[1]
野口 千彰[1]
浦上 聪[1]
松冈 里纱[1]
西尾 昭宏[1]
印藤 直彦[1]
北村 泰明[1]
枥谷 四科子[1]
宫永 靖子[2]
藤田 光一[1]
阿南 隆洋[1]
渡边 明彦[1]
菅原 淳[1]
藤田 刚[2]
向井 秀一[1]

摘要● 衣原体直肠炎的典型内镜表现为鲑鱼卵状/半球状小隆起，但在笔者等所经治的病例中典型病例很少，见有低矮的隆起和不伴有隆起的病例。在笔者等所经治的46例病例中，初次内镜检查时确认有隆起性病变的有42例，其中见有低矮隆起的有27例（58.7%）、不规则隆起的有17例（37.0%）、高度隆起的（典型病例）有4例（8.7%）。在不伴有隆起的4例（8.7%），可见糜烂/阿弗他、发红。笔者认为，衣原体直肠炎患者有许多还可以观察到除半球状小隆起以外的内镜表现，在诊断时需要注意。

■ **关键词** 衣原体 沙眼衣原体 直肠炎 性传播疾病 结肠镜

[1]淀川基督教医院消化内科 〒533-0024 大阪市东淀川区柴岛1丁目7-50
[2]淀川基督教医院健康管理科

前言

沙眼衣原体（*Chlamydia trachomatis*）导致的性传播疾病（sexually transmitted disease, STD），不仅在日本，在世界范围内也是最多的。沙眼衣原体感染性疾病本身因早期发现及诊断法/治疗法的确立，整体上数目呈减少的趋势，而有关直肠炎的报道很少，还有很多不明之处。

虽然关于衣原体直肠炎典型病例的报道很多，但也有非典型病例的报道，在笔者等所经治的病例中反倒是见有非典型表现的更多。根据笔者等迄今为止的经验，在此就衣原体直肠炎的内镜表现和临床表现以及诊断法/治疗法进行阐述。

衣原体的概要

沙眼衣原体是专性细胞内寄生细菌的一种，只能在活细胞内增殖。可分为沙眼（trachoma）和性病淋巴肉芽肿（lymphogranuloma venereum, LGV）两种生物型，在日本成问题的是由 trachoma（non-LGV）所导致的疾病。沙眼衣原体一般分离培养困难，关于其细菌学性状、病原性、与疾病的相关性方面还有很多不明之处。在人体感染存在于柱状上皮的眼睑结膜、尿道、子宫颈管、咽、直肠等。

表1 46例衣原体直肠炎的临床表现和内镜表现	
平均年龄	38.8（18~71岁）
性别（男性：女性）	21:25
症状	
无症状（便潜血检查阳性）	22（47.8%）
有症状	24（52.2%）
血便	23（95.8%）
腹痛、腹泻/软便	5（20.8%）、5（20.8%）
黏液便	5（20.8%）
内镜表现	
病变范围	
直肠	35（76.1%）
直肠至乙状结肠	11（23.9%）
初次检查内镜表现	
有隆起性病变	42（91.3%）
隆起高度低	27（58.7%）
不规则隆起	17（37.0%）
隆起高度高	4（8.7%）
（半球状小隆起）	
无隆起性病变	4（8.7%）
糜烂/阿弗他溃疡	3（6.5%）
发红	1（2.2%）

沙眼衣原体感染，一般通过向单质体（elemental body，EB）的宿主细胞的吸附/侵入来实现，作为感染直肠的方式，一般认为有①从肛门的直接侵入（通过肛交和子宫颈管分泌液所致的肛门部污染等）和②从性器官/尿道的经淋巴行性感染。

在日本作为流行趋势调查对象的6种STD［其他的为人体免疫缺陷病毒（HIV）、梅毒、性器官疱疹病毒感染性疾病、尖锐湿疣、淋菌感染性疾病］中，性器官衣原体感染性疾病最多，占报道数整体的半数以上。

其发生的报道数本身从2003年以后在全年龄层呈减少趋势，2011年后男性几乎保持不变，女性略微减少，但年轻女性的患病率高，成为一个问题。

临床表现

在笔者所在医院2009年4月—2016年8月，诊断为衣原体直肠炎的有46例（表1），其中男性21例，女性25例，平均年龄为38.8（18~71）岁。被认为性行为是患病原因的有4例（包括1例男性同性恋患者），但其余病例的感染途径不明。

关于临床症状，无症状（便潜血阳性）的有22例（47.8%），有症状的有24例（52.2%）。有症状病例的详细情况为：血便23例（95.8%），占比最多；其他如腹痛、腹泻/软便、黏液便共为5例（20.8%）。

内镜表现

衣原体直肠炎的内镜表现，是以主要存在于直肠下部的有光泽的半球状小隆起的集簇为特征，被形容为"鲑鱼卵状黏膜"，隆起部分由于黏膜内的淋巴滤泡形成。

初次内镜检查时42例（91.3%）见有隆起性病变；在隆起性病变中，见有低矮隆起（隆起比较均一且较小；图1为27例（58.7%），不规则隆起（隆起大小不同，高度也参差不齐；图2为17例（37.0%），高度隆起（半球状小隆起；图3为4例（8.7%）。

在初次内镜检查无隆起病变的病例中，3例（6.5%）见有糜烂/阿弗他溃疡，1例见有发红（2.2%）。

根据迄今为止的经验推测，糜烂/阿弗他溃疡、发红是沙眼衣原体感染初期的内镜表现。另外，还发现扁平的隆起是沙眼衣原体感染的治愈过程，无症状病例多。

作为衣原体直肠炎的鉴别诊断，例如黏膜相关淋巴组织（mucosa-associated lymphoid tissue，MALT）淋巴瘤和淋巴样增生（lymphoid hyperplasia）等淋巴增殖性疾病、溃疡性结肠炎（ulcerative colitis，UC）等炎性肠病、感染性肠炎等，非典型病例的诊断尤其困难。

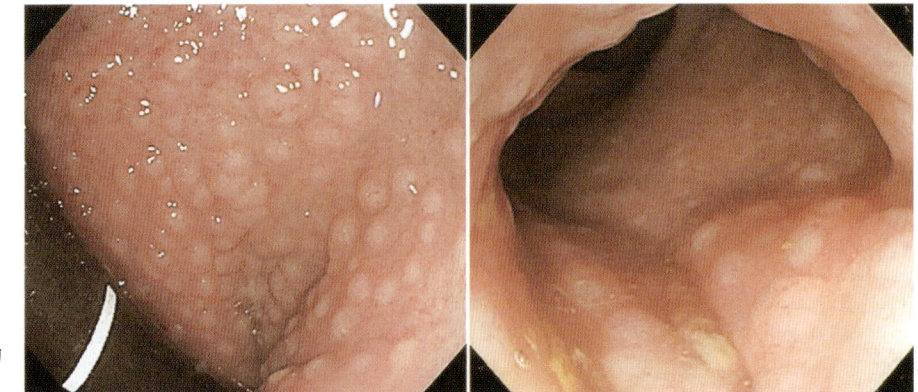

| a | b |

图1 直肠的扁平的均一性隆起。

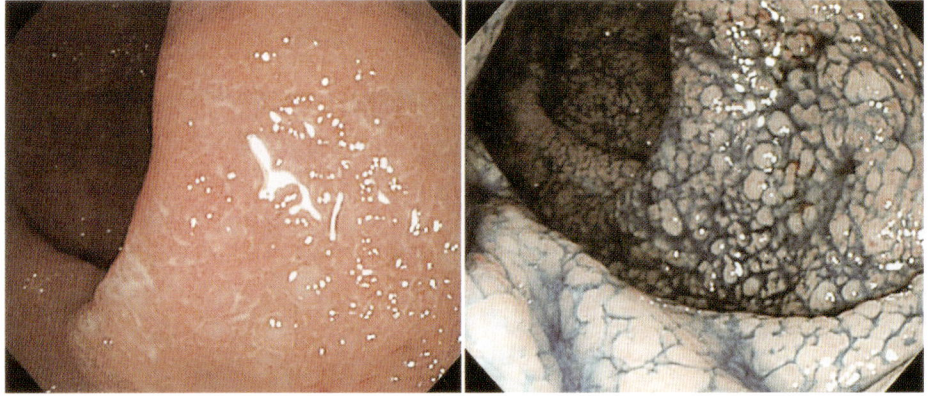

| a | b |

图2 直肠扁平的不均一性隆起（不规则隆起）。

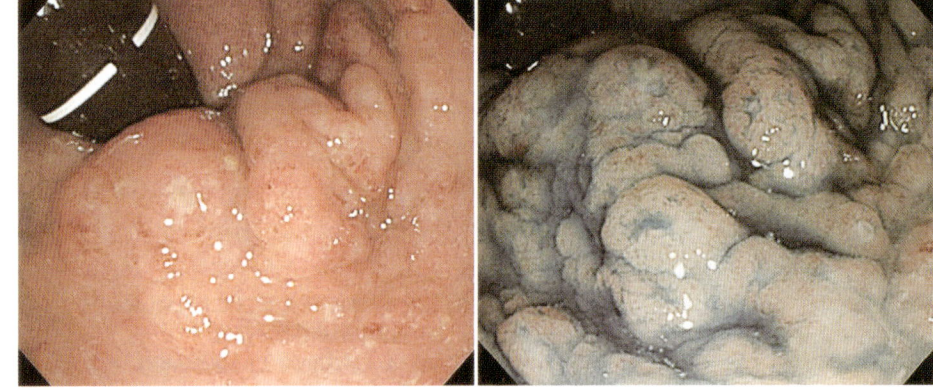

| a | b |

图3 直肠的高度隆起（半球状小隆起）。

诊断

沙眼衣原体的检出方法有直接荧光抗体法（通过荧光显微镜的镜检）和分离培养法、抗体检出法、抗原检出法［酶联免疫法（enzyme immunoassay，EIA）］、核酸检出法、DNA 扩增检出法［聚合酶链反应（polymerase chain reaction，PCR）］等。作为临床诊断，一般用抗体检出法、EIA 法、PCR 法；性器官衣原体感染性疾病多采用 PCR 法。

在笔者所在医院采用 EIA 法检查，在内镜检查中疑似衣原体直肠炎的情况下，接着施行用

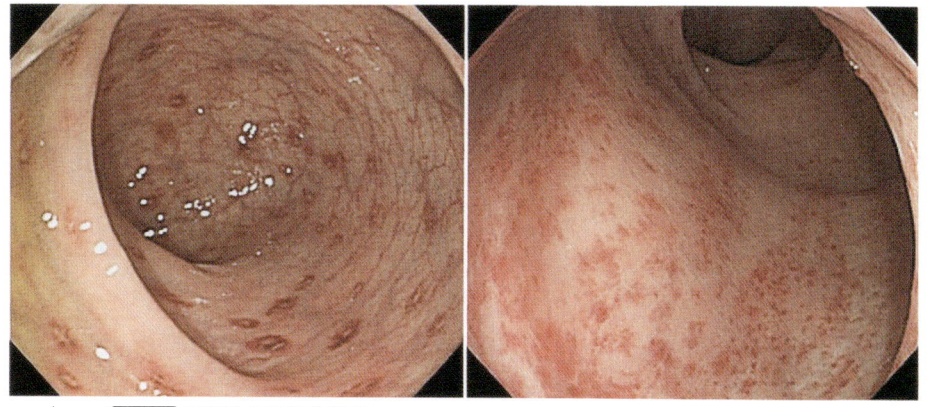

| a | b |

图4 直肠的非隆起性病变。
a 糜烂/阿弗他溃疡。
b 发红。

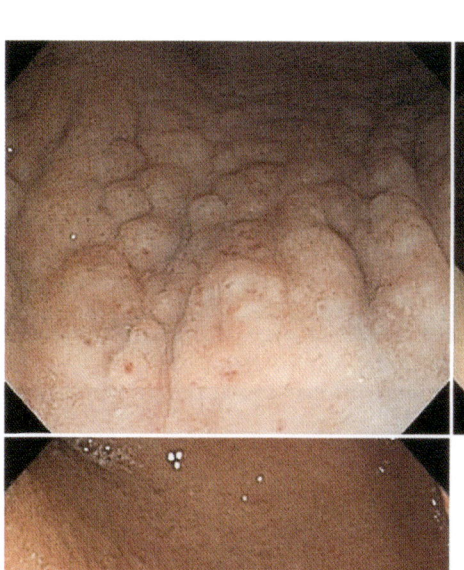

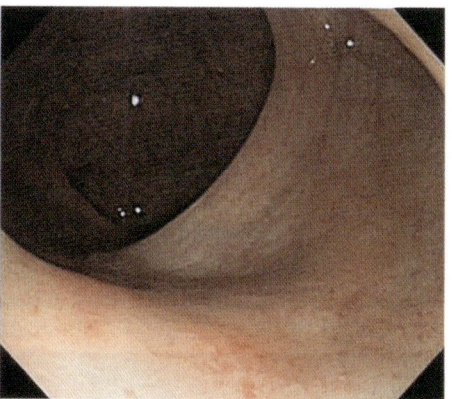

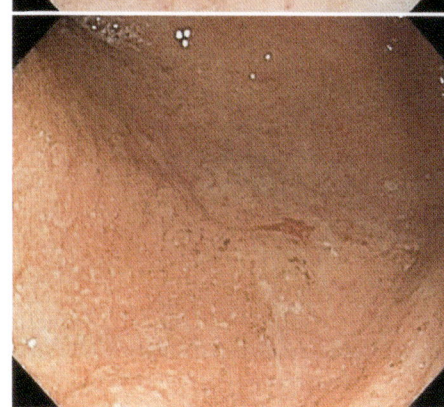

| a | b |
| c |

图5 难治性病例随访后发生 UC 的病例。
a 初次诊断时的半球状小隆起。
b 用 AZM 以及 LVFX 治疗 2 次后。抗原检查转为阴性，半球状小隆起消失。
c 距初次治疗 26 个月后。出现颗粒状黏膜。

棉签的肛拭子诊法。

现在的沙眼衣原体检查法，原则上不以消化道为对象。与其他脏器相比，一般认为直肠的标本受细菌的影响很大，笔者认为关于直肠炎的诊断方法今后有必要研究。

治疗

在笔者等所经治的 46 例病例中，38 例（82.6%）使用抗菌药进行了治疗，初次治疗内容为阿奇霉素（azithromycin，AZM）35 例，左氧氟沙星（levofloxacin，LVFX）3例。

有症状病例中，15例（32.6%）通过初次治疗，3例（6.5%）通过第二次治疗后确认抗原转阴；而由于治疗后未就诊而无法评价的病例也有很多。未治疗病例有8例，其中6例通过自然随访，内镜表现确认改善或治愈。

一般来说，衣原体直肠炎的治疗参照性器官衣原体感染性疾病的治疗。在2016年的指南中，AZM 1日1000 mg，用药1天，或是2000 mg用药1天；克拉霉素400 mg，用药7天；米诺环素200 mg，用药7天；LVFX 500 mg，用7药天等。

由于本病为STD，在笔者所在医院诊断为衣原体直肠炎的情况下，原则上进行治疗。然而，考虑到在无症状且表现轻微情况下的治愈过程，进行无治疗的随访观察，以3个月后为期限进行再次检查。笔者所在医院的治疗考虑到患者依从性问题，多采用AZM的内服，这与其他衣原体感染性疾病的治疗现状是相同的。

虽然沙眼衣原体对抗菌药的治疗反应良好，但在直肠炎的情况下也有报道需要多次给药或长期治疗的难治性病例，在笔者等所经治的病例中也有7例（15.2%）为难治性病例，其中有5例（10.9%）在确认沙眼衣原体抗原转阴和内镜病理表现治愈后复发的病例。关于复发的原因，虽然尚不很清楚，但确认有无消化道以外的沙眼衣原体感染或性伴侣的感染也是很重要的。但是，一般来说大多是仅对患者进行问诊或治疗，而无法对性伴侣进行诊断/治疗，笔者认为可能成为交叉感染和复发的原因，这成为今后的一个课题。

另外，虽然未被包括在这次研究的病例中，但也有数例为难治性病例最后转为UC诊断（**图5**），以及UC和阿米巴肠炎的合并病例。在难治性病例的情况下，有必要考虑这样的合并情况。

关于治疗效果的判定，在指南中指出，用药开始2周后有必要通过PCR法或EIA法确认病原体的转阴，最后在治疗后2～3周进行检查。但是，有时检出死菌，在笔者等所经治的病例中也散见有虽然在4～8周后判定内镜表现有所改善，但抗原转为阳性的病例。这其中大多未进行追加治疗而是进行随访观察，能够确认抗原转阴，通过内服抗菌药治疗，在自觉症状改善的情况下，3个月后进行内镜检查和抗原检查。

结语

本文就衣原体直肠炎以笔者等所经治的病例为中心进行了阐述。虽然典型病例的诊断比较容易，但笔者认为非典型病例也有很多诊断不出来的病例。另外，关于治疗抵抗性的病例，也有长期发展而发生UC的情况，需要注意。

参考文献

[1] Quinn TC, Goodell SE, Mkrtichian E, et al. *Chlamydia Trachomatis* proctitis. N Engl J Med 305:195-200, 1981
[2] 磯崎豊，鈴木建太朗，松山竜三，他. 便潜血反応陽性を契機に診断されたクラミジア直腸炎の3例. Gastroenterol Endosc 51:1707-1713, 2009
[3] 池谷賢太郎，丸山保彦，景岡正信，他. クラミジア直腸炎. 胃と腸 43:1663-1669, 2008
[4] 三浦敦. クラミジアと性感染症. 臨と微生物 34:217-221, 2007
[5] 山岸拓也，有馬雄三，高橋琢理，他. 発生動向調査から見た性感染症の最近の動向. 性感染症診断・治療ガイドライン2016. 日性感染症会誌 27 (Suppl 1):134-151, 2016
[6] 松井佐織，廣吉康秀，阿南会美，他. クラミジア直腸炎の内視鏡像の検討. Gastroenterol Endosc 56:279-285, 2014
[7] 高橋聡. 性器クラミジア感染症. 臨と微生物 43:127-131, 2016
[8] ガイドライン委員会. 性器クラミジア感染症. 性感染症診断・治療ガイドライン2016. 日性感染症会誌 27 (Suppl 1):62-66, 2016
[9] 円岡寿，田口夕美子，高野泰秀，他. 1年4か月後に再発を認めたクラミジア直腸炎の1例. 消内視鏡 15:124-129, 2003
[10] 寺井志保，及川圭介，菅原和彦，他. クラミジア直腸炎の1例. 胃と腸 40:931-936, 2005

Summary

Chlamydia trachomatis Proctitis

Saori Matsui[1], Shinya Yoshida,
Chiaki Noguchi, Satoshi Urakami,
Risa Matsuoka, Akihiro Nishio,
Naohiko Indoh, Yasuaki Kitamura.
Shinako Tochitani, Yasuko Miyanaga[2],
Kouichi Fujita[1], Takahiro Anami,
Akihiko Watanabe, Atsushi Sugahara,
Tsuyoshi Fujita[2], Hidekazu Mukai[1]

The typical endoscopic view of *Chlamydia trachomatis* proctitis is known as "salmon roe-like rectal mucosa" or "semispherical nodules". However, we observed an atypical view of *Chlamydia trachomatis* proctitis. Here we report these endoscopic findings. We studied 46 patients with a diagnosis of *Chlamydia trachomatis* proctitis infection.

Many patients with *Chlamydia trachomatis* proctitis infection show atypical nodular lesions. In the first endoscopic examination of 46 patients, nodular lesions were observed in 42. "Short nodules" were observed in 27 patients (58.7%), "irregular nodules" were observed in 17 (37.0%), and "semispherical nodules" were observed in 4 (8.7%). No nodule was observed in four patients (8.7%) at their first endoscopic examination, and "erosion", "aphtha", or "erythema" was observed in these patients.

We believe that atypical endoscopic findings of *Chlamydia trachomatis* proctitis can be found in most patients, if carefully observed.

[1] Department of Gastroenterology, Yodogawa Christian Hospital, Osaka, Japan
[2] Department of Health Management, Yodogawa Christian Hospital, Osaka, Japan

主题 肠道感染性疾病——包括最新的话题

最近受到关注的肠道感染性疾病
——巨细胞病毒肠炎

松田 可奈[1]
小野 尚子[2]
石川 麻伦
宫本 秀一[1]
安孙子 怜史
津田 桃子
山本 桂子[2]
工藤 俊彦[1]
清水 勇一[2]
松野 吉宏[3]
坂本 直哉[1]

摘要●巨细胞病毒（CMV）感染性疾病作为易感宿主的机会感染性疾病而为人们所熟知。其大多是以造血干细胞移植后、自身免疫性疾病和炎性肠病等免疫抑制状态或易感染状态为背景，可见有CMV的再活化，但在慢性肾功能不全和侵袭性手术后等情况下也能够发病。CMV肠炎是通过消化道症状、内镜表现以及具有活检的组织病理学诊断而被诊断。作为内镜表现，虽然以穿凿样溃疡为特征，但大多呈多种多样的溃疡和糜烂性病变等。另一方面，也多可观察到发红、水肿等非特异性的炎症表现。治疗时以抗病毒药更昔洛韦为首选药。

关键词 病毒性肠炎　巨细胞病毒肠炎　机会感染性疾病
消化道内镜检查　CMV　抗原血症法

[1]北海道大学研究生院医学研究科内科学讲座消化道内科学领域
[2]北海道大学医院光学医疗诊疗部　〒060-8648 札幌市北区北14条西5丁目
E-mail：onosho@med.hokudai.ac.jp
[3]北海道大学医院病理部

前言

巨细胞病毒（cytomegalovirus，CMV）是属于疱疹病毒科β疱疹病毒亚科的DNA病毒，种属特异性很强，是只感染人类的病毒。主要的感染途径是通过胎盘、产道、唾液、尿、母乳、输血和性行为导致的感染。通常在幼年期为隐性感染，一生潜伏感染该宿主。据报道，在日本的CMV抗体阳性率高达90%以上，但近年来有缓慢下降的趋势，特别是在年轻人，已下降到60%左右。在本文中，就作为好发于免疫抑制状态和易感宿主的机会感染性疾病的CMV肠炎进行阐述。

基础疾病和发病机制

作为基础疾病，除获得性免疫缺陷综合征（acquired immune deficiency syndrome，AIDS）以及服用肾上腺皮质激素、免疫调节药、抗癌药等的疾病（骨髓移植/脏器移植后、自身免疫性疾病、恶性肿瘤）外，在被认为是相对免疫功能不全状态和易感染状态的慢性肾功能不全、重症外伤、手术后等也有CMV肠炎的发病报道。此外，还散见有健康者患CMV胃肠炎的报道。

一般认为，在病毒初次感染后，潜伏感染于骨髓内的CD34[+]/33[+]前体细胞。通过对这些细胞施加TNFα和粒细胞-巨噬细胞集落刺激因子（granulocyte macrophage colony-stimulating factor，GM-CSF）等炎症细胞因子的刺激，分化为巨噬细胞和树突状细胞，诱导CMV的再活化。

症状

作为CMV肠炎诊断契机的自觉症状,以腹痛、腹泻、血便等居多,无特异性的症状。笔者等也经治过无症状、以贫血恶化和低白蛋白血症、影像检查上的肠壁肥厚等症状发现的病例。

CMV抗原血症

CMV抗原血症法是采用对于CMV pp65抗原的单克隆抗体通过过氧化物酶法检出外周血中的CMV抗原阳性细胞(多形核白细胞)的方法,在日本有抗体种类不同的两种测定系统(C7-HRP法和C10/11法)。由于先于CMV感染性疾病出现CMV抗原阳性细胞的阳性化,也可以定量,所以CMV抗原血症法对CMV感染性疾病的监控有用。但是,在外周血中的多形核白细胞少的情况下,由于灵敏度下降,需要注意。加之在CMV胃肠炎的灵敏度为47%~75%,并不太高。此外,近年来报道了采用组织和血液标本的DNA扩增法——聚合酶链反应(polymerase chain reaction,PCR法)的有用性。也有报道称PCR法比CMV抗原血症法的诊断精度更高,在欧美该方法正成为主流。但是现阶段在日本尚未被纳入保险适用条款。

下消化道内镜表现

作为内镜表现,穿凿样溃疡(punched-out ulcer)是最具特征性的表现,但呈现非特异性的多种多样内镜表现的情况也有很多。穿凿样溃疡指呈界线分明的圆形或类圆形的断崖状下挖式溃疡(**图1**)。关于溃疡的发病机制,有2种学说:①CMV感染血管内皮细胞,引起内皮细胞功能损伤、血管炎、血流障碍的学说;②在溃疡性结肠炎和缺血性结肠炎等已见的溃疡上引起二次感染的学说。大川等报道,呈现不规则形溃疡和环状溃疡、带状溃疡、纵行溃疡、阿弗他溃疡等多种多样的糜烂、溃疡性病变;在溃疡中见有更深溃疡的二台阶式溃疡也是本病的特征性表现(**图2**)。另一方面,也有报道称仅呈现

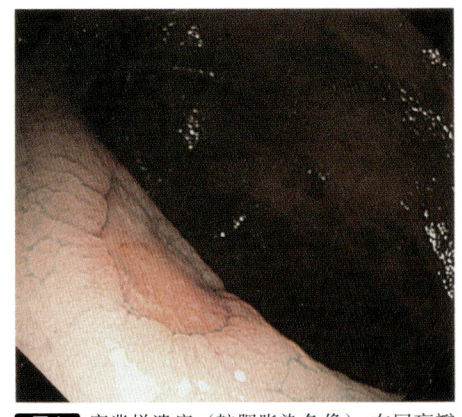

图1 穿凿样溃疡(靛胭脂染色像)。在回盲瓣上襞见有无白苔、边缘清晰的类圆形下挖式溃疡。

无溃疡形成的肠炎表现,在Kim等和Marques等的报道中为14%~29%,在Einbinder等的报道中为47%,发生率比较高。

关于患病范围,在Marques等的报道中,遍及整个大肠的病变最多,占54.9%;但在Kim等和新井等的报道中,38%~40%在大肠远端未见病变,大多好发于右侧结肠,尤其是好发于包括回盲瓣在内的盲肠。因此,在疑似CMV肠炎的情况下,最好进行直到结肠深部的全大肠观察。

有必要根据内镜表现与非甾体抗炎药相关性肠炎、缺血性肠炎、炎性肠病、肠结核、弯曲杆菌肠炎等相鉴别。

诊断

根据日本感染性疾病学会和日本化学疗法学会制定的《JAID/JSC感染性疾病治疗指南2015》,CMV肠炎的诊断需要通过结肠镜确认病变,以及通过病变部位的活检确认特征性的表现(细胞内包涵体等)。

CMV感染的特征性的组织病理学表现为HE染色中核内包涵体的存在,在病毒感染细胞中可观察到形似猫头鹰眼的巨细胞包涵体。此外,在采用抗CMV单克隆抗体的免疫组织化学染色中,感染细胞的细胞核和细胞质呈阳性(**图3**)。活检不是从溃疡边缘取材,而是尝试从溃疡底部采取足够量的组织。据报道,HE染色的诊断灵敏度

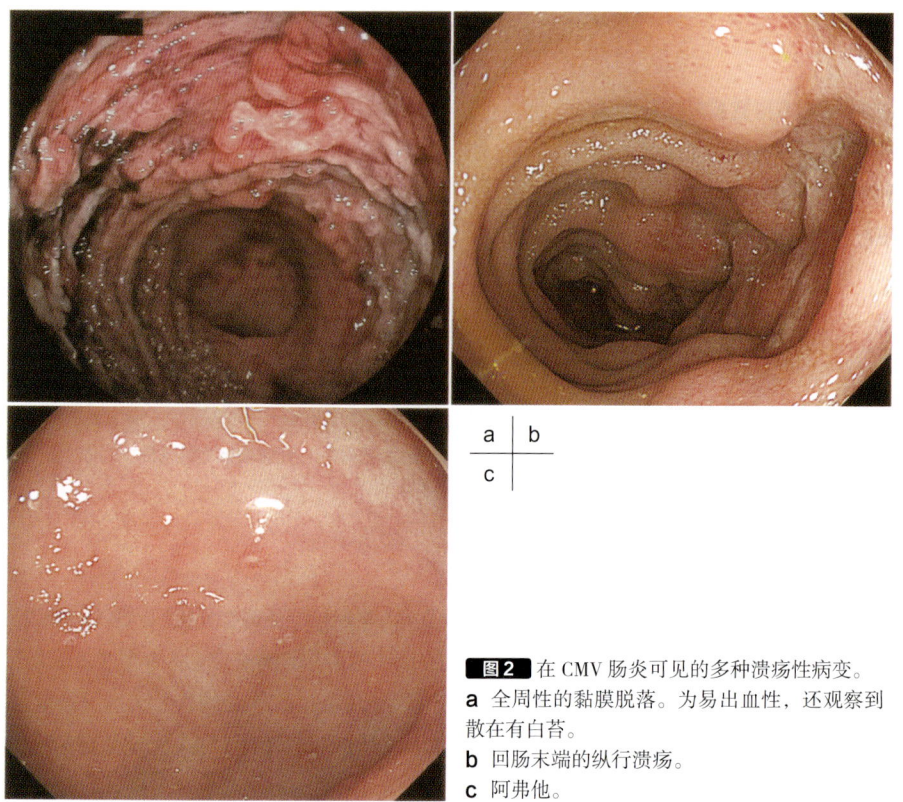

图2 在CMV肠炎可见的多种溃疡性病变。
a 全周性的黏膜脱落。为易出血性，还观察到散在有白苔。
b 回肠末端的纵行溃疡。
c 阿弗他。

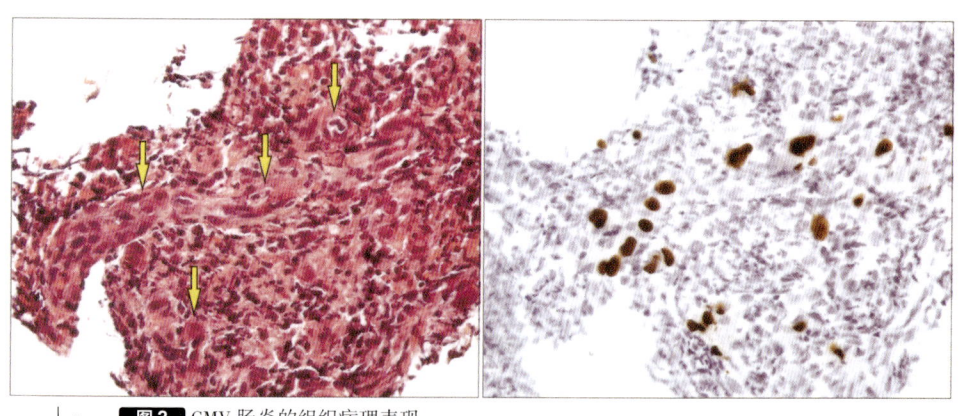

图3 CMV肠炎的组织病理表现。
a HE染色像（×400）。见有许多巨细胞核内包涵体（箭头所指处）。
b 免疫组织化学染色像（CMV原位杂交，×400）。在CMV感染细胞呈阳性。

为10%～87%，差别很大；但在免疫组织化学染色中诊断灵敏度为78%～93%，结果良好。

治疗

在被诊断为CMV肠炎的情况下，《JAID/JSC感染性疾病治疗指南2015》推荐给予更昔洛韦（ganciclovir, GCV）。GCV的副作用有白细胞减少、血小板减少、贫血、肾功能损伤等，尤其是白细胞减少的发生率高。但是，现在日本的保险条款适用范围只限于AIDS、脏器移植（包括造血干细胞移植)、恶性肿瘤的 CMV 感染性疾病。也有报道不施行抗病毒疗法而是给予抗菌药和免疫调节药的给药量等综合性治疗有效的病例，应借鉴研究各病例的背景和临床经过选择临床治疗。另外，虽然 GCV 的前药缬更昔洛韦（valganciclovir，VGCV）可经口给药，但不适用于因肠炎引起的严重腹泻和摄食困难的病例。

而且，近年来报道有 GCV 耐药株的存在，在 GCV 的治疗效果不充分的情况下，或者患者对 GCV 的依从性有问题的情况下，可考虑给予膦甲酸（foscarnet）。但是，膦甲酸也有保险条款适用的限制，需要注意。

在笔者所在医院的 CMV 肠炎的研究

以 2008 年 1 月—2017 年 9 月，通过下消化道内镜检查施行活检，组织病理学上诊断为 CMV 肠炎的 54 例为对象，就其临床表现和治疗进行了回顾性研究（表1）。

作为基础疾病，以包括造血干细胞移植在内的脏器移植病例最多，有 29 例；给予类固醇类药物和免疫调节药、抗癌药等的病例有 19 例；HIV 感染病例、溃疡性结肠炎病例各 1 例；此外，还包括 4 例慢性肾功能不全和术后病例。症状以腹泻为最多，有 30 例（55.6%）；腹痛次之，有 15 例（27.8%）；血便有 11 例（20.4%）。治疗开始前用 CMV 抗原血症法测定，39 例中有 69.2% 为阳性，约三成为假阴性。关于内镜表现，见有溃疡者 38 例（70.4%），发生率高；其中穿凿样溃疡为 21 例（55.3%）。另一方面，9 例（16.7%）只见有水肿和炎症等轻微的炎症性变化。关于病变范围，以包括回盲瓣在内的盲肠的比例最高，为 90.9%（回盲瓣上的病变为 59.1%），有在深部大肠见有更多病变的趋势。在 20 例（37.0%）中见有从深部大肠到直肠的大范围病变，而在 13 例（24.1%）病变仅局限于盲肠和升结肠等深部大肠。

表1 在笔者所在医院的 CMV 肠炎的研究（n=54）

基础疾病	
包括造血干细胞在内的脏器移植后	53.7%（29 例）
类固醇类药物服用者	33.3%（18 例）
抗癌药服用者	1.9%（1 例）
HIV 感染性疾病	1.9%（1 例）
溃疡性结肠炎	1.9%（1 例）
其他	7.4%（4 例）
症状	
腹泻	55.6%（30 例）
腹痛	27.8%（15 例）
血便	20.4%（11 例）
发热	3.7%（2 例）
食欲不振	1.9%（1 例）
其他（贫血恶化、低白蛋白血症、影像检查上的肠壁肥厚等）	13.0%（7 例）
抗原血症（治疗介入前）	
阳性	69.2%（27 例）
阴性	30.8%（12 例）
内镜表现	
溃疡	70.4%（38 例）
[穿凿样溃疡]	55.3%（21 例）
糜烂	18.5%（10 例）
阿弗他溃疡	9.3%（5 例）
水肿	29.6%（16 例）
发红	18.5%（10 例）
病变范围	
回肠末端	35.7%（15/42）
盲肠	90.9%（40/44）
（回盲瓣上）	59.1%
升结肠	59.1%（26/44）
横结肠	60.9%（28/46）
降结肠	47.9%（23/48）
乙状结肠	50.0%（27/54）
直肠	50.0%（27/54）
治疗	
GCV	68.5%（37 例）
VGCV	13.0%（7 例）
未给予抗病毒药	18.5%（10 例）

症状、内镜表现、病变范围有重复。观察范围包括内镜探头不能插入到回肠末端的病例。
HIV：human immunodeficiency virus，人免疫缺陷病毒；GCV：ganciclovir，更昔洛韦；VGCV：valganciclovir，缬更昔洛韦。

结语

近年来，由于对各种疾病的治疗方法的进步，遇到机会感染性疾病CMV肠炎的机会在增多。CMV肠炎一方面存在有典型的内镜表现，另一方面，由于基础疾病和病况、混合感染等原因可以呈现出多种多样的内镜表现，有必要用心留意这种情况，在疑似CMV肠炎的情况下应积极地施行活检来进行组织学上的诊断。

参考文献

[1] 那須野正尚, 宮川麻希, 山下真幸, 他. 健常高齢者に発症したサイトメガロウイルス腸炎の1例. IBD Res 8:56-61, 2014
[2] 日本造血細胞移植学会. 造血細胞移植ガイドライン—サイトメガロウイルス感染症, 第2版, 2011
[3] 大川清孝, 青木哲哉, 上田渉, 他. 潰瘍性大腸炎と感染性腸炎の鑑別. 臨と研 91:1012-1016, 2014
[4] 大中貴史, 米澤昭仁, 今田和典. 健常成人に認められたサイトメガロウイルス胃十二指腸炎の1例. 感染症誌 87:49-52, 2013
[5] 上田渉, 大川清孝, 宮野正人, 他. サイトメガロウイルス再活性化を生じたステロイド投与歴のない潰瘍性大腸炎の2例. Gastroenterol Endosc 58:2161-2168, 2016
[6] Hahn G, Jores R, Mocarski ES. Cytomegalovirus remains latent in a common precursor of dendritic and myeloid cells. Proc Natl Acad Sci USA 95:3937-3942, 1998
[7] 小柏剛, 西尾匡史, 大竹はるか, 他. サイトメガロウイルス腸炎. 消内視鏡 29:90-93, 2017
[8] Mori T, Mori S, Kanda Y, et al. Clinical significance of cytomegalovirus (CMV) antigenemia in the prediction and diagnosis of CMV gastrointestinal disease after allogeneic hematopoietic stem cell transplantation. Bone Marrow Transplant 33:431-434, 2004
[9] Yoshino T, Nakase H, Ueno S, et al. Usefulness of quantitative real-time PCR assay for early detection of cytomegalovirus infection in patients with ulcerative colitis refractory to immunosuppressive therapies. Inflamm Bowel Dis 13:1516-1521, 2007
[10] 大川清孝, 佐野弘治. サイトメガロウイルス腸炎. 胃と腸 47:586-589, 2012
[11] 大川清孝, 上田渉, 佐野弘治, 他. サイトメガロウイルス腸炎. 胃と腸 43:1653-1662, 2008
[12] Kim CH, Bahng S, Kang KJ, et al. Cytomegalovirus colitis in patients without inflammatory bowel disease: a single center study. Scand J Gastroenterol 45:1295-1301, 2010
[13] Marques Jr O, Averbach M, Zanoni EC, et al. Cytomegaloviral colitis in HIV positive patients: endoscopic findings. Arq Gastroenterol 44:315-319, 2007
[14] Einbinder Y, Wolf DG, Pappo O, et al. The clinical spectrum of cytomegalovirus colitis in adults. Aliment Pharmacol Ther 27:578-587, 2008
[15] 新井修. 炎症性腸疾患以外を基礎疾患としたサイトメガロウイルス腸管感染症の内視鏡的検討. 日本大腸肛門病会誌 67:1-7, 2014
[16] JAID/JSC感染症治療ガイドライン2015—腸管感染症. 感染症誌 90:31-65, 2016
[17] Kandiel A, Lashner B. Cytomegalovirus colitis complicating inflammatory bowel disease. Am J Gastroenterol 101:2857-2865, 2006
[18] 齋藤和英. 腎移植におけるサイトメガロウイルス感染症—Ganciclovir耐性株の検出とProphylaxisを中心に. 日臨腎移植会誌 4:290-300, 2016

Summary

Cytomegalovirus Enterocolitis

Kana Matsuda[1], Shoko Ono[2],
Marin Ishikawa, Shuichi Miyamoto[1],
Satoshi Abiko, Momoko Tsuda,
Keiko Yamamoto[2], Takahiko Kudo[1],
Yuichi Shimizu[2], Yoshihiro Matsuno[3],
Naoya Sakamoto[1]

CMV (cytomegalovirus) infection is known to be an opportunistic infection that occurs in a compromised host. CMV reactivation often occurs in patients who received hematopoietic stem cell transplantation and who are in an immunosuppressive state, such as autoimmune disease and inflammatory bowel disease. But, it also occurs in patients with chronic renal failure and who have undergone invasive surgeries. CMV enterocolitis is diagnosed by gastrointestinal symptoms, endoscopic findings, and histopathological findings. Although a punched-out ulcer is known to be a characteristic endoscopic finding, various ulcers and erosive lesions are also commonly observed. On the other hand, nonspecific inflammatory findings, such as redness and edema, are often observed. Ganciclovir, an antiviral drug, is the first-line treatment for CMV infection.

---

[1] Department of Gastroenterology and Hepatology, Hokkaido University Graduate School of Medicine, Sapporo, Japan
[2] Division of Endoscopy, Hokkaido University Hospital, Sapporo, Japan
[3] Department of Pathology, Hokkaido University Hospital, Sapporo, Japan

主题　肠道感染性疾病——包括最新的话题

最近受到关注的肠道感染性疾病
——艰难梭菌感染性疾病

小林 广幸[1]
宫崎 正史[1, 2]
远藤 伸悟[1]
藤见 宽子
清森 亮佑
大石 笃美
原 裕一

摘要●艰难梭菌（*Clostridium difficile*）感染性疾病是代表性的院内感染性疾病之一，而产生毒素（毒素A和B）的存在对其发病十分重要，在欧美国家，可以产生第三种毒素（binary toxin）的高致病性毒株已成为面临的问题。近年来，作为引起炎性肠病恶化和复发的因素也引发关注，另外还散见有一些幽门螺杆菌（*Helicobacter pylori*）除菌后发病的病例。该病根据毒素量的多少和宿主的免疫力程度不同，呈现出广泛的临床表现，从轻度腹泻到伪膜性肠炎，再到危及生命的重症程度病例。在诊断上，必须证明毒素的存在，而乙状结肠镜检查对于包括其重症在内的早期诊断十分有用。关于治疗方法，除了常规的抗菌药物治疗外，粪便移植对难治性复发病例的有效性近来引起了人们的关注。

关键词　艰难梭菌　伪膜性肠炎　诊断　治疗　粪便移植

[1] 福冈山王医院消化内科　〒814-0001 福冈市早良区百道浜3丁目6-45
　　E-mail：hikobaya@kouhoukai.or.jp
[2] 江森医院

前言

　　艰难梭菌（*Clostridium difficile*，*C. difficile*）在自然界中广泛分布，也少量存在于健康的成年人和婴幼儿的肠道中。由于这种细菌通过形成芽孢，即使在肠道中也对各种抗菌药物显示出耐药性，通过使用抗菌药物引起的菌群交替现象，艰难梭菌异常增殖，导致艰难梭菌肠炎（伪膜性肠炎等）。该病复发率高，加之近年来由于强毒株的扩散和炎性肠病的复发恶化因素，幽门螺杆菌（*Helicobacter pylori*）除菌后肠炎等也逐渐成为问题。与此同时，对艰难梭菌感染性疾病（*C. difficile* infection，CDI）的诊断和治疗方法也在不断进步。在本文中，将会根据最新发现，概述CDI的病理生理、临床表现、诊断和治疗。

流行病学

　　艰难梭菌是一种专性厌氧革兰阳性杆菌，分布于土壤、人及动物的肠道中，由于它在当初被发现时（1935年）难以培养，因而被称为艰难芽孢杆菌（*Bacillus difficilis*），但后来可以在特殊培养基（CCFA培养基和CCMA培养基，37℃厌氧培养48～72 h）上培养。如果呈阳性，则会形成散发出独特马棚气味的菌落。当发育环境恶化时，艰难梭菌会形成芽孢，即使在高温、酸性和干燥的环境中也可以长期生存，并且对酒精等消毒剂具有很强的抵抗力。因此它对多种抗菌药物显示出耐药性。

　　这种细菌产生的毒素（毒素A和B）与CDI的发病有关。毒素A是一种肠毒素，它刺激各种炎性细胞因子的产生，引起水分的过度分泌和肠黏膜炎症。另一方面，毒素B比毒素A具有强10~1000倍的细胞毒性，通过破坏细胞骨架直接引起肠黏膜损伤。但是，由于所有致病性艰难梭菌菌株均产生毒素B（没有仅产生毒素A的致病菌株），可以认为人类的艰难梭菌感染性疾病的发病主要与毒素B相关。另一方面，产生毒素B的艰难梭菌菌株并不总是致病的，作为肠道正常菌群，一些健康的成年人和许多1岁以下的婴儿常携带有可产生毒素的艰难梭菌（健康带菌者）。因此，应该仅对具有抗菌药物治疗史并有腹泻和腹痛等症状的患者进行艰难梭菌感染检查。

除了这些毒素外，2002年在北美，而后在欧洲各国爆发过一波疫情，该疫情是由具有被称为binary toxin的第三种毒素的高致病性艰难梭菌菌株（NAP1/027）所引发的，该菌株所产生的毒素A和B的量是以往的致病菌株的数十倍。据报道，之后在荷兰也爆发了由新的突变菌株（NAP1/078）引起的疫情。自2005年以来，在日本也散见有NAP1/027菌株的感染病例，最近又报道了由同一株喹诺酮类耐药菌株所致的重症病例。今后在日本也有必要采取措施对付这一菌株。

发病的危险因素

艰难梭菌通过用手等触摸被芽孢污染的衣物和器具（温度计、听诊器等）、卫生浴器（坐便器、浴缸等）后经口感染，但随后的CDI的发病涉及多种重要因素，例如胃切除术和药物治疗（H_2受体阻滞剂、质子泵抑制剂、钾离子竞争性酸阻滞剂等）后引起的胃酸分泌减少、65岁及以上的老年人、营养不良（低白蛋白）、糖尿病、慢性肾功能不全、由炎性肠病等引起的免疫功能低下以及与化学疗法和恶性肿瘤有关的免疫缺陷等。除这些重要因素外，抗菌药物的使用会减少有益的肠道正常菌群，由于菌群交替现象而导致艰难梭菌过度增殖。之后，根据毒素量的多少和宿主免疫力的高低，增殖的艰难梭菌会显示明显多种多样的临床表现，从轻度的腹泻和非特异性的黏膜损伤，到显示特征性内镜表现的伪膜性肠炎，进一步还可引起中毒性巨结肠等严重威胁生命的重症感染性疾病。

另外，根据抗菌药物的种类不同，产生CDI的风险也不同。除了克林霉素、碳青霉烯类、β内酰胺酶抑制剂和青霉素类及第二代和第三代头孢菌素类抗菌药物的复方制剂外，自从报道了高致病性艰难梭菌菌株（NAP1/027）以后，喹诺酮类抗菌药物也成为高风险药物。大环内酯类和氨基糖苷类抗菌药被认为是低风险，但与CDI治疗药甲硝唑（metronidazole，MNZ）和万古霉素（vancomycin，VCM）并用时，虽然罕见，但也有发生CDI的情况。

临床表现和影像诊断

从无症状（带菌者）到严重威胁生命的重症病例，CDI呈现出各种各样的临床表现，Tonna等根据其症状和内镜表现对CDI的临床病型进行了如下分类（**表1**）。

1. 无症状带菌者

一般认为，有25%~80%的婴幼儿和5%~15%的健康成年人是没有临床症状的带菌者。此外，推测住院1周以上的患者中约有10%，若住院4周约有一半的患者会成为带菌者。在内镜检查中未见大肠黏膜异常。

2. 单纯性抗菌药物相关性腹泻

此为服用抗菌药物后发病的轻症腹泻，几乎没有其他症状，仅通过停用抗菌药物即可缓解腹泻。其内镜表现仅为直肠的水肿表现程度。

3. 非伪膜型慢性腹泻

除腹泻外，还具有发热（轻度发热）等症状和白细胞增多等炎症表现，在内镜检查中主要在直肠和乙状结肠可以观察到伴有非特异性糜烂的斑状发红（**图1a**）和阿弗他溃疡样病变（**图1b**），但由于无法确认明显的伪膜，仅凭内镜表现很难诊断为CDI。提示这些病变为CDI的初期表现，并有移行向伪膜的可能性。

另一方面，近年来，CDI作为炎性肠病，特

表1 CDI 感染性疾病的临床病型

重症程度分类	临床特征
1. 无症状带菌者	有 25%～80% 的婴幼儿和 5%～15% 的健康成人（有艰难梭菌毒素阳性的情况） 结肠镜表现：黏膜正常
2. 单纯性抗菌药物相关性腹泻	占抗菌药物相关性腹泻的 20%～30%，通过停用抗菌药物恢复 结肠镜表现：在直肠见有轻度水肿和发红，在结肠基本正常
3. 非伪膜型慢性腹泻	发热（低热）等全身症状、白细胞增多、腹痛等 结肠镜表现：有时可观察到斑状发红黏膜
4. 伪膜性肠炎	持续每日 3 次以上的慢性腹泻（为艰难梭菌相关性腹泻的 10%） 结肠镜表现：在直肠和乙状结肠见有黄白色伪膜的形成
5. 爆发型伪膜性肠炎	中毒性巨结肠、肠穿孔等严重并发症 结肠镜：由于有穿孔的风险，一定程度上禁用

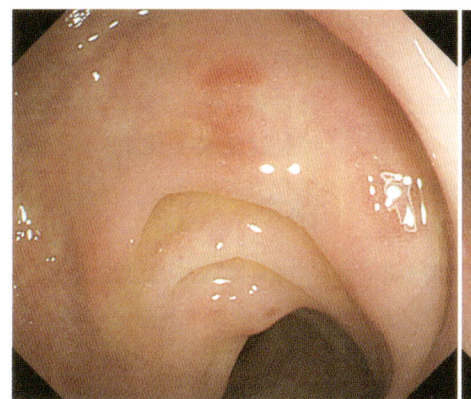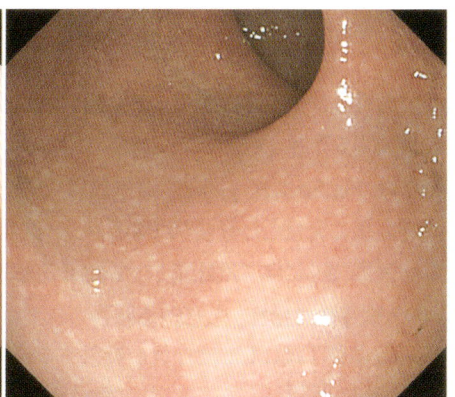

a | b   图1 非伪膜型 CDI 的内镜表现。
a 伴有糜烂的红斑病变。
b 阿弗他样病变。

别是溃疡性结肠炎的复发和恶化因素而受到人们的关注。在与 CDI 合并的病例中，也大多呈非伪膜型的黏膜表现（图2），在复发时也需要考虑进行 CDI 的细菌学检查。

4. 伪膜性肠炎

约 10% 的艰难梭菌相关性腹泻患者，在内镜下可观察到被作为 CDI 特征的伪膜性肠炎。伪膜的好发部位是直肠至乙状结肠，但也有病变向口腔侧连续性进展至盲肠的情况。另外，伪膜的实质是析出的纤维蛋白和中性粒细胞浸润明显的坏死性渗出物（图3），在灌肠 X 线造影表现中常作为边界不清楚的浅淡的小隆起被扫描出来（图4）。

关于内镜表现，在轻症病例可能难以与黏

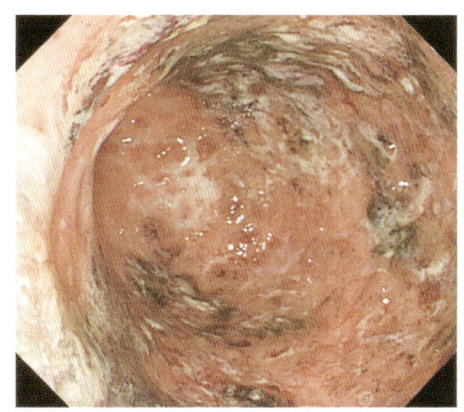

图2 合并溃疡性结肠炎的非伪膜型 CDI 的内镜表现。在给予溃疡性结肠炎患者英夫利昔单抗、5-氨基水杨酸（5-aminosalicylic acid, 5-ASA）内服 + 栓剂以及甾体类抗炎药物灌肠的治疗中复发，肠液培养后艰难梭菌呈阳性。

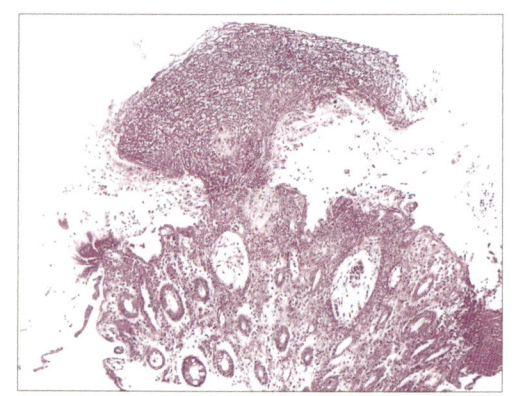

图3 伪膜的活检组织表现。在伴有坏死性变化的黏膜上可以观察到纤维蛋白析出和中性粒细胞浸润明显的坏死性渗出物。

液区分开来（**图5a**）；但到中症以上病例时，会形成特征性的呈黄白色突起的多个小隆起（**图5b**）；在重症病例，假膜融合呈地图状，水肿也变得明显（**图5c**）；进一步加重的话，伪膜会弥漫性扩展成全周性（**图6a**），也有时变得容易出血（**图6b**）。

还有，**图5a** 为幽门螺杆菌感染慢性胃炎首次除菌治疗后立即发病的轻症病例，另外还有报道首次除菌后发病的 CDI 重症病例，以及作为二次除菌给予 CDI 治疗药物 MNZ 后发病的 CDI。在幽门螺杆菌除菌结束后腹泻症状仍持续时，有必要考虑 CDI 发病。

5. 爆发型伪膜性肠炎

在大肠伴有广泛的溃疡形成，严重的情况下有时会并发中毒性巨结肠。

若将爆发型伪膜性肠炎定义为心动过速（120/min 以上）、杆状核白细胞 30% 以上、需要呼吸辅助、严重的少尿或需要给予升压药物的低血压病例时，则推测其大约占 CDI 的 3%。除了上述的 NAP1/027 毒株引起的疫情爆发外，据报道还有由于宿主近期接受外科手术等因素而危症化的散发病例。此外，最近还报道有在正常经阴道分娩后立即给予抗菌药物预防感染而导致发病的重症伪膜性肠炎和重症化死亡的病例，即使在没有基础疾病的健康人也偶尔有可能发生重症化。

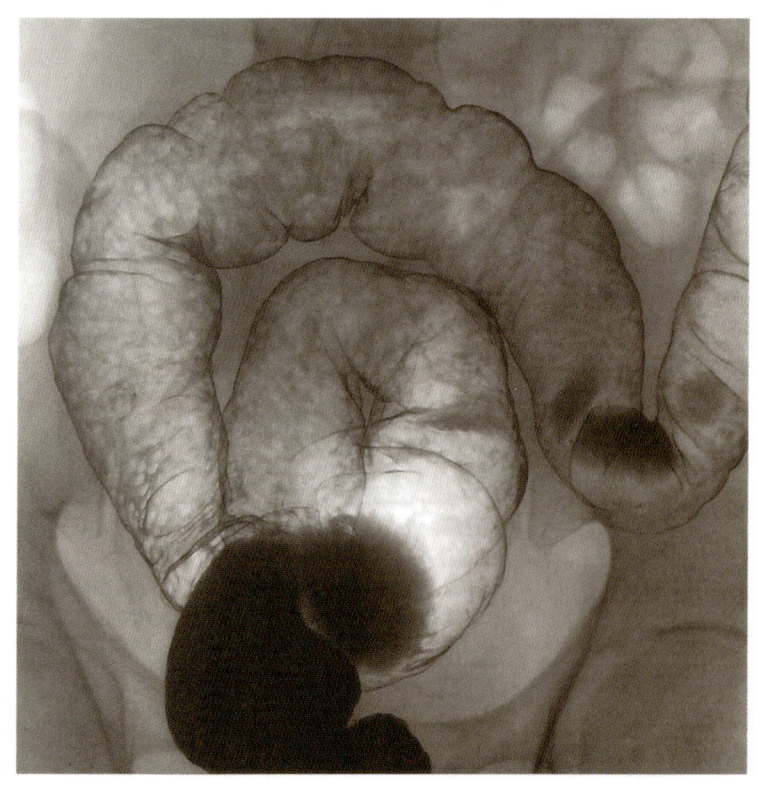

图4 伪膜性肠炎的灌肠 X 线造影表现。在乙状结肠可观察到很多边界不清楚的浅淡的小隆起（透亮征）。

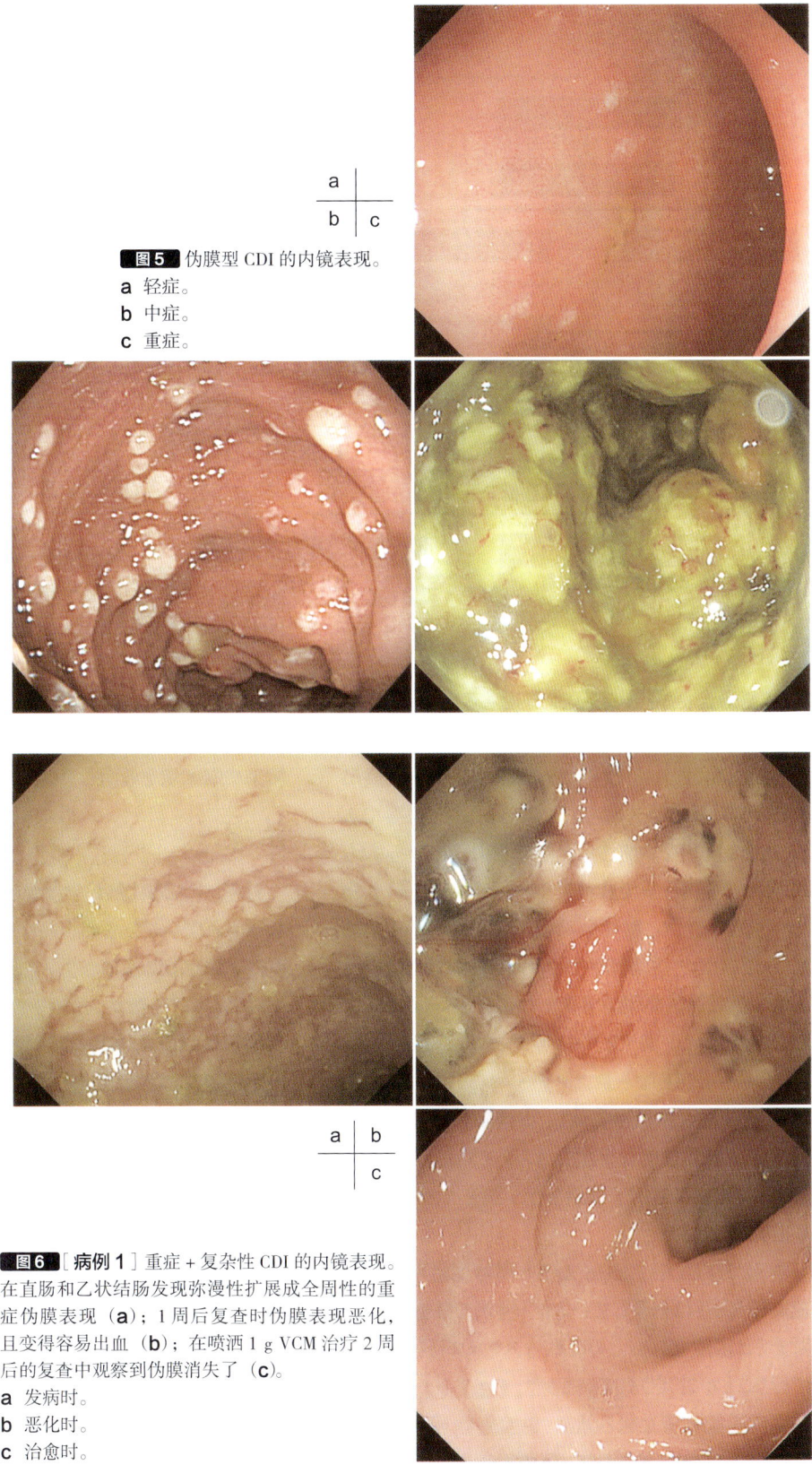

图5 伪膜型 CDI 的内镜表现。
a 轻症。
b 中症。
c 重症。

图6 [**病例1**] 重症 + 复杂性 CDI 的内镜表现。
在直肠和乙状结肠发现弥漫性扩展成全周性的重症伪膜表现（**a**）；1 周后复查时伪膜表现恶化，且变得容易出血（**b**）；在喷洒 1 g VCM 治疗 2 周后的复查中观察到伪膜消失了（**c**）。
a 发病时。
b 恶化时。
c 治愈时。

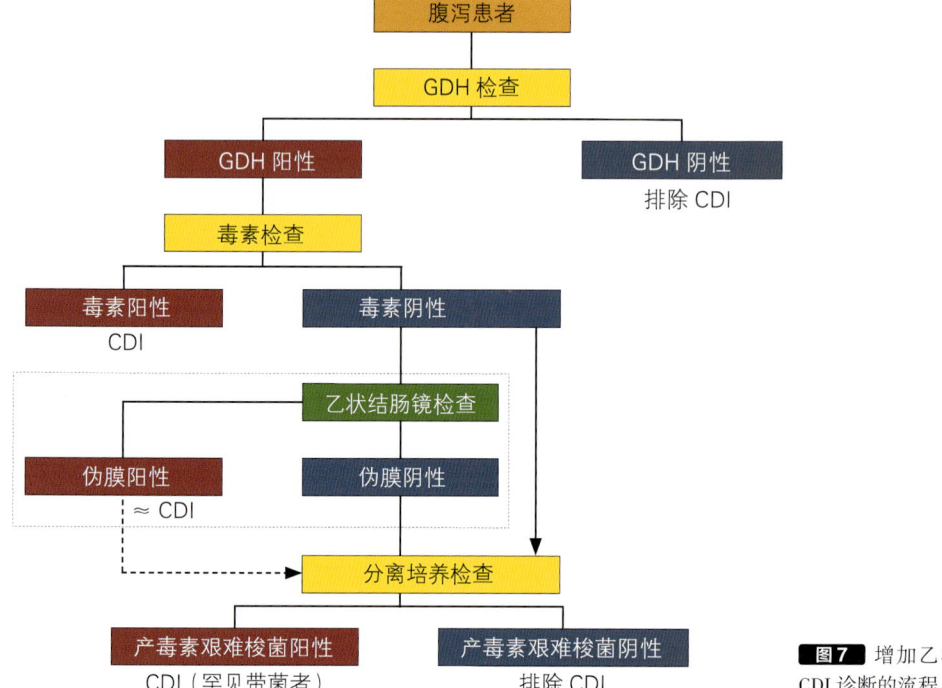

图7 增加乙状结肠镜检查后的 CDI 诊断的流程。

诊断

CDI 是由艰难梭菌产生的致病性毒素所引起的疾病。因此，仅通过粪便培养来确认艰难梭菌不足以确诊，还有必要证明致病性毒素——毒素 B 的存在。诊断效能最高的检查是通过实时定量 PCR（real time polymerase chain reaction）法检出毒素 B 基因，但检查费用很高，并且还需要专用设备。另一个有效的诊断方法是检出产生的毒素，但是由于当前的测定试剂盒没有足够的灵敏度/阳性预测率（50%～90%），所以即使结果为阴性也不能排除 CDI。因此，在美国的临床指南中推荐下述方法：首先使用艰难梭菌的共同抗原（对于不产生毒素的艰难梭菌也呈阳性）谷氨酸脱氢酶（glutamate dehydrogenase，GDH）进行初筛，接下来进行艰难梭菌毒素检查，在毒素为阴性的情况下进行毒素基因检测的方法（三步法）；或在 GDH 检查后直接进行基因检测的方法（两步法）。

在日本，虽然可以同时检测 GDH 以及毒素 A 和 B 的快速诊断试剂盒已经普及，但是目前很难进行基因诊断。因此，推荐通过粪便培养进行第三步，但若如图7所示那样增加乙状结肠内镜检查，如果伪膜为阳性（伪膜的原因绝大部分是 CDI），则可以马上开始 CDI 治疗而无须等待分离培养结果。如果在内镜检查中未发现假膜，则应当根据后续分离培养的结果以及临床表现考虑是否进行 CDI 治疗。

治疗

近年来，美国胃肠病学会出版了 CDI 的临床指南。在该指南中，详细解释了 CDI 重症程度的详细诊断标准以及相应于各重症程度推荐的治疗方法，在日本也是在实际临床中即时可用的指南（表2）。

治疗的基本原则是停用与发病相关的抗菌药物和根据重症程度给予抗艰难梭菌药物。如果是轻症到中症的话，从费用方面考虑，建议口服

表2 CDI 的重症程度的诊断标准和推荐治疗

重症程度	诊断标准（临床特征）	推荐治疗
轻症至中症	腹泻，无重症且情况复杂的征候	MNZ 500 mg×3 次/d，口服 10 日 若由于副作用等不可服用时 VCM 125 mg×4 次/d，口服 10 日
重症	Alb<3 g/dL WBC ≥ 15 000/mm³ 或有腹部压痛	VCM 125 mg×4 次/d，口服 10 日
重症且情况复杂	伴有以下某种 CDI 的临床表现 进入 ICU，低血压，高热（≥ 38.5 ℃），腹部膨隆（肠梗阻征象），精神状态不稳定，WBC ≥ 35 000 /mm³ 或 <2000 /mm³，血清乳酸值>2.2 nmol/L，晚期脏器衰竭（人工呼吸、肾功能不全等）	无明显的腹部膨隆的情况：VCM 500 mg×4 次/d 口服，且 MNZ 500 mg×4 次/d 静脉给药 有明显的腹部膨隆（肠梗阻征象或中毒性巨结肠）的情况：除上述外，VCM 500 mg×4 次/d 经直肠给药
复发病例	上次治疗结束之后 8 周内复发（3 次/d 以上腹泻）	第一次复发：重复初次治疗方案 第二次复发：VCM 口服渐减疗法（VCM 125 mg，4 次/d（4 日）→ 2 次/d（7 日）→ 1 次/d（7 日）→ 隔日 1 次（4 日）→ 每 3 日 1 次（5 日）） 第三次复发：粪便移植

CDI：*Clostridium difficile infection*，艰难梭菌感染；MNZ：metronidazole，甲硝唑；VCM：vancomycin，万古霉素。
（基于"Surawicz CM, et al. Guidelines for Diagnosis, Treatment, and prevention of clostridium difficile infections. Am J Gastroenterol 108: 478–498, 2013"制作）

MNZ；如果是重症的话，应口服 VCM；在重症且情况复杂时应根据病情静脉注射 MNZ（在日本已纳入医疗保险）和 VCM 灌肠等联用。在日本也散见有 VCM 灌肠有效的病例 [**病例**]。

据说大约每 4 例 CDI 中就会有 1 例复发。若初次复发，则再次施行首次发病时的治疗方案；第二次复发时，考虑采用 VCM 渐减疗法；第三次复发时，推荐进行粪便移植。在欧美国家，粪便移植作为最有效的复发性（难治性）CDI 的治疗方法受到了人们的关注，并且其有效性在最近几年得到了相当多的验证。在日本最近也报道了该疗法的显效病例（未纳入医疗保险）。在欧美国家，粪便移植方法的简便化（顺应性的提高）正在迅速发展，当初经肛门给药是主流，之后是经口的十二指肠注入法，在最近还报道了粪便充填胶囊口服给药的有效性。

作为 CDI 的其他治疗方法，在欧美国家还报道了诸如非达霉素（fidaxomicin）和替加环素（tigecycline）等抗菌药物的有效性以及针对艰难梭菌毒素的单克隆抗体的预防复发效果等。

病例

[**病例**] 重症且情况复杂的 CDI 患者。90 多岁，女性。

患者因痴呆症、高血压、慢性肾功能不全等正在接受治疗。因急性胃肠炎就近就医，被给予抗菌药物（甲磺酸加雷沙星）后症状缓解。几天后出现发热症状，再次就近就医，被给予抗菌药物（头孢曲松钠），但由于发热症状无缓解而被转诊至我院。除高热（38.6 ℃）外，还观察到明显的腹部膨隆、高炎症指标（WBC 27 090 /mm³，CRP 29.37 mg/dL）和低蛋白（Alb 2.3 g/dL），因此收入 ICU 管理。由于腹部 CT 平扫显示直肠壁增厚，第二天（发病第 5 天）施行了乙状结肠镜检查，在直肠和乙状结肠发现了重症伪膜表现（**图 6a**），立即开始口服 VCM

500 mg×4 次/d，但症状没有改善；在1周后的内镜复查中，发现伪膜没有改善，且部分黏膜具有出血倾向（**图 6b**），由于恶化，故将1 g VCM 溶于100 mL 纯净水中，喷洒于横结肠。此后继续内服VCM，症状逐渐改善，在喷洒VCM 2周后的内镜复查中观察到伪膜消失（**图 6c**）。

结语

CDI 是由给予（滥用）抗菌药物引起的代表性的机会感染性疾病，尽管在日本很少有像欧美国家那样的重症病例的报道，但出于对未来在日本会爆发高致病性菌株所致感染流行的担忧，对 CDI 的预防和发病后的早期诊断，以及根据病情的轻重程度选择合适的治疗方法就显得尤为重要。

参考文献

[1] Issa M, Ananthakrishnan AN, Binion DG. *Clostridium difficile* and inflammatory bowel disease. Inflamm Bowel Dis 14:1432-1442, 2008
[2] 森伸晃. *Clostridium difficile* 感染症の最近の知見. 感染症 44:23-28, 2014
[3] Poxton IR, McCoubrey J, Blair G. The pathogenicity of *Clostridium difficile*. Clin Microbiol Infect 7:421-427, 2001
[4] Cohen SH, Gerding DN, Johnson S, et al. Clinical practice guidelines for *Clostridium difficile* infection in adults. 2010 update by the Society for healthcare epidemiology of America (SHEA) and the infectious disease society of America (IDSA). Infect Control Hosp Epidemiol 31:431-455, 2010
[5] Surawicz CM, Brandt LJ, Binion DG, et al. Guidelines for diagnosis, treatment, and prevention of *Clostridium difficile* infections. Am J Gastroenterol 108:478-498, 2013
[6] Warny M, Pepin J, Fang A, et al. Toxin production by an emerging strain of *Clostridium difficile* associated with outbreaks of severe disease in North America and Europe. Lancet 336:1079-1084, 2005
[7] Goorhuis A, Bakker D, Corver J, et al. Emergence of *Clostridium* Difficile infection due to a new hypervirulent strain, polymerase chain reaction ribotype 078. Clin Infect Dis 47:1162-1170, 2008
[8] Kato H, Ito Y, van den Berg RJ, et al. First isolation of *Clostridium* Difficile 027 in Japan. Euro Surveill 12:11, 2007
[9] Nakamura I, Yamaguchi T, Tsukimori A, et al. Fulminant colitis from *Clostridium difficile* infection, the epidemic strain ribotype 027, in Japan. J Infect Chemother 20:380-383, 2014
[10] Khanna S, Pardi DS. *Clostridium* Difficile infection：new insight into management. Mayo Clin Proc 87:1106-1117, 2012
[11] Brown KA, Khanafer N, Daneman N, et al. Meta-analysis of antibiotics and the risk of community-associated *Clostridium difficile* infection. Antimicrob Agents Chemother 57:2326-2332, 2013
[12] 浦吉俊輔, 松本吏弘, 宮谷博幸, 他. *H. pylori* 二次除菌治療後に *C. difficile* 腸炎を発症した1例. Prog Dig Endosc 86:178-179, 2015
[13] Tonna I, Welsby PD. Pathogenesis and treatment of *Clostridium difficile* infection. Postgrad Med J 81:367-369, 2005
[14] Johnson S, Gerding DN. *Clostridium difficile*-associated diarrhoea. Clin Infect Dis 26:1027-1034, 1998
[15] 松本主之, 藤澤律子, 河内修司, 他. 感染性腸炎の最近の知見―*Clostridium difficile* 感染症. 胃と腸 43:1629-1636, 2008
[16] 上田渉, 大川清孝, 宮野正人, 他. 抗菌薬関連消化管病変―*Clostridium difficile* 感染症の診断と治療. 胃と腸 51:463-472, 2016
[17] Ben-Horin S, Margalit M, Bossuyt P, et al. European Crohn's and Colitis Organization (ECCO)：Prevalence and clinical impact of endoscopic pseudomembranes in patients with inflammatory bowel disease and *Clostridium difficile* infection. J Crohns Colitis 4:194-198, 2010
[18] Yassin SF, Young-Fadok TM, Zein NN, et al. *Clostridium difficile*-associated diarrhoea and colitis. Mayo Clin Proc 76:725-730, 2001
[19] Sato S, Chinda D, Yamai K, et al. A case of severe pseudomembranous colitis diagnosed by colonoscopy after *Helicobacter pylori* eradication. Clin J Gastroenterol 7:247-250, 2014
[20] 大西宙, 渡邉純, 矢後彰一, 他. 中毒性巨大結腸症を合併した劇症型 *Clostridium difficile* 腸炎の1例. 日臨外会誌 77:2509-2514, 2016
[21] 野村栄樹, 菊池達也, 尾形洋平, 他. 分娩後の周産期に発症した重症偽膜性腸炎の1例. 仙台病医誌 37:9-14, 2017
[22] 豊川真弘. クロストリジウム・ディフィシル感染症の検査診断法. 化療の領域 31:40-46, 2015
[23] 小林広幸. *Clostridium difficile* 腸炎発症の病態と診断. Intestine 19:555-560, 2015
[24] 桑野哲史, 松井謙明, 高松悠, 他. VCM 注腸が著効した重症偽膜性腸炎の一例. 治療 97:863-866, 2015
[25] 武田倫子, 古賀恒久, 石丸敏之, 他. 経大腸内視鏡的バンコマイシン投与にて救命し得た重症偽膜性腸炎の1例. 感染症誌 89:406-409, 2015
[26] Quraishi MN, Widlak M, Bhala N, et al. Systematic review with mata-analysis：the efficacy of faecal microbiota transplantation for the treatment of reccurent and refractory *Clostridium difficile* infection. Aliment Pharmacol Ther 46:479-493, 2017
[27] Jalanka J, Hillamaa A, Satokari R, et al. The long-term effects of faecal microbiota transplantation for gastrointestinal symptoms and general health in patients with reccurent *Clostridium difficile* infection. Aliment Pharmacol Ther 47:371-379, 2018
[28] 阿曽沼邦央, 黒木優一郎, 猪聡志, 他. 重症難治性 *Clostridium difficile* 感染症に対して便移植 (fecal microbiota transplantation) が著効した1例. 日消誌 113:55-62, 2016
[29] Van Nood E, Vrieze A, Nieuwdorp M, et al. Duodenal infusion of donor feces for reccurent *Clostridium difficile*. N Engl J Med 368:407-415, 2013
[30] Kao D, Roach B, Silva M, et al. Effect of Oral Capsule- vs Colonoscopy-Delivered Fecal Microbiota Transplantation on Recurrent *Clostridium difficile* Infection. A Randomized Clinical Trial. JAMA 318:1985-1993, 2017
[31] Gupta SB, Mehta V, Dubberke ER, et al. Antibodies to toxin B are protective against *Clostridium difficile* infection reccurence. Clin Infect Dis 63:730-734, 2016

Summary

Clostridium difficile Infection

Hiroyuki Kobayashi[1], Masafumi Miyazaki[1,2], Shingo Endo[1], Hiroko Fujimi, Ryousuke Kiyomori, Atsumi Ooishi, Yuichi Hara

CDI [*Clostridium difficile* (*C. difficile*) infection] is a typical nosocomial infectious disease that causes colon inflammation. The clinical symptoms of CDI are attributed to the production of toxins A and B by toxigenic *C. difficile* strains. Recently, the third toxin (binary toxin), produced by positive *C. difficile* strains, has been reported to cause outbreaks and severe CDI in Europe and America. Typically, the clinical characteristics of *C. difficile* colitis range from mild diarrhea to colitis, pseudomembranous colitis, or severe diseases such as fulminant colitis. Furthermore, research has established a correlation between the infection and the deterioration of inflammatory bowel disease and *C. difficile* colitis after *Helicobacter pylori* eradication. Although the precise diagnosis of *C. difficile* colitis warrants evidence of toxins in patient's stool, sigmoidoscopy is used to evaluate the severity of *C. difficile* colitis such as pseudomembranous colitis. While antibiotics, including metronidazole and vancomycin, are the primary choice for CDI treatment, the efficacy of fecal microbiota transplantation has been recently proven in patients with intractable or recurrent CDI.

[1] Institute of Gastroenterology, Fukuoka Sanno Hospital, Fukuoka, Japan
[2] Emori Internal Medicine Clinic, Fukuoka, Japan

主题　肠道感染性疾病——包括最新的话题

以HIV为背景的肠道感染性疾病的内镜诊断

藤原 崇[1]
门马 久美子[2]
堀口 慎一郎[3]
藤原 纯子[2]
田畑 拓久
小泉 浩一[1]
比岛 恒和[3]
今村 显史[4]

摘要● 为了在HIV感染者中检出下消化道感染病例，2004年8月—2017年10月，共对377例施行了655次下消化道内镜检查。经组织病理学诊断为消化道感染性疾病的病例有：巨细胞病毒（cytomegalovirus, CMV）肠炎61例（16%），阿米巴性结肠炎18例（5%），肠道螺旋体病9例（2%），HSV肠炎2例（0.5%），衣原体肠炎1例（0.3%），念珠菌病1例（0.39%），梅毒性直肠炎1例（0.3%），肠结核1例（0.3%），贾第鞭毛虫病1例（0.3%），隐孢子虫病1例（0.3%），环孢子虫病1例（0.3%）。在CMV肠炎病例中，在84%的病例见有糜烂和溃疡性病变，其中50%的病例见有特征性的穿凿样溃疡。此外，有许多病例与其他消化道感染性疾病合并，占病例数的28%。阿米巴性结肠炎与巨细胞病毒的混合感染占48%，其中67%形成了大于3cm的溃疡。在2012年6月—2017年10月，对229例施行的392次下消化道内镜检查中被诊断的HIV感染者中的HPV相关性病变为91例（40%）239个病变。239个病变中有96个（40%）肉眼形态为平坦型。在这96个病变中，有90个（94%）在NBI放大观察中呈"点状血管""分布不均一"和"网状血管"，这对于病变存在的诊断很有用。

关键词　巨细胞病毒肠炎　阿米巴性结肠炎　环孢子虫病
直肠上皮内瘤变（AIN）　人类免疫缺陷病毒（HIV）

[1]癌症与感染性疾病中心东京都立驹达医院消化内科
〒113-8677 东京都文京区本驹达3丁目18-22
[2]癌症与感染性疾病中心东京都立驹达医院内镜科
[3]癌症与感染性疾病中心东京都立驹达医院病理科
[4]癌症与感染性疾病中心东京都立驹达医院感染科

前言

在人类免疫缺陷病毒（human immunodeficiency virus, HIV）感染者中好发消化道病变。其中最成为问题的是：①性传播疾病；②由于细胞免疫功能低下的免疫缺陷所致的机会性感染；③肿瘤性病变。应该注意的是，在HIV感染者中，由于这些的混合感染和合并，可能会呈现非典型的内镜表现和遇到罕见的消化道感染性疾病。但是，在做出确切诊断时所需的出现频率和应注意的内镜表现等，还有很多不清楚的地方。

另外，伴随着对原发疾病治疗技术的进步，HIV感染者可以期待长期生存，因此由人乳头状瘤病毒（human papilloma virus, HPV）感染引

表1 CMV 肠炎（按 CD4 值区分）

CD4值(cell/μL)	病例数
~50	41（67%）
51~100	7（11%）
101~200	7（11%）
201~	6（10%）

表2 与 CMV 肠炎的合并病例

疾病名称	病例数
阿米巴性结肠炎	12（20%）
HSV 肠炎	2（3%）*
隐孢子虫病	1（2%）
念珠菌病	1（2%）
肠道螺旋体病	1（2%）
肠结核	1（2%）

*：HSV 肠炎 2 例中也有 1 例与阿米巴性结肠炎合并。

起的肛管病变在临床上已经成为问题。但是由于肛管有时不易进行内镜观察，由 HPV 相关性病变引起的肛管病变的内镜表现尚不明确。

本文将根据以 HIV 感染者为对象施行的下消化道内镜检查的结果，就内镜诊断的要点进行阐述。

对象

2004 年 8 月—2017 年 10 月，在对 377 例 HIV 感染者施行的 655 次下消化道内镜检查中，经组织病理学诊断为消化道感染性疾病的病例（梅毒性直肠炎经临床诊断，衣原体肠炎经肛拭子检测取样的 DNA 检出）有：巨细胞病毒（cytomegalovirus，CMV）肠炎 61 例（16%），阿米巴性结肠炎 18 例（5%），肠道螺旋体病 9 例（2%），单纯疱疹病毒（herpes simplex virus，HSV）肠炎（肛门部）2 例（0.5%），衣原体肠炎 1 例（0.3%），念珠菌病 1 例（0.3%），梅毒性直肠炎 1 例（0.3%），肠结核 1 例（0.3%），贾第鞭毛虫病 1 例（0.3%），隐孢子虫病 1 例（0.3%），环孢子虫病 1 例（0.3%）。这其中，因为肠道螺旋体病、HSV 肠炎、衣原体肠炎、念珠菌病、肠结核和贾第鞭毛虫病在内镜下未观察到与非 HIV 患者有明显差异，故本次不做讨论。此外，关于梅毒性直肠炎病例，由于计划在本刊第 53 卷第 7 期（2018 年 6 月号）上发表，因此也不作讨论。

另外，还就 HPV 相关性病变进行了研究。在观察 HIV 感染者的肛管时，在常规施行窄带成像（narrow band imaging，NBI）联合放大观察的 2012 年 6 月—2017 年 10 月间，在对 229 例 HIV 感染者施行的 392 次下消化道内镜检查中，以经组织病理学检查在肛管被诊断为尖锐湿疣、直肠上皮内瘤变（anal intraepithelial neoplasia，AIN）或原位癌（carcinoma in situ，CIS）的 91 例（40%）239 个病变作为研究对象。将肛周病变排除在研究对象之外。

结果

1.CMV 肠炎

在对 377 例 HIV 患者施行的 655 次下消化道内镜检查中，有 61 例（16%）经组织病理学诊断为 CMV 肠炎。这 61 例中，男性 60 例，女性 1 例；年龄为 23~75 岁，平均年龄为 46 岁；CD4 值为 3~551 cell/μL（**表1**），平均 CD4 值为 73 cell/μL。CD4 值等于或小于 100 cell/μL 的病例占 48 例（79%），但 CD4 值大于 101 cell/μL 的病例也占 13 例（21%）。

在 61 例 CMV 肠炎患者中，有 54 例同时施行了上消化道内镜检查（esophagogastroduodenoscopy，EGD）。除 1 例在内镜检查前开始给予更昔洛韦治疗的患者之外，53 例患者中在上消化道也合并有 CMV 病变的有 25 例（47%）。对 60 例患者施行 CMV 抗原血症（antigenemia）测定，其中 58 例（97%）呈阳性。

在 61 例 CMV 肠炎中，经组织病理学检查，确认有 5 例（8%）为与阿米巴痢疾的混合感染。除此之外，有 7 例（11%）在施行下消化道内镜检查之前通过粪便检查或血清阿米巴抗体滴度测定被诊断为阿米巴性结肠炎并开始治疗，

表3 CMV 肠炎的病变分布

病变分布	回肠末端	盲肠	升结肠	横结肠	降结肠	乙状结肠	直肠	肛管
病例数	17 (39%)	27 (61%)	12 (27%)	16 (36%)	13 (30%)	11 (25%)	15 (34%)	6 (14%)

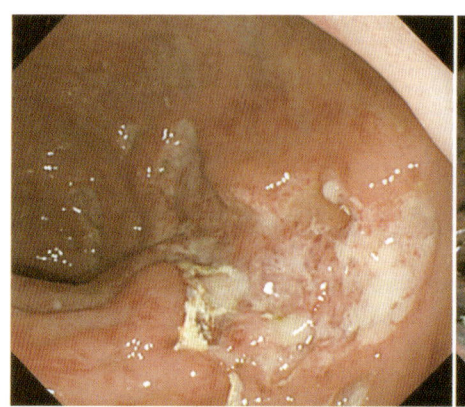 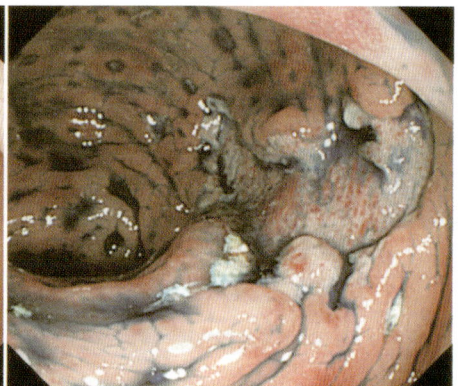

a | b 　图1　CMV 肠炎（穿凿样溃疡）。
a 在降结肠，溃疡边缘部水肿隆起，可以观察到与周围有明显高低差的穿凿样的溃疡。在溃疡的底部，一部分见有白苔附着。
b 当喷洒上靛胭脂时，可以看到在周围也散布着许多小的糜烂。

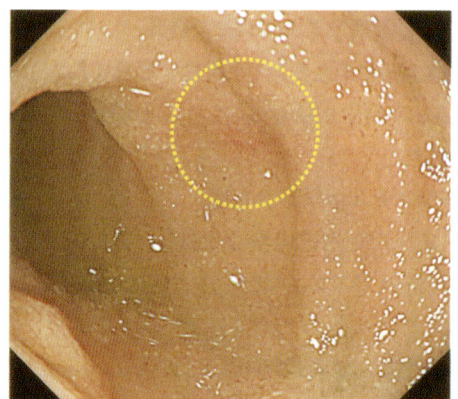 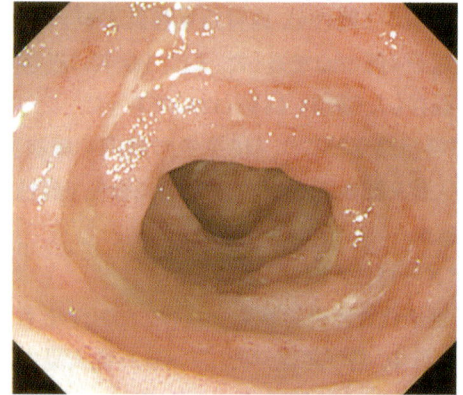

图2　CMV 肠炎（小糜烂）。在回肠末端，观察到周围伴有发红的小糜烂（黄色圆圈部分）。

图3　CMV 肠炎（不规则形溃疡）。在回肠末端，不规则形溃疡多发。溃疡边缘部发红。

共 12 例（20%）合并有阿米巴性结肠炎。在肛门部混合感染 HSV（其中 1 例是与痢疾阿米巴的三重混合感染）的有 3 例（29%）。合并有隐孢子虫病、念珠菌病、肠道螺旋体病和肠结核的各有 1 例（2%）。

与 CMV 肠炎引起混合感染的病例共有 17 例（28%）（表2），由于这可能会影响 CMV 病变的肉眼形态，因此就除此之外的 44 例研究了 CMV 肠炎的病变分布和内镜下的形态。

观察了全部 44 例的整个大肠（但是有 1 例为右半结肠切除术后），病变分布如表3 所示。在盲肠见有病变最多，为 27 例（61%）。除此之外，没有明显的局部分布趋势。

此外，有 15 例（34%）的病变局限于回肠末端和盲肠。

关于内镜下病变的形态（同一病例中多种形态混杂存在时，分别计数），多数表现为糜烂或溃疡性病变，占 37 例（84%）。其中穿凿样溃

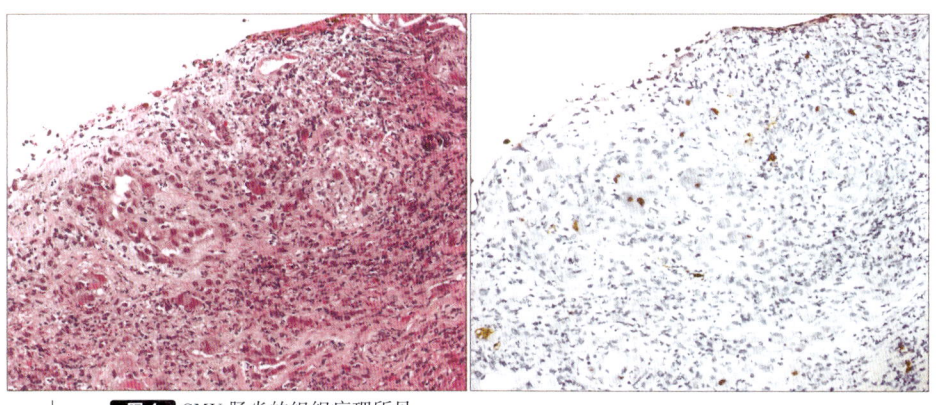

图4 CMV 肠炎的组织病理所见。
a HE 染色像。在一部分间质细胞和血管内皮细胞中观察到伴有核肿胀的细胞，并且还观察到了核内包涵体。
b CMV 免疫染色像。这些细胞呈阳性。

疡（图1）为22例（50%），5 mm以下的小糜烂或溃疡（图2）17例（39%），不规则形溃疡（图3）7例（16%），类圆形溃疡2例（5%）。在这些病例中，观察到3 cm以上的大型溃疡的有7例（16%）。另外，发现黏膜发红6例（14%），水肿样黏膜2例（5%），血管透见性降低的1例（2%），小隆起4例（9%）。还有，其中14例（32%）为同一病例中多种形态的病变混杂存在。

在组织病理学上，通过HE染色在核内和细胞质中见有包涵体（图4a），CMV免疫染色为阳性（图4b）。

2. 阿米巴性结肠炎

在对377例HIV患者施行的655次下消化道内镜检查中，有18例（5%）经组织病理学诊断为阿米巴性结肠炎。其中男性为17例，女性为1例；年龄为27～60岁，平均年龄为44岁；CD4值为10～667 cell/μL，平均CD4值为222 cell/μL。

在这18例中，有5例（8%）经组织病理学检查证明为与CMV的混合感染。除此之外，有7例（11%）在施行下消化道内镜检查之前通过粪便检查或血清阿米巴抗体滴度测定被诊断为阿米巴性结肠炎并开始治疗。包括这7例在内的25例阿米巴性结肠炎患者中，共有12例（20%）合并有CMV肠炎。另外，还有2例（8%）合并有肠道螺旋体病，1例（4%）合并有衣原体肠炎。阿米巴性结肠炎单独感染性病例为10例，但内镜下其病变分布和肉眼形态等与非HIV患者的阿米巴性结肠炎并无大的区别。

HIV感染者的阿米巴性结肠炎和CMV肠炎的合并病例大多形成3 cm以上的大溃疡（图5），12例中的8例（67%）观察到3 cm以上的大型溃疡。

3. 隐孢子虫病

在对377例HIV患者施行的655次下消化道内镜检查中，发现隐孢子虫病1例（3%）。

［病例1］20多岁，男性。CD4值为41 cell/μL，HIV-RNA量为$3.7×10^5$ copies/mL。

由于每日10～15次的水样腹泻持续了约1个月，患者在上一家医院住院治疗。之后被诊断为HIV感染性疾病，并被转诊到笔者所在医院。通过粪便培养检出了少量弯曲杆菌（*Campylobacter* spp.）。通过下消化道内镜检查发现在横结肠、乙状结肠和直肠存在CMV肠炎。此外，在回肠末端附着有白色的黏稠黏液（图6a），绒毛有明显的短缩和肿大（图6b, c）。在EGD检查中，包括十二指肠在内未见明显的异常。弯曲杆菌肠炎和CMV肠炎治疗后，腹泻症状仍持续。在自回肠末端和十二指肠取材的活检中，发现沿绒毛上皮细胞的刷状缘有许多嗜碱性的大小约5 μm的

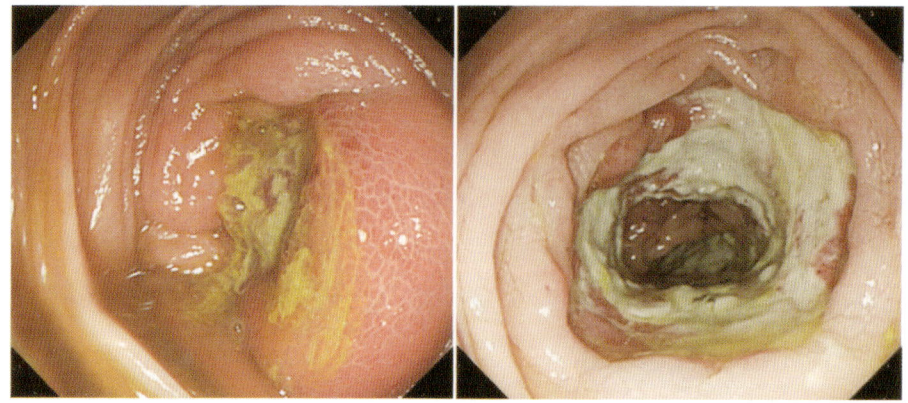

|a|b|

图5 痢疾阿米巴和 CMV 的混合感染病例。
a 在盲肠的回盲瓣的对侧观察到呈黏膜下肿瘤样形态的溃疡性病变。伴于炎症有明显的肠水肿。在溃疡底部附着有浑浊的奶油状的白苔。
b 与 **a** 为不同病例。在横结肠有 1 个附着有白苔的明显的巨大穿凿样溃疡。

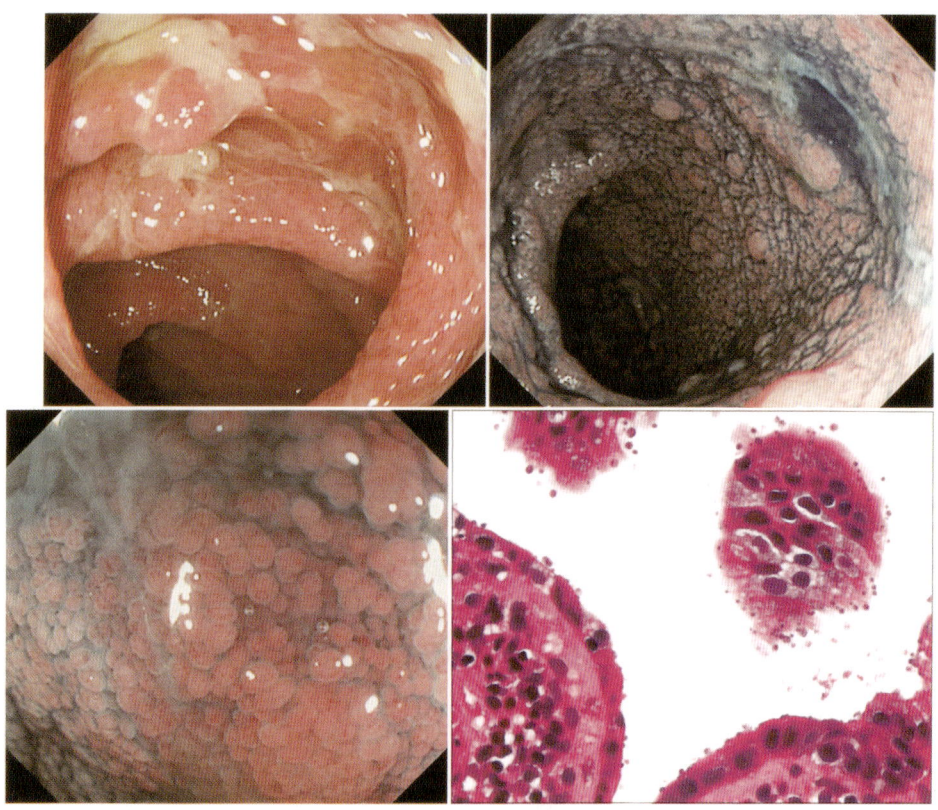

a	b
c	d

图6 [病例1]隐孢子虫病。
a 在回肠末端的黏膜面上附着有黏稠的黏液,十分明显。
b,c 将黏液洗净后,当喷洒上靛胭脂时,可以看到绒毛短缩、肿大。
d 在从回肠末端取材的活检组织上,沿绒毛上皮细胞的刷状缘可观察到许多嗜碱性的大小约 5 μm 的隐孢子虫。

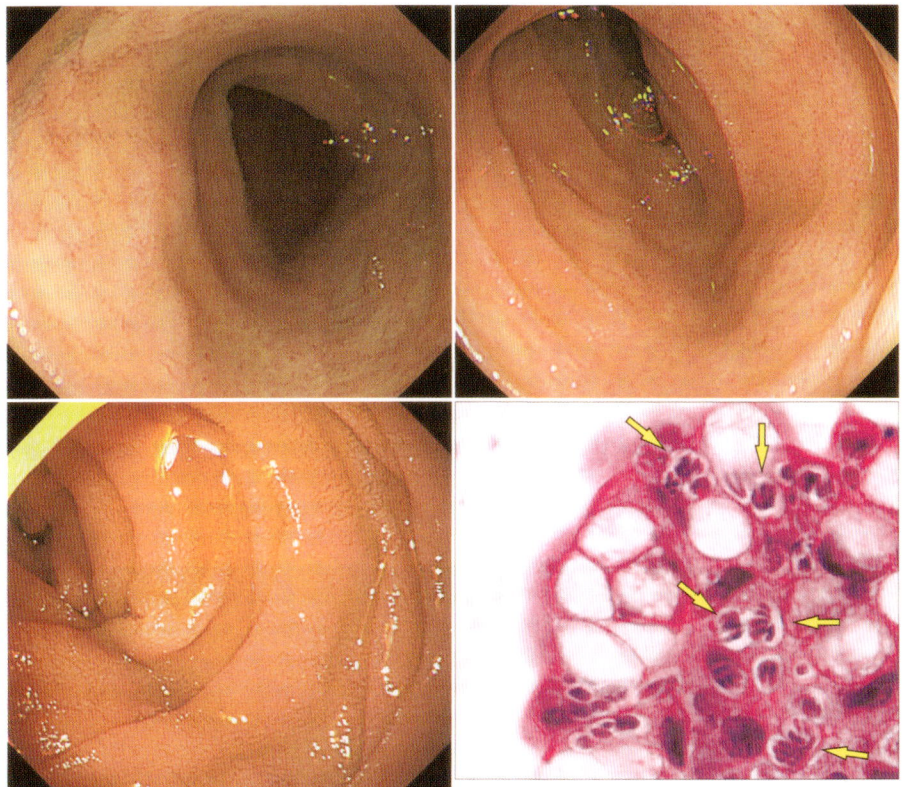

a	b
c	d

图7 [病例2] 环孢子虫病。

a，b 在回肠末端未见明显的异常表现。

c 在十二指肠降部也未见明显的异常表现。

d 在从回肠末端取材的活检组织上，在上皮内可观察到许多嗜碱性的大至 10 μm 的嗜碱性的球状粒子（箭头所指）。另外，还见有棍棒状和线头状的结构物。在粒子的周围呈空泡状透明。

隐孢子虫（图6d），因而诊断为隐孢子虫病。开始抗 HIV 治疗后，腹泻得到改善。

另外，在施行下消化道内镜检查前进行的粪便原虫检查、诺如病毒抗原检查以及 4 次隐孢子虫的蔗糖漂浮法检查中均为阴性。

4. 环孢子虫病

在对 377 例 HIV 患者施行的 655 次下消化道内镜检查中，发现环孢子虫病 1 例（3%）。

[病例2] 40 多岁，女性。CD4 值为 67 cell/μL，HIV-RNA 量为 5.2×10^4 copies/mL。

每日 3～5 次泥状至水样便。粪便一般检查为阴性，通过粪便培养检出了少量空肠弯曲菌（Campylobacter jejuni）。

通过上消化道和下消化道内镜检查均未见明显的异常表现（图7a～c）。当从十二指肠和回肠末端取材进行活检时，这两处组织的标本中，组织病理学上在上皮内都发现了大量直径达 10 μm 的嗜碱性球状颗粒（图7d）。此外，还发现了棍棒状和线头状的结构物。当委托国立传染病研究所通过巢式聚合酶链式反应（polymerase chain reaction，PCR）扩增检查从活检样品中提取的 DNA 时，与环孢子虫（Cyclospora cayetanensis）100% 一致。

在开始抗 HIV 治疗后，随着 CD4 水平的改善，大便也逐渐恢复正常。

5. HPV 相关病变

2012 年 6 月—2017 年 10 月，在对 229 例 HIV 感染者施行的 392 次下消化道内镜检查中，有 9l 例（40%）239 个病变经组织病理学诊断为肛管尖锐湿疣、AIN 或 CIS。

此外，尽管本次不做讨论，但同时发现 3 例符合美国国家综合癌症网络（national comprehensive cancer network，NCCN）临床指南的 T1 以上的癌。

(1) 病例背景。

91 例全部为男性，年龄为 23 ~ 73 岁，平均 44 岁。CD4 值分布在 7 ~ 1056 cell/μL，平均 CD4 值为 241 cell/μL。

(2) 内镜表现。

对每个病变分别评价肉眼形态和通过 NBI 放大观察所见的微血管表现。尽可能在每个病变取材 1 处进行活检，进行组织病理学评价。在形态和微血管表现混杂在一个病变的情况下，分别观察，并进行活检研究。

(1) 肉眼形态。

肉眼形态可以大致分为隆起型（elevated 型，E 型）和平坦型（flat 型，F 型）两种（在结直肠癌诊疗规范中，E 型相当于 0-Ⅰ和 0-Ⅱa，F 型相当于 0-Ⅱb）。

另外，E 型以常规观察为主，根据需要喷洒靛胭脂。着眼于其表面结构，进一步分为 3 小类：① E1 型：呈乳头状或绒毛状表面结构；② E2 型：颗粒状表面结构；③ E3 型：平滑的表面结构。

① E1 型，在 48 例 75 个病变（31%）中被观察到。由于 E1 型（图 8）病变的高度较高，

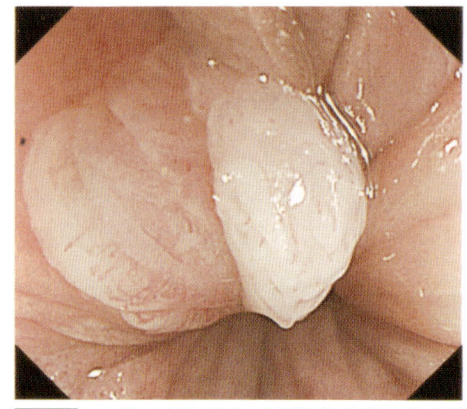

图 8　E1 型（为隆起型，表面结构呈乳头状或绒毛状的病变）。在肛管中段右壁上观察到白色乳头状的隆起性病变。组织病理学诊断为尖锐湿疣。

大多边界清晰，因此仅通过常规观察也很容易辨识。

② E2 型（图 9），在 22 例 32 个病变（13%）中被观察到。低矮的隆起通过细小的颗粒状变化形成。边界较为清晰的病变较多。

③ E3 型，在 26 例 36 个病变（15%）中被观察到。为表面平滑的隆起性病变，也包括像图 10 一样分叶的病变。

由于这些 E 型病变均表现为隆起，若仔细观察，检出诊断相对容易。

④ F 型，在 48 例 96 个病变（40%）中被观察到。由于病变部位与周围之间没有高低差，且

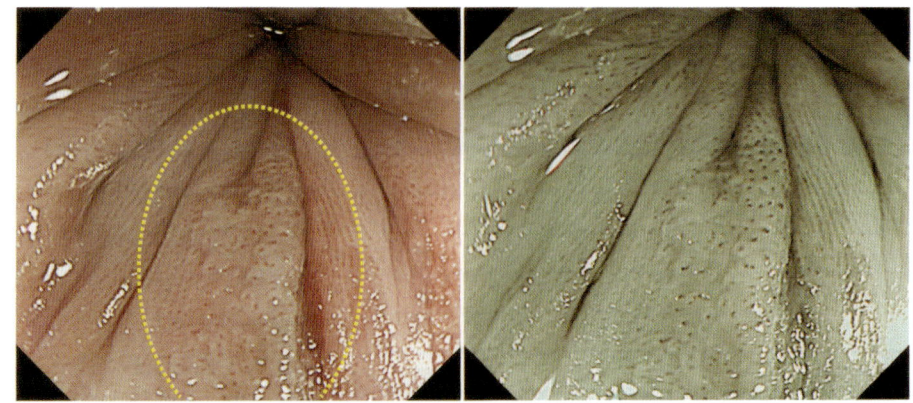

a | b　图 9　E2 型（为隆起型，表面结构为颗粒状的病变）。表面为颗粒状，可以辨识低矮的隆起性病变（黄色圆圈部分）。组织病理学诊断为高度异型 AIN。

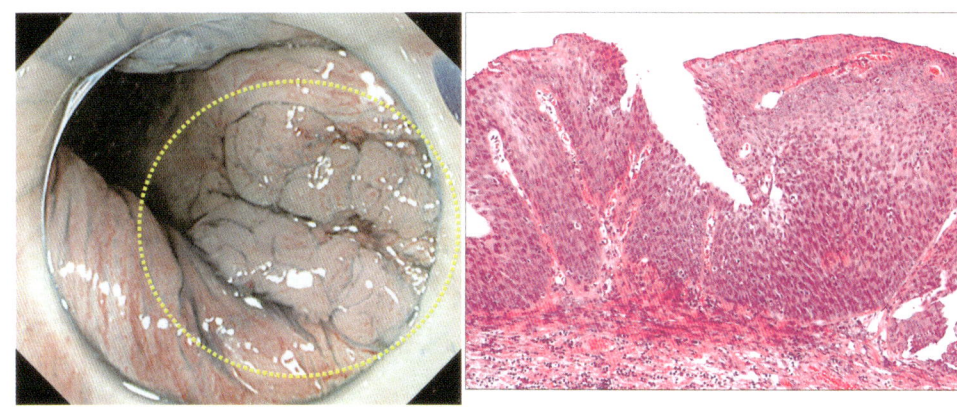

| a | b |

图10 E3 型（为隆起型，表面结构平滑的病变）。
a 靛胭脂染色像。在齿状线附近的前壁上，观察到表面平滑、分叶、低矮的隆起性病变（黄色圆圈部分）。
b 组织病理表现（ESD 标本）。具有轻度肿大的类圆形核和嗜酸性胞体的异型细胞在上皮的所有层中密集地增殖。P16 免疫染色所有层均为阳性。诊断为高度异型 AIN。通过 HPV 基因型分析，检出了 HPV 16 和 HPV33。

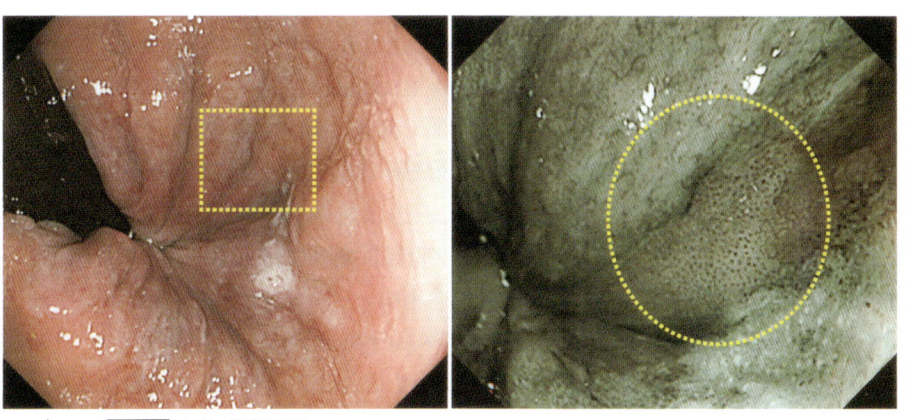

| a | b |

图11 F 型（平坦型）。
a 白光观察。病变部分无凹凸和颜色的变化，难以发现病变（黄色方框部分）。
b 当对同一部位进行 NBI 联合放大观察时，可以观察到点状血管的增生（黄色圆圈部分）。组织病理学诊断为 CIS。

表4 HPV 相关性病变的肉眼形态和组织病理表现（*n*=239）

组织病理	E1型	E2型	E3型	F型
尖锐湿疣	53	9	11	6
低度异型 AIN	12	6	8	23
中度异型 AIN	7	12	5	27
高度异型 AIN	3	5	10	38
CIS	—	—	2	2
总计（病变数）	75	32	36	96

AIN：anal intraepithelial neoplasia，直肠上皮内瘤变；
CIS：carcinoma *in situ*，原位癌。

大多与周围颜色相近，仅通过白光观察大多数情况下难以进行存在病变的诊断（**图11**）。

当对肉眼形态和组织病理表现进行对比（**表4**）时，E1 型中有尖锐湿疣病变 53 个（71%），以及进展到严重病变的风险低、常常自然消退的低度异型 AIN 病变 12 个（16%），共占了 65 个病变（87%）。

另外，当根据不同肉眼形态求算成为治疗对象的高度异型 AIN 和 CIS 的发生率时，E1 型为 4%（3/75），E2 型为 16%（5/32），E3 型为

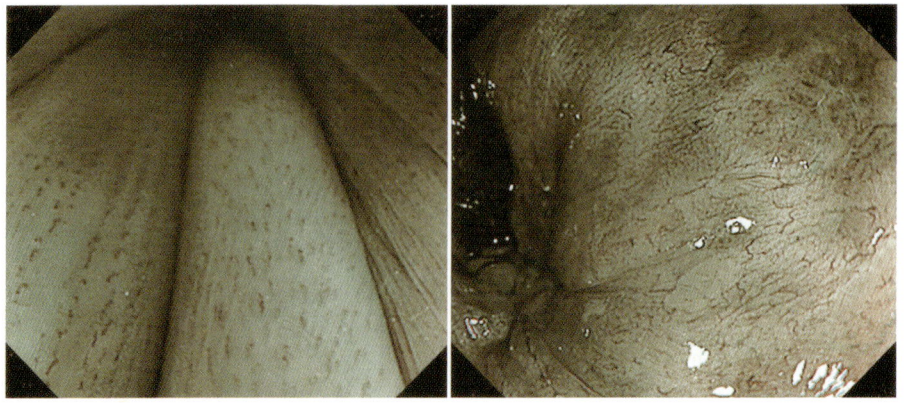

| a | b |

图12 健康人肛管的微血管表现（NBI联合放大观察下）。
a 从齿状线到肛缘，可以观察到类似在食管中观察到的均一分布的上皮内乳头状毛细血管袢（intraepithelial papillary capillary loop, IPCL）样血管。
b 在过渡带上皮部分可以观察到树枝状血管。

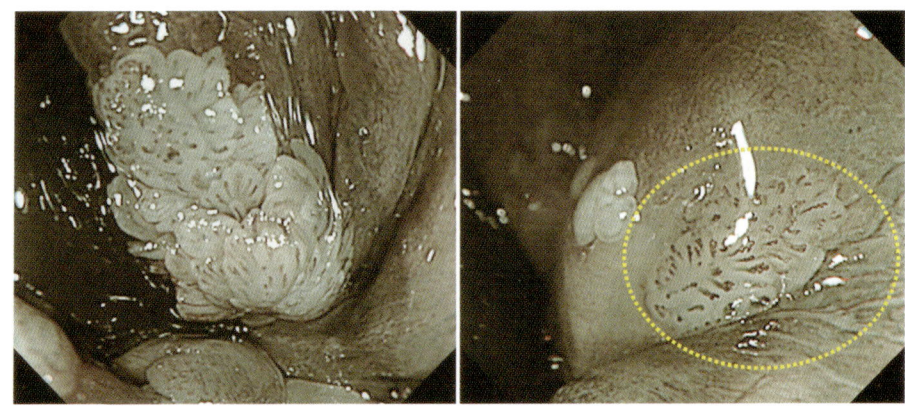

| a | b |

图13 袢状血管。
a 在肛直线附近的左壁上有一个高的乳头状隆起，可观察到袢状血管。活检显示为尖锐湿疣。
b 与 **a** 为不同病例。在齿状线附近靠近前壁右壁处观察到1个低矮的小隆起。在NBI联合放大观察中可见有血管走行略紊乱的袢状血管（黄色圆圈部分）。活检诊断为高度异型AIN。

33%（12/36），F型为42（40/96）。E3型和F型表现出高度异型的趋势。

由于F型在许多情况下缺乏颜色变化，并且没有凹凸变化，因此不容易通过常规观察诊断病变的存在。但是，由于本研究中的91例中有48例（53%），以病变计239个病变中有96个（40%）为F型，发生率较高，因此究竟怎样发现病变就成为一个值得研究的课题。

(2) NBI联合放大内镜下的微血管表现。

在肛管通过NBI联合放大观察，在健康的正常部位也可以观察到微血管（**图12**），而在病变部位的微血管则呈现不同的表现，可以分为以下5种：①袢状血管；②点状血管；③不均一性分布；④网状血管；⑤无血管。

① "袢状血管"，在56例93个病变（39%）中被观察到。在E1型病变常常被观察到，在病变部位表层的血管形成较为均一的袢，口径没有不同（**图13**）。

② "点状血管"，在41例65个病变（27%）中被观察到。由于在病变部位异常血管增生，在

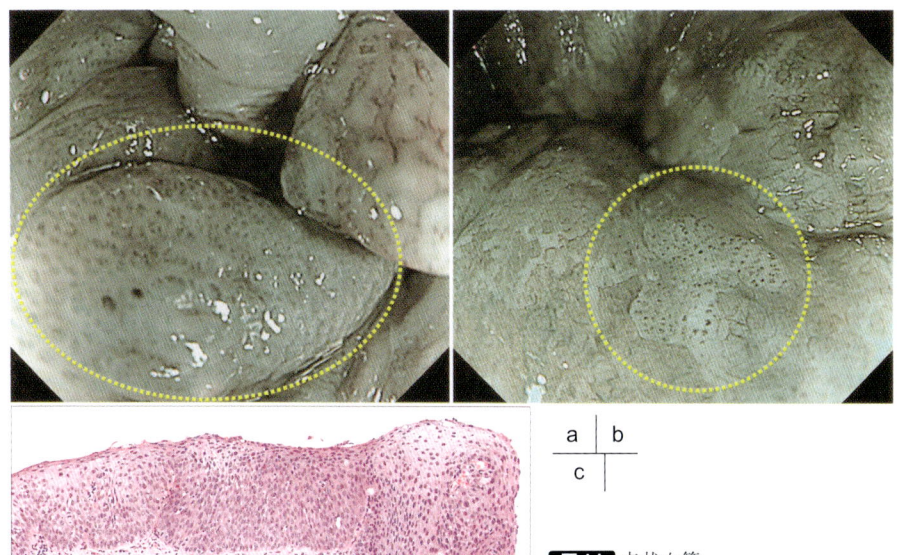

a	b
c	

图14 点状血管。
a 在肛管中段后壁可以观察到大小约 1 cm 的扁平隆起性病变。在 NBI 联合放大观察下，可以看到微血管增生，呈现棕褐色（黄色圆圈部分）。活检诊断为 CIS。
b 与 a 为不同病例。在齿状线附近的前壁观察到低矮的小隆起。在 NBI 联合放大观察下，虽然有血管增生，但背景着色征（background coloration sign）并不明显（黄色圆圈部分）。
c b 的组织病理表现（HE 染色）。为高度异型 AIN 的表现。

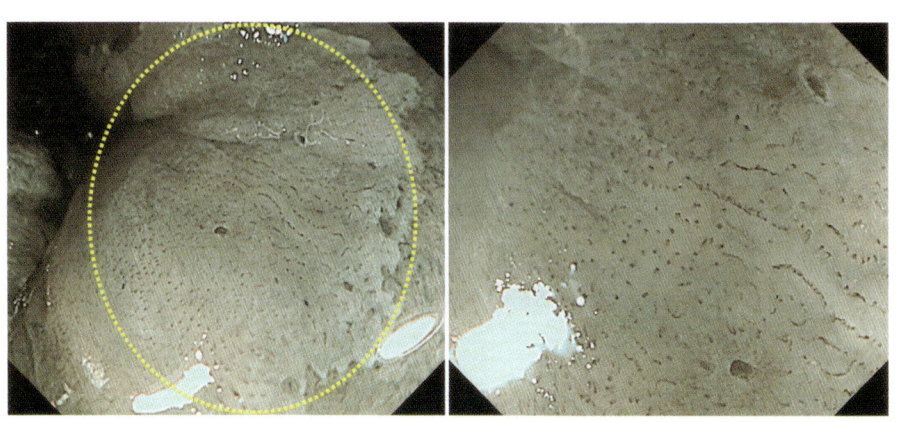

a	b

图15 不均一性分布。
a 低倍放大像。从齿状线附近到口腔侧的前壁，微血管呈现不均一性分布（黄色圆圈部分）。
b 中倍放大像。病变部分的血管疏密混杂，分布不均一，各个微血管的形状都不同。活检为高度异型 AIN 的表现。

NBI 联合放大观察下显棕褐色（图14a）。但背景着色征（background coloration sign）往往不是很明显，尤其在异型度低的情况下（图14b，c）。

③ "不均一性分布"，在 36 例 50 个病变（21%）中被观察到。在 F 型病变常被观察到。与健康的正常部位不同，病变部位的血管疏密混杂，分布不均一（图15a）。无血管增生。各个血管的形状都不同，呈扭曲的血管形状（图15b）。

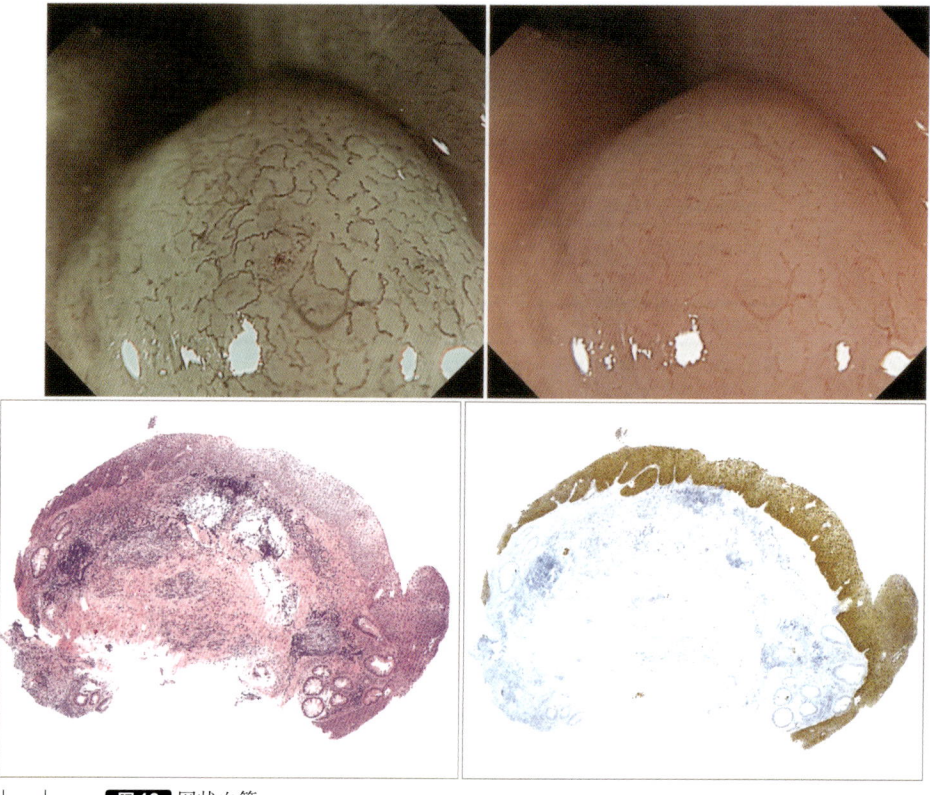

a	b
c	d

图16 网状血管。
a 靠近齿状线在口腔侧的前壁观察到网状的血管表现。
b 通过常规观察难以辨识血管。
c HE 染色像。异型细胞在上皮的所有层密集增殖。
d p16 免疫染色像。在上皮的所有层均呈阳性,诊断为高度异型 AIN。

④ "网状血管",在 20 例 27 个病变(11%)中被观察到。表层血管看起来呈网状(**图16**),常在 F 型和 E3 型病变中被观察到。这看起来很像在食管癌中小的血管区域聚集成簇形成的足球样征(soccer ball appearance),但组织病理学上应该不是肿瘤块向下方生长,所以认为是不同的病变。

⑤ "无血管",在 3 例 4 个病变(2%)中被观察到。主要在尖锐湿疣被观察到(**图17**)。笔者认为,这是由于在白色的乳头状隆起病变包绕血管轴的间质很厚时,血管变得不能被清楚地辨识,因此表现为无血管。

NBI 联合放大观察下的微血管表现与组织病理表现的对比如**表5**所示。

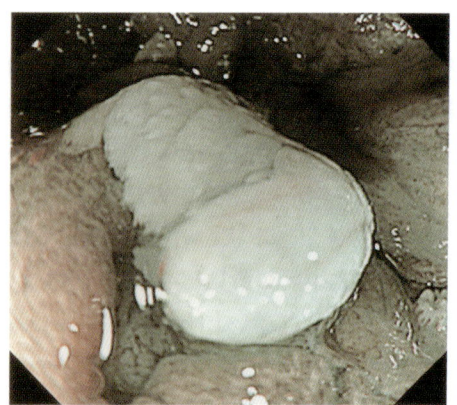

图17 无血管(NBI 联合放大观察下)。观察到高高隆起的乳头状病变。未观察到血管结构。通过活检诊断为尖锐湿疣。

表5 HPV 相关性病变的微血管表现与组织病理表现（*n*=239）

组织病理	袢状血管	点状血管	不均一性分布	网状血管	无血管
尖锐湿疣	57	11	5	3	3
低度异型 AIN	18	12	15	3	1
中度异型 AIN	12	20	13	6	—
高度异型 AIN	6	19	16	15	—
CIS	—	3	1	—	—
总计（病变数）	93	65	50	27	4

AIN：anal intraepithelial neoplasia，直肠上皮内瘤变；CIS：carcinoma *in situ*，原位癌。

表6 F 型病变的微血管表现与组织病理表现（*n*=96）

组织病理	袢状血管	点状血管	不均一性分布	网状血管	无血管
尖锐湿疣	1	1	2	2	—
低度异型 AIN	3	6	11	3	—
中度异型 AIN	1	9	12	5	—
高度异型 AIN	1	9	14	14	—
CIS	—	1	1	—	—
总计（病变数）	6	26	40	24	—

AIN：anal intraepithelial neoplasia，直肠上皮内瘤变；CIS：carcinoma *in situ*，原位癌。

在239个病变中，93个病变见有"袢状血管"，发生率最高；其中的81%（75/93）在组织病理学上为尖锐湿疣或者低度异型 AIN。

呈高度异型 AIN 或者 CIS 的不同血管表现的发生率为："袢状血管"为6%（6/93），"点状血管"为34%（22/65），"不均一性分布"为34%（17/50），"网状血管"为56%（15/27），未观察到"无血管"。

此外，通过白光观察难以辨识的 F 型病变的微血管表现（**表6**），在96个病变中的90个（94%）可观察到"点状血管""不均一性分布"或"网状血管"，这3种微血管表现中，39个（43%）病变为高度异型 AIN 或 CIS。

因此，为了诊断 F 型病变的存在，在进行肛管筛查时有必要通过 NBI 联合放大观察详细观察、尽可能找到这样的"点状血管""不均一性分布"或"网状血管"的表现，尤其需要注意在高度异型 AIN 发生率高的"网状血管"。

讨论

1.CMV 肠炎

CMV 感染性疾病常发生于 HIV 感染者、器官移植患者和癌症患者等免疫力低下的易感染性宿主，由于潜伏病毒的再活化而发病。当 HIV 感染者的 CD4 值降低至低于 100 cell/μL 时容易发病。在本研究中，在61例 CMV 肠炎患者中，有48例（79%）的 CD4 值低于 100 cell/μL。这比笔者等先前报道的 HIV 感染者的上消化道 CMV 感染性疾病患者中 CD4 值低于 100 cell/μL 占88%的数据略低。此外，CD4 值保持在 201 cell/μL 以上的病例也占到了6例（10%）。

另外，可以看出，在 HIV 感染者中，在组织病理学上被诊断为下消化道感染的疾病中，CMV 肠炎是最常见的。

关于病变分布，尽管观察了整个大肠的报道很少，但是从本研究的结果来看，在盲肠发现病变的在44例中有27例（61%），可以说盲肠是HIV感染者的最常见的发病部位。此外，44例中的15例（34%）仅在回肠末端和盲肠见有病变。笔者认为，由于处于免疫缺陷状态的HIV感染者通常全身状况较差，是否应该检查整个大肠，应当根据大肠深部观察的重要程度来决定，决不能勉强。但为了进行下消化道CMV感染的检查，如果可能的话最好将内镜探头插入到大肠深处。

CMV肠炎典型的肉眼形态是穿凿样溃疡，但据知也有其他多种多样的形态。在44例中有22例（50%）见有特征性的穿凿样溃疡。在44例中有37例（89%）见有糜烂或溃疡性病变。当在CD4值水平低的HIV感染者中发现糜烂或溃疡性病变时，重要的是根据疾病的发生率首先考虑CMV肠炎的可能性，积极地施行活检。尤其是在出现穿凿样溃疡和在内镜检查之前判明CMV抗原血症为阳性时，更应该怀疑是CMV肠炎。

但是，在HIV感染者的CMV肠炎中，61例中的17例（28%）发生了混合感染，比例较高，特别是与阿米巴痢疾的混合感染占到20%。因此，对被诊断为CMV肠炎的患者即使施行了抗CMV治疗，在腹泻、腹痛和发热等临床症状和内镜表现的糜烂、溃疡性病变未见显著改善的情况下，应该考虑可能也有并发症，尤其是包括阿米巴性结肠炎在内的疾病。

2. 阿米巴性结肠炎

阿米巴性结肠炎是由原虫——阿米巴痢疾（*Entamoeba histolytica*）引起的感染性疾病，也有作为性传染病的一面。内镜表现具有特征性的病变分布，最常见于盲肠（到升结肠）和直肠（到乙状结肠）。在内镜下，可观察到疣状的糜烂和周围泛红的糜烂或溃疡性病变，有时会附着奶油样的白苔。

在CD4值水平低的HIV感染者中，阿米巴性结肠炎常常引起与CMV的混合感染，并且在12例中有8例（67%）形成了3 cm以上的大型溃疡，这与在44例CMV单独感染的患者中有7例（16%）观察到3 cm以上的大型溃疡相比发生率高，这是支持大川等的HIV感染者相较于非感染者危重症病例更多的报道的结果（在该报道中将重症溃疡定义为穿凿/贯通性溃疡、带状溃疡或大于3 cm的溃疡）。

3. 隐孢子虫病

隐孢子虫病是一种人畜共患传染病，由消化道寄生虫隐孢子虫引起，并引起诸如剧烈的水样腹泻、腹痛、呕吐和低热等症状。可以通过检出粪便中的卵囊（蔗糖离心沉淀漂浮法、抗酸染色法）来诊断，但无法通过常规的虫卵或原虫检测方法进行诊断。内镜表现也可能无明显异常，但也有可能如［病例1］（图6）一样，在回肠末端黏附有明显的黏液，并可观察到绒毛缩短和肿胀。在免疫力低下的获得性免疫缺陷综合征（acquired immunodeficiency syndrome，AIDS）患者会引起慢性的难治性腹泻。当通过抗逆转录病毒疗法（anti-retroviral therapy，ART）免疫功能改善时，腹泻会逐渐改善。

4. 环孢子虫病

环孢子虫病是由环孢子虫（*Cyclospora cayetanensis*）引起的传染病。它通过感染者的粪便被排出体外，在体外成熟从而获得感染性，并通过经口摄入孢囊感染，引起水样腹泻、恶心、呕吐、腹痛和发热等症状。在健康人通常会自愈，但在处于免疫功能抑制状态下的患者有引起慢性难治性腹泻的趋势。过去没有关于内镜表现的报道，但是在这次所经治的病例中，在包括十二指肠和回肠的上消化道、下消化道内镜检查中均未发现异常。

通过从患者粪便中检出卵囊可诊断本病，用磺胺甲噁唑-甲氧苄啶（sulfamethoxazole/trimethoprim，ST）复方制剂治疗有效。

5.HPV相关性病变

HPV通过性接触将位于复层扁平上皮基底层的基底细胞作为靶细胞而感染。据知它是女性宫颈癌的原因之一，有性行为的女性的50%会感染1种以上的HPV，在年轻人群中广泛蔓延。另外，它还是HIV患者肛门生殖器癌的主要病因，也会引起尖锐湿疣和肛管肿瘤。AIN是肛管癌的癌前病变，由超过100种的HPV亚型中的HPV 16、18、31、33、35、39、45、51、52、56、58、68型等高风险HPV的持续感染所引起。健康年轻人感染HPV后大多会自愈，但在以HIV患者为代表的免疫功能不全的患者容易长期感染HPV。

肛管的定义在解剖学、外科学和组织学上各不相同，每个术语并不能一一对应。详细请见专业书籍，在此只做简单介绍。肛管的黏膜从口腔侧开始依次为：由与直肠黏膜同样的柱状上皮构成的直肠黏膜部分；与直肠黏膜部分以肛直线（Herrmann线）为界，一直到齿状线之间的过渡带上皮部分［在细胞内具有黏液泡的立方上皮或如尿道上皮一般的复层立方上皮（移行上皮）］；以及从齿状线到肛管下端的缺乏毛囊、皮脂腺、汗腺的通常未见角质化的复层扁平上皮部分。

虽然近来关于HPV感染引起的肛管病变的内镜表现的散发性病例的报道越来越多，但含有大量病例的报道却极少。实际上，在NBI联合放大观察下的正常肛管内的微血管表现也鲜有报道。这里虽然列举了1例认为是较为典型的健康人的肛管微血管表现，但由于肛管易发生炎症，且过渡带上皮部分由于上皮的性状本身也有各种变异，所以正常的微血管表现也有变化。因此，在区分HPV相关性病变中的5种微血管表现时，有必要像在其他消化道部位的观察一样，从被认为是健康的部位向病变部位进行观察，有必要确认血管表现与周围不同，具有区域性。由于"点状血管"和"不均一性分布"有时在炎症变化中也可能观察到类似的表现，所以有必要通过活检进行确认。另外，碘染色虽然在一定程度上对诊断有用，但在病变好发的靠近齿状线的口腔侧过渡带上皮部分，正常部分的染色效果有时也不佳；此外，肛管本身可能因物理性炎症等有时染色性也不好，在进行评价时应注意。

肛管由于肛门括约肌总是处于关闭状态，不易观察。在试图发现HIV感染者的HPV相关性病变时，为了观察微血管表现，最重要的是在内镜探头前端安装附件，进行NBI联合放大观察。这对于近距离的壁面的聚焦观察也很有用。但需要注意的是，由于从齿状线到肛直线附近通过正常方向观察难以观察到，需进行直肠内反转，但在外科上所指的肛管上缘（耻骨直肠肌附着处）是弯曲的，所以即使在反转观察的情况下，后壁也很容易成为死角。虽然活检取材时伴随着疼痛，但特别痛的是用活检钳钳住组织到取下标本的瞬间，所以要注意尽量缩短这段时间。

关于组织病理学表现和病变的异型度，基本上按照宫颈部的上皮瘤变（cervical intraepithelial neoplasia，CIN）分类，但在美国癌症联合委员会（the American Joint Committee on Cancer，AJCC）推荐分两级进行异型度评价：低度异型（low-grade）或包括上皮内癌的高度异型（high-grade）。

目前的问题是，对HIV感染者的肛管监测以及AIN确诊后的随访和治疗尚无规范。虽然已知部分高度异型AIN可发生癌变，但关于高度异型AIN的自然退缩率尚不清楚。据推测，在男男性行为者（men who have sex with men，MSM）由AIN转为癌的比例可能非常低。另一方面，也有报道，在一项以550名HIV阳性的MSM为对象的队列研究中，即使经过治疗，从高度异型AIN进展为肛门癌的比例也达到18%（随访时间中值为2.3年）。可以说，至少对于高度异型AIN患者，在考虑内镜下切除和烧灼术的同时，治疗后也有必要密切地进行随访观察。

结语

在对HIV感染者的内镜检查中，也应注意因不在本文题目范围内而未做讨论的非霍奇金淋巴瘤和卡波西肉瘤等AIDS指标性恶性肿瘤的消化道病变；同时也应注意，由于ART的发展，艾滋病患者得以长期存活而现在成为问题的非艾滋病指标性恶性肿瘤的消化道病变（也包括本文中提到的肛门癌）。在处于免疫抑制状态的HIV感染者，不仅合并有多种消化道感染性疾病，还常常会同时发现上述恶性肿瘤。此时，由于内镜检查时间容易变长，而全身状态不良病例的检查项目又多，因此熟知HIV感染者可能出现的消化道病变的内镜表现，并熟练地发现病变表现是非常重要的。对于药效甚微，经过粪便培养和粪便一般检查也不能明确病因的腹泻患者，有时通过包括回肠末端在内的活检（如果施行EGD检查，也包括十二指肠）才开始明确病因，所以即使在内镜下没有什么发现，也应尽可能地施行活检，可能有助于诊断。最后笔者想强调的一点是，在HIV感染者的下消化道内镜检查中有必要从肛门处开始详细地进行观察。

参考文献

[1] 藤原崇, 門馬久美子, 藤原純子, 他. HIV感染症患者の上部消化管病変. 胃と腸 46:240-253, 2011
[2] 大川清孝, 佐野弘治, 末包剛久, 他. HIV感染症患者の下部消化管病変. 胃と腸 46:254-263, 2011
[3] 坂本尚徳, 深澤一雄. 浸潤性子宮頸癌. 別冊日本臨牀 免疫症候群II, 第2版. 日本臨牀社 pp 678-682, 2016
[4] Palefsky JM. Anal human papillomavirus infection and anal cancer in HIV-positive individuals: an emerging problem. AIDS 8:283-295, 1994
[5] 藤原美奈子. 肛門・肛門管の解剖用語. 胃と腸 52:541-542, 2017
[6] 大橋健一, 福井雄大, 井下尚子. 肛門. 病理と臨 35:216-223, 2017
[7] 高橋雅恵, 堀口慎一郎, 山澤翔, 他. 肛門部尖圭コンジローマおよび高異型度肛門上皮内腫瘍の併存例―ヒトパピローマウイルスDNAの局在解析を含め. 診断病理 32:136-140, 2015
[8] Machalek DA, Poynten M, Jin F, et al. Anal human papillomavirus infection and associated neoplastic lesions in men who have sex with men: a systematic review and meta-analysis. Lancet Oncol 13:487-500, 2012
[9] Tinmouth J, Peeva V, Amare H, et al. Progression from perianal high-grade anal intraepithelial neoplasia to anal cancer in HIV-positive men who have sex with men. Dis Colon Rectum 59:836-842, 2016

Summary

Endoscopic Diagnosis of Lower Gastrointestinal Tract Infectious Lesions in HIV-infected Patients

Takashi Fujiwara[1], Kumiko Momma[2],
Shinichiro Horiguchi[3], Junko Fujiwara[2],
Taku Tabata, Kouichi Koizumi[1],
Tsunekazu Hishima[3], Akihumi Imamura[4]

Between August 2004 and October 2017, we reviewed 655 GI (lower gastrointestinal) tract endoscopies in 377 HIV (human immunodeficiency virus)-infected patients to elucidate lower GI lesions in patients with HIV infection. Histopathologically confirmed cases comprised 61 CMV (cytomegalovirus) enterocolitis (16%), 18 amebic colitis (5%), 9 intestinal spirochetosis (2%), 2 herpes simplex virus colitis (0.5%), *Chlamydia trachomatis* colitis (0.3%), 1 candida infection (0.3%), 1 syphilis of rectum (0.3%), 1 intestinal tuberculosis (0.3%), 1 giardiasis (0.3%), 1 cryptosporidiosis (0.3%), and 1 cyclosporiasis (0.3%). Endoscopic findings of CMV enterocolitis presented 84% of erosions or ulcerative lesions and 50% of punched-out ulcers. Besides, 28% of patients with CMV enterocolitis had other enterocolitic infections. Although amebic colitis occurred in 48% of mixed infections with CMV, 67% patients presented with ulcers with a diameter of >3cm. Between June 2012 and October 2017, we reviewed 392 lower GI tract endoscopies in 229 HIV-infected patients to elucidate HPV (human papillomavirus)-related lesions with HIV infection. Histopathologically confirmed HPV-related lesions cases were 91 patients and 239 lesions. In addition, 96 lesions (40%) of HPV-related lesions were of flat type, and 90 lesions (94%) exhibited t or irregular distribution or network pattern as visualized by ignification endoscopy with narrowband imaging.

[1] Department of Gastroenterology, Tokyo Metropolitan Cancer and Infectious Disease Center Komagome Hospital, Tokyo
[2] Department of Endoscopy, Tokyo Metropolitan Cancer and Infectious Disease Center Komagome Hospital, Tokyo
[3] Department of Pathology, Tokyo Metropolitan Cancer and Infectious Disease Center Komagome Hospital, Tokyo
[4] Department of Infectious Disease, Tokyo Metropolitan Cancer and Infectious Disease Center Komagome Hospital, Tokyo

简报

肠易激综合征和肠道感染性疾病

大岛 忠之[1]
泷 正登
堀川 知纪
富田 寿彦
应田 义雄
福井 广一
渡 二郎
三轮 洋人

摘要●肠易激综合征（irritable bowel syndrome，IBS）是功能性消化道障碍的一种，被定义为"腹痛或腹部不适感和与之相关的排便异常慢性或复发性持续的状态"。另外，也被指在部分IBS患者中有在感染性肠炎后发病的肠易激综合征人群（post-infectious irritable bowel syndrome，PI-IBS）和可见有小肠细菌过度生长（small intestinal bacterial overgrowth，SIBO）的人群。肠道感染性疾病与SIBO，是通过客观上确认感染病原体和增殖细菌被诊断的诊断名称，而IBS是主要根据症状被诊断的综合征，病名稍微有点混乱。但不管怎么说，在IBS的一部分患者中，有PI-IBS和合并SIBO的IBS这一点是明确的，希望今后在区分这些病状的同时，建立新的概念及开发新的治疗方法。

■**关键词** 感染性肠炎后肠易激综合征（PI-IBS）
罗马Ⅳ标准（Rome Ⅳ） 小肠细菌过度生长（SIBO）

[1]兵库医科大学内科学消化道科 〒113-8677东京都文京区本驹达3丁目18-22
E-mail：t-oshima@hyo-med.ac.jp

肠易激综合征

肠易激综合征（irritable bowel syndrome，IBS）是功能性消化道疾病的一种，被定义为"腹痛或腹部不适感和与之相关的排便异常慢性或复发性持续的状态"，作为世界性的标准，采用罗马Ⅳ标准（Rome Ⅳ）。IBS的罹患率在世界上为7%～18%，但用罗马Ⅲ标准定义的IBS的罹患率为1.1%～29.2%，据报道在日本的网上调查中为一般人口的13.1%～14.0%。另外，按病型分类可分为便秘型（IBS-C）、腹泻型（IBS-D）、混合型（IBS-M）和不能分类型（IBS-U），在病状上与内脏感觉异常、消化道运动功能异常、心理异常相关。

感染性肠炎后肠易激综合征

自从IBS的疾病概念被提出后，已有报道指出，在感染性肠炎后会发生IBS症状，但在20世纪90年代感染性肠炎后肠易激综合征（post-infectious IBS，PI-IBS）的罹患率或风险因素被报道之前，几乎没有被研究过。现在，细菌［空肠弯曲杆菌（Campylobacter jejuni）（图1）、沙门菌属（Salmonella）、大肠埃希菌（Escherichia coli，O157:H7）］、病毒（norovirus）、原虫［兰伯贾第虫（Giardia lamblia）］等肠道感染性疾病都被认为与PI-IBS有关。

在最近进行的Meta分析中，感染性肠炎后1年内的IBS发病率为10.1%，PI-IBS的风险为4.2倍。在PI-IBS的病型中，为IBS-M（47%）、

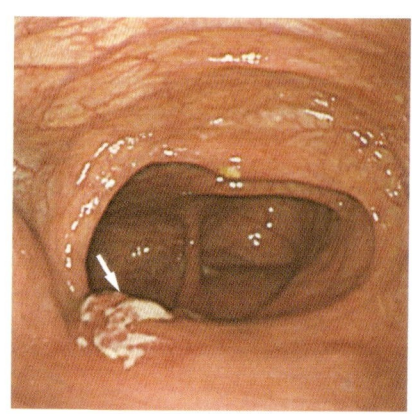

图1 空肠弯曲杆菌（*Campylobacter jejuni*）肠炎。箭头所指为回盲瓣（Bauhin 瓣）。

表1 与 PI-IBS 发病相关的因素

因素	比值比（95%CI）
宿主	
女性	2.19（1.57～3.07）
焦虑	1.97（1.32～2.94）
抑郁	1.49（1.71～1.90）
躯体化	4.05（2.71～6.03）
神经质	3.26（1.62～6.55）
吸烟	1.15（0.90～1.46）
肠炎的特征	
腹痛	3.26（1.30～8.14）
抗菌药的使用	1.69（1.20～2.37）
便血	1.86（1.14～3.03）
罹患天数（>7天）	2.62（1.48～4.61）
发热	1.21（0.66～2.23）
体重减轻	1.68（0.87～3.25）

（根据 "Klem F, et al. Prevalence, Risk factors, and outcomes of irritable bowel syndrome after infectious enteritis: A systematic review and meta-analysis. Gastroenterology 152: 1042-1054, 2017" 制作）

IBS-D（39%）和 IBS-C（15%），IBS-M 最多。不同感染原因的 PI-IBS 发病率分别为：寄生虫感染后为 41.9%，细菌感染后为 13.8%，病毒感染性疾病为 6.4%；由于肠道感染的原因不同，PI-IBS 的发病率好像也不同。另外，关于自然经过，在寄生虫感染和细菌感染，在感染后即使经过 1 年以上 PI-IBS 的发病风险仍然很高，但在病毒感染后，如果经过 1 年以上，其发病风险与没有感染组相同。

关于发病后有无持续的症状，到目前为止详细的研究很少，但在韩国的群体志贺菌属（*Shigella*）感染后发病的 PI-IBS 患者中，约有半数在 5 年后缓解。另一方面，PI-IBS 与不涉及感染的 IBS 一样，即使发病后经过了 10 年症状也会持续。也有认为这两种病状的自然经过是同样的。对 PI-IBS 发病后的自然经过，今后有必要进一步研究。

关于 PI-IBS 的发病风险因素，在最近的 Meta 分析中，女性、重症感染（7 天以上的罹患、血便、腹痛）、抗菌药、心理社会因素（焦虑、抑郁、躯体化、神经质）为有统计学意义的因素（表1）。但是，在此 Meta 分析中，此前作为风险因素被报道的吸烟、发热、体重减少不是有统计学意义的因素（表1）。

小肠细菌过度生长和 IBS

小肠细菌过度生长（small intestinal bacterial overgrowth，SIBO）是小肠内的细菌发生过度增殖的状态。另外，据报道 IBS 患者通过葡萄糖氢呼气试验、乳糖呼气试验或空肠吸引液培养可见小肠内细菌增殖，SIBO 的发生率分别是：IBS 患者为 4%～46%，健康人为 0～13%。但是，上述的 SIBO 的检查/诊断法的灵敏度、特异性不高，而其他的检查法目前尚未确立。因此，根据检查法的不同，SIBO 的发生率也有很大不同，在日常临床中的研究比较困难。尽管有这样的局限性，但 IBS 患者发生 SIBO 的概率高似乎是确定无疑的。

最近有报道显示，对伴有 SIBO 的 IBS，采用诺氟沙星治疗症状会得以改善。还有报道显示，对相同的病状，用利福昔明治疗时，便性状和排便次数的改善率会提高。从这些报道中可以认为对伴有 SIBO 的 IBS 用抗菌药治疗是有效的。

结语

有报道指出，在一部分 IBS 患者有消化道感染史和肠内细菌的参与，随着近年来 Meta 基因组分析技术的进步，有很多与肠内细菌相关的研究。肠内细菌在肠道内引起微小的慢性炎症，有充分的可能影响到 IBS 症状的出现。但是，目前尚无与阐明病况直接相关的发现，也没有在日常临床中简便检查的方法，期待今后在该领域研究的进一步发展。

参考文献

[1] Fukudo S, Kaneko H, Akiho H, et al. Evidence-based clinical practice guidelines for irritable bowel syndrome. J Gastroenterol 50:11-30, 2015
[2] Lacy BE, Mearin F, Chang L, et al. Bowel Disorders. Gastroenterology 150:1393-1307, 2016
[3] Oshima T, Miwa H. Epidemiology of Functional Gastrointestinal Disorders in Japan and in the World. J Neurogastroenterol Motil 21:320-329, 2015
[4] Miwa H. Life style in persons with functional gastrointestinal disorders—large-scale internet survey of life style in Japan. Neurogastroenterol Motil 24:464-471, 2012
[5] Chaudhary NA, Truelove SC. The irritable colon syndrome. A study of the clinical features, predisposing causes, and prognosis in 130 cases. Q J Med 31:307-322, 1962
[6] Stewart GT. Post-dysenteric colitis. Br Med J 1:405-409, 1950
[7] Thabane M, Kottachchi DT, Marshall JK. Systematic review and meta-analysis: The incidence and prognosis of post-infectious irritable bowel syndrome. Aliment Pharmacol Ther 26:535-544, 2007
[8] Zanini B, Ricci C, Bandera F, et al. Incidence of post-infectious irritable bowel syndrome and functional intestinal disorders following a water-borne viral gastroenteritis outbreak. Am J Gastroenterol 107:891-899, 2012
[9] Hanevik K, Dizdar V, Langeland N, et al. Development of functional gastrointestinal disorders after *Giardia lamblia* infection. BMC Gastroenterol 9:27, 2009
[10] Klem F, Wadhwa A, Prokop LJ, et al. Prevalence, Risk factors, and outcomes of irritable bowel syndrome after infectious enteritis: A systematic review and meta-analysis. Gastroenterology 152:1042-1054, 2017
[11] Jung IS, Kim HS, Park H, et al. The clinical course of postinfectious irritable bowel syndrome: a five-year follow-up study. J Clin Gastroenterol 43:534-540, 2009
[12] Ghoshal UC, Gwee KA. Post-infectious IBS, tropical sprue and small intestinal bacterial overgrowth: the missing link. Nat Rev Gastroenterol Hepatol 14:435-441, 2017
[13] Spiller R, Garsed K. Postinfectious irritable bowel syndrome. Gastroenterology 136:1979-1988, 2009
[14] Ghoshal UC, Srivastava D, Misra A, et al. A proof-of-concept study showing antibiotics to be more effective in irritable bowel syndrome with than without small-intestinal bacterial overgrowth: a randomized, double-blind, placebo-controlled trial. Eur J Gastroenterol Hepatol 28:281-289, 2016
[15] Zhao J, Zheng X, Chu H, et al. A study of the methodological and clinical validity of the combined lactulose hydrogen breath test with scintigraphic oro-cecal transit test for diagnosing small intestinal bacterial overgrowth in IBS patients. Neurogastroenterol Motil 26:794-802, 2014

Summary

Irritable Bowel Syndrome and Gastrointestinal Infection

Tadayuki Oshima[1], Masato Taki,
Tomoki Horikawa, Toshihiko Tomita,
Yoshio Ohda, Hirokazu Fukui,
Jiro Watari, Hiroto Miwa

IBS (irritable bowel syndrome) is a representative functional gastrointestinal disorder and is characterized by chronic or recurrent abdominal pain and/or abdominal discomfort associated with abnormal bowel movement. PI-IBS (post-infectious-IBS) and IBS with SIBO (small intestinal bacterial overgrowth) are types of IBS. Although gastrointestinal infection and SIBO are diagnosed by detecting the causative pathogen and bacterial overgrowth, IBS is diagnosed based on its symptoms. Therefore, confusion regarding the name of the condition may exist. However, PI-IBS and IBS with SIBO exist, and new criteria and treatments should be developed by differentiating these entities.

---

[1] Division of Gastroenterology, Department of Internal Medicine, Hyogo College of Medicine, Nishinomiya, Japan

简报

气单胞菌肠炎的内镜表现

森主 达夫[1]
神田 圭辅
大塚 喜人[2]

摘要●气单胞菌肠炎是由气单胞菌属（Aeromonas）[主要是嗜水气单胞菌（Aeromonas hydrophila）和维罗纳气单胞菌温和生物变种（Aeromonas veronii biovar.sobria）]所引起的感染性肠炎。虽然引起水样腹泻和腹痛，但由于多数为轻度，可自然改善，一般不太被认识。但是，在持续长期腹泻的患者以及免疫力低下的患者也有重症化的情况，需要注意。此次笔者等以28例施行了下消化道内镜检查的气单胞菌肠炎患者为对象，对内镜表现进行了回顾性研究，认为有以下特征性表现：①升结肠至横结肠的带状溃疡；②降结肠至乙状结肠的纵行溃疡；③从直肠开始有连续的发红、水肿、黏膜粗糙、血管透见性下降。希望读者在参考这些特征性内镜表现的同时，注意慢性病例、重症病例进行诊疗。

关键词 气单胞菌肠炎　小肠结肠炎气单胞菌（*Aeromonas enterocolitis*）　纵行溃疡　带状溃疡

[1]龟田综合医院消化内科　〒296-8602 鸭川市东町929
　　E-mail : moristatu@yahoo.co.jp
[2]龟田综合医院临床检查科

前言

气单胞菌属（Aeromonas）细菌是革兰阴性杆菌，在河川、湖沼及其周边的土壤或鱼贝类等广泛分布。根据病例报道等，可以认为该属细菌是一般性腹泻的致病菌。在日本，1982年将气单胞菌属中的嗜水气单胞菌（*Aeromonas hydrophila*，*A. hydrophila*）和维罗纳气单胞菌温和生物变种（*Aeromonas veronii* biovar. Sobria，*Aeromonassobria*）指定为食物中毒性细菌。

气单胞菌肠炎多以轻症的水样腹泻和腹痛为主诉发病，数日后恢复。由于其多为轻度，自然好转，即使被检出有时也无症状，因此一般不太被认识。但是，在持续长期腹泻的患者以及免疫力低下的患者也有重症化的情况，需要注意。

迄今为止，关于气单胞菌肠炎的内镜表现的报道很少。此次因为笔者等对气单胞菌肠炎的内镜表现进行了研究，故加以报道。

对象和方法

2000年1月—2013年12月，在笔者所在医院通过便培养或大肠黏膜活检培养被检出气单胞菌属菌的病例，在有症状，或者在下消化道内镜检查中见有异常表现、排除了同时检出其他病原菌的73例气单胞菌肠炎患者中，以施行了内镜检查的28例为对象，对内镜表现进行了回顾性研究。

另外，因为到2015年为止，笔者所在医院一直通过MicroScan WalkAway进行气单胞菌属

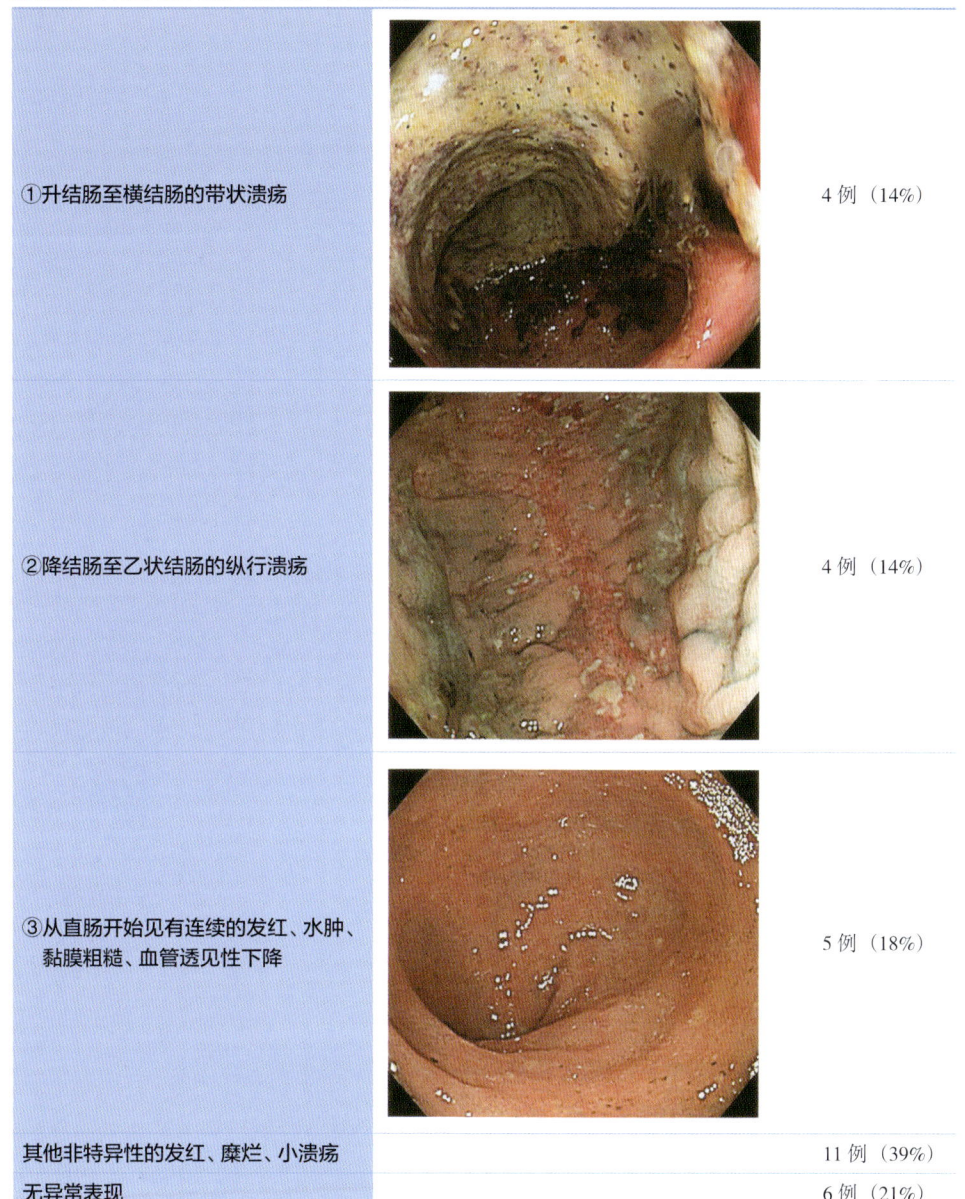

表1 气单胞菌肠炎的内镜表现（共28例）

内镜表现	例数
①升结肠至横结肠的带状溃疡	4例（14%）
②降结肠至乙状结肠的纵行溃疡	4例（14%）
③从直肠开始见有连续的发红、水肿、黏膜粗糙、血管透见性下降	5例（18%）
其他非特异性的发红、糜烂、小溃疡	11例（39%）
无异常表现	6例（21%）

菌的种的鉴定，气单胞菌属菌全部被包括在嗜水气单胞菌组（A. hydrophila group）内，所以在本研究中一概作为气单胞菌属菌处理。

内镜表现

大致可分为以下3种类型（表1）：
①升结肠至横结肠的带状溃疡：4例（14%）；
②降结肠至乙状结肠的纵行溃疡：4例（14%）；
③从直肠开始见有连续的发红、水肿、黏膜粗糙、血管透见性下降：5例（18%）；

此外，非特异性的发红、糜烂、小溃疡见有11例（39%）；6例（21%）无异常内镜表现。

讨论

由于有的病例即使从便中被检出气单胞菌属细菌也不会引起肠炎，以及在引起肠炎的情况下多数患者不用抗菌药也能自然改善，所以迄今为止对气单胞菌肠炎的认识不足。但是，由于在持续长期腹泻的患者以及免疫力低下的患者也有重症化的情况，需要注意。

另外，作为气单胞菌肠炎没有被认识的原因之一，起因于原本在一般临床检查室的便培养时的分离方法，有可能存在难以被检出的情况。笔者认为，与很多研究机构一般以沙门菌属（*Salmonella*）、志贺菌属（*Shigella*）、弧菌属（*Vibrio*）、肠出血性大肠埃希菌为目标实施分离培养不同，在笔者所在医院平时还意识到弯曲杆菌属（*Campylobacter*）、气单胞菌属、耶尔森菌属（*Yersinia*）等，因此产生与其他研究机构之间的不同。在笔者所在医院，气单胞菌属菌与弯曲杆菌属菌检出的几乎一样多，因此认为它们绝不是罕见的消化道感染性疾病的致病菌。

虽然气单胞菌肠炎的内镜表现不太被人们所了解，但报道有从升结肠到横结肠的区域性肠炎和缺血性肠炎样的乙状结肠的纵行溃疡，在此次研究的内镜表现中，认为与①、②相符。缺血性肠炎样纵行溃疡的表现，被认为是由于气单胞菌属菌产生的毒素引起的肠道剧烈蠕动，不是由其引起缺血而发生的。③的直肠的内镜表现有时类似于溃疡性结肠炎，并且由于气单胞菌肠炎本身有时也会变成慢性病，因此必须注意鉴别。

结语

在本文中，基于笔者等所经治的气单胞菌肠炎病例，概述了其内镜表现。笔者认为，该病在便培养时被忽视以及即使检出了也不太被认识的情况很多，但由于也存在慢性化、重症化的病例，有必要将其与溃疡性结肠炎相鉴别，期望读者在参考特征性内镜表现的同时，考虑到气单胞菌肠炎进行诊疗。

参考文献

[1] Janda JM, Abbott SL. The genus *Aeromonas*：taxonomy, pathogenicity, and infection. Clin Microbiol Rev 23:35-73, 2010
[2] Figueras MJ. Clinical relevance of *Aeromonas*. Rev Med Microbiol 16:145-153, 2005
[3] Parker JL, Shaw JG. *Aeromonas* spp. clinical microbiology and disease. J Infect 62:109-118, 2011
[4] Soler L, Marco F, Vila J, et al. Evaluation of two miniaturized systems, MicroScan W/A and BBL Crystal E/NF, for identification of clinical isolates of *Aeromonas* spp. J Clin Microbiol 41:5732-5734, 2003
[5] Lamy B, Laurent F, Verdier I, et al. Accuracy of 6 commercial systems for identifying clinical *Aeromonas* isolates. Diagn Microbiol Infect Dis 67:9-14, 2010
[6] Janda JM, Abbott SL. Evolving concepts regarding the genus *Aeromonas*：an expanding Panorama of species, disease presentations, and unanswered questions. Clin Infect Dis 27:332-344, 1998
[7] Farraye FA, Peppercorn MA, Ciano PS, et al. Segmental colitis associated with *Aeromonas* hydrophilia. Am J Gastroenterol 84:436-438, 1989
[8] Bayerdorffer E, Schwarzkopf-Steinhauser G,Ottenjann R. New unusual forms of colitis：Report of four cases with known and unknown etiology. Hepatogastroenterology 33:187-190, 1986
[9] 林繁和. 感染性腸炎の内視鏡診断. 明日の臨 18:19-27, 2006
[10] 栗山敦治. *Aeromonas* 下痢症の病態と大腸内視鏡像. ENDOSC FORUM digest dis 9:198-202, 1993
[11] Deutsch SF, Wedzina W. *Aeromonas sobria*-associated left-sided segmental colitis. Am J Gastroenterol 92:2104-2106, 1997

Summary

Colonoscopic Findings of *Aeromonas Enterocolitis*

Tatsuo Morinushi[1], Keisuke Kanda, Yoshihito Otsuka[2]

Aeromonas enterocolitis, mainly caused by *Aeromonas hydrophila* and *Aeromonas veronii* biovar sobria, produces watery diarrhea and abdominal pain. As the symptoms are relatively mild and self-limiting, it is generally not recognized. However, diarrhea sometimes persists for a long duration, and immunocompromised patients can become severely infected, therefore care is needed. We retrospectively studied 28 colonoscopic findings of patients with *Aeromonas enterocolitis*. The characteristic findings were as follows：1）girdle ulcer in the ascending to the transverse colon；2）longitudinal ulcer in the descending to the sigmoid colon；and 3）diffuse loss of vascular appearance, hemorrhage, and friability of the mucosa continuous from the rectum. Therefore, in cases of chronic and severe diarrhea, referencing these characteristic colonoscopic findings could aid in the diagnosis of *Aeromonas enterocolitis*.

[1] Department of Gastroenterology, Kameda Medical Center, Kamogawa, Japan
[2] Department of Clinical laboratory, Kameda Medical Center, Kamogawa, Japan

主题病例

棒体棘头虫病

藤田 朋纪[1, 2]
平田 裕哉[1]
嘉成 悠介
小松 悠弥
和贺 永里子
高梨 训博
安保 智典
胜木 伸一
片平 浩孝[3]

摘要●患者是70多岁的男性，在201×年1月，以腹痛为主诉在附近医院就诊，由于怀疑是肠梗阻被介绍到笔者所在医院住院。为了诊断病因，施行了经肛门的小肠镜检查，发现了吸附于回肠处的大小5 mm左右的寄生虫。虽然在内镜下将其除去了，但约1年后，该患者以血便为主诉再次就诊，从空肠处又取出了4条寄生虫。虫体均被鉴定为 *Corynosoma* 属。该属的人体感染在北海道相继出现，在急腹症的诊察时需要注意。

关键词 钩虫 棒体棘头虫病 急腹症 肠梗阻

[1]小樽披济会医院消化疾病中心　〒047-0032小樽市稻穗1丁目4-1
[2]札幌世纪医院消化内科　E-mail : t-fujita@sa-century.jp
[3]三重大学生物资源学研究科海洋生物学讲座

前言

在北海道发生了以鳍足类动物作为主要终宿主的寄生虫——棒体棘头虫属（*Corynosoma*）的人体感染，今后的病例数恐怕会增加。一般认为，感染是通过生食鱼类而引起的，但因为迄今为止世界上仅知有2例，故未作为应该注意的寄生虫病被人们所认识，临床上的了解尚不充分。在日本有报道作为近缘的寄生虫——以鲸类等海生哺乳动物为终宿主的球体棘头虫属（*Bolbosoma*）的感染病例，则关于该属所致感染的病状和应对方法也产生了信息共享的必要性。

在本文中，以笔者等所经治的病例为基础，提出对 *Corynosoma* 属感染性疾病的诊断处理方针及基础性的见解。

病例

患者：70多岁，男性。
主诉：腹痛，血便。

生活史：有经常生食鱼贝类的习惯。
现病史：201×年1月，以腹痛为主诉在附近医院就诊，由于怀疑是肠梗阻而被介绍到笔者所在医院住院。身高160 cm，体重65 kg，腹部正中央有压痛。

腹部CT表现　除小肠壁明显肥厚及口腔侧小肠的扩张外，可见少量腹水（**图1**）。

经肛门的小肠气囊内镜表现　通过禁食、静脉滴注等保守性处置，症状好转后，以诊断病因为目的施行了经肛门的小肠气囊内镜检查。发现了吸附于回肠处的大小5 mm左右的白色异物，判断为寄生虫，并在内镜下摘除（**图2**）。预后经过良好，内镜检查后很快出院，但约1年后，该患者以血便为主诉再次就诊。血便的出血源判断为非甾体抗炎药（nonsteroidal anti-inflammatory drugs，NSAIDs）相关性溃疡，施行了内镜下止血，由于此时发现了4条寄生虫，进行了内镜下摘除。

遗传学及形态学表现　虫体由吻、颈、躯

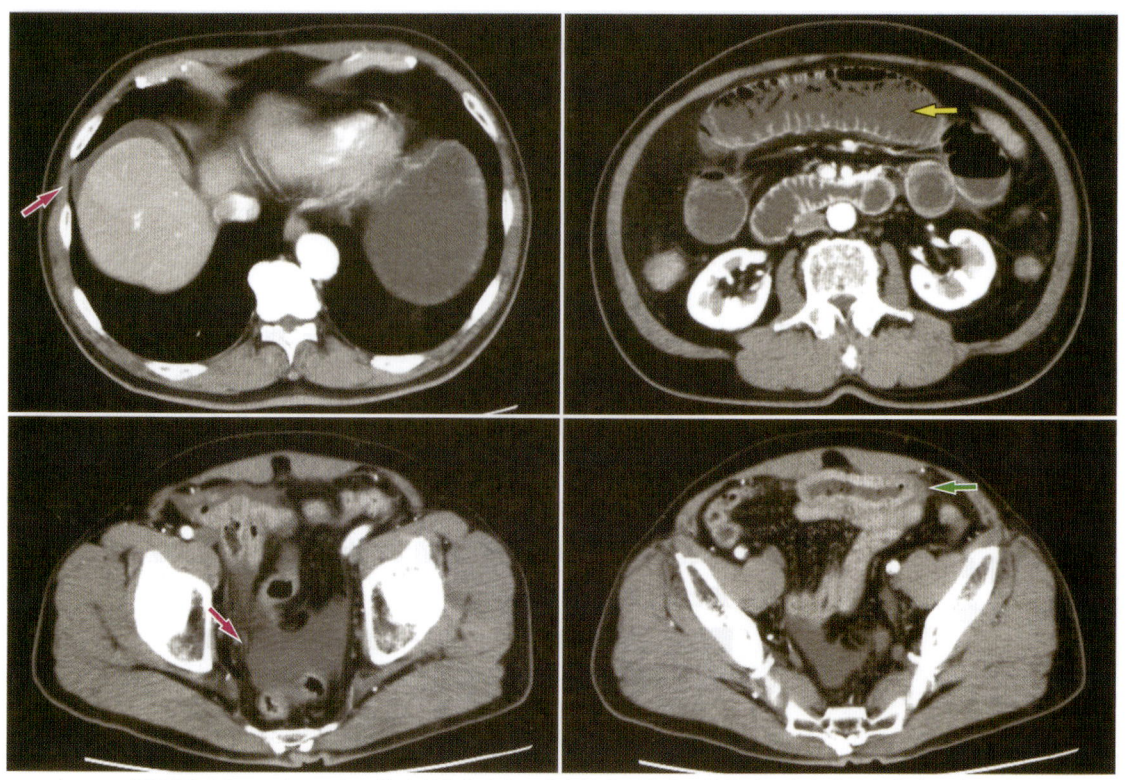

图1 腹部CT表现。红色箭头所指为腹水，黄色箭头所指为肠管扩张，绿色箭头所指为肠壁肥厚。

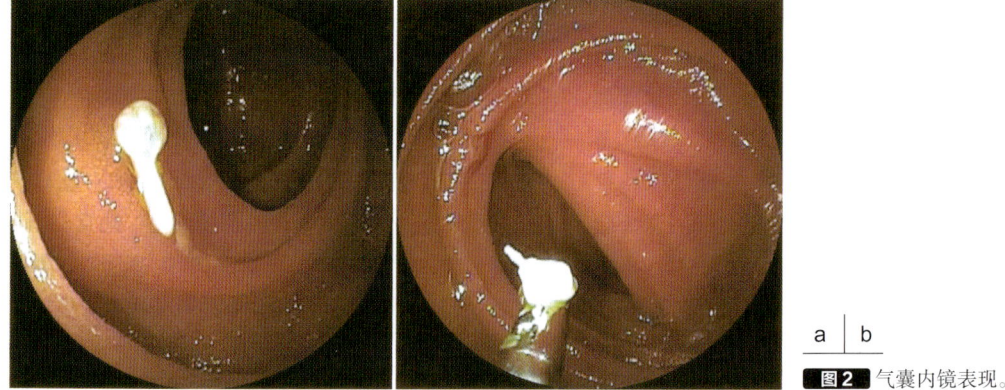

图2 气囊内镜表现。

干三部分构成，根据在吻部具有的钩的形态及排列数、覆盖躯干的棘突的范围，判断为 *Corynosoma* 属的钩虫。201×年的虫体，根据内转录间隔区（internal transcribed spacer，ITS）的碱基序列被鉴定为寄生于海狮与海狗的 *Corynosoma villosum*（*C. villosum*）及所报道的寄生于海象和海豹的 *Corynosoma validum*（*C. validum*）近缘的未确定种；201（×+1）年的虫体根据光学显微镜下的形态学详细检查鉴定为 *C. villosum*。

讨论

所谓的钩虫是由大约1000种组成的小分类

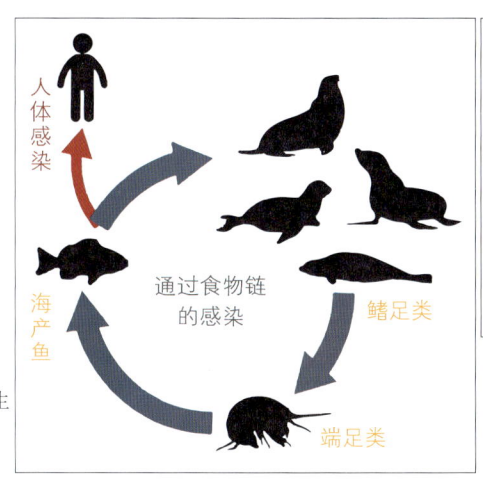
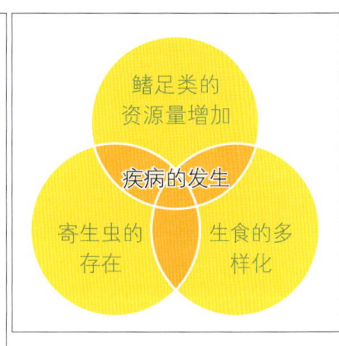

图3 棒体棘头虫属病发生的概要。
a 生活史模式图。
b 病例数增加的背景。

群。虽然钩虫的人体感染在史前就已存在，但病例记录极少。本次的 *Corynosoma* 属具有以海产的端足类动物为中间宿主，通过食用它们的海产鱼，最终到达鳍足类动物的生活史（**图3a**）。向人的感染途径被认为是生食鳍足类动物食用的海产鱼，或许可以说是鱼食文化浓厚的日本发生的寄生虫病。

在终宿主中的寄生部位是其肠道内，在人体感染上虫体也全部潜伏于消化器官。在过去的2例棒体棘头虫病中，1例是从被给予米帕林（atabrin）的爱斯基摩男性的粪便中检出了海豹寄生的 *Corynosoma strumosum*（*C. strumosum*）虫体，另1例是从居住在札幌市的男性患者的大肠内壁通过内镜诊断有 *C. villsum* 的寄生。除笔者所在医院的病例之外，近年，1例在旭川市居住的70多岁的女性以腹痛为主诉就诊的病例，在内镜下从回肠处检查出多处溃疡和 *C. validum* 的寄生。

令人感兴趣的是，在笔者所在医院和旭川市的病例中，得到了拥有正在发育的卵的成熟雌性虫体。这就意味着虫体在患者体内能够长期潜伏。因此，笔者认为在笔者所在医院病例中再次就诊时发现的虫体可能是在初次检查时没观察到的部位的持续感染。位于虫体吻部的钩伤害附着部位，必须留意像笔者所在医院病例这样由炎症引起肠道狭窄进而引发肠梗阻的情况和像旭川市的病例那样形成溃疡与引起出血的危险性。

如果是胃和大肠等内镜探头易于达到的感染部位，在急腹症时有可能迅速发现虫体并进行处置；但在小肠感染的情况下，如果是没有小肠镜设备的医疗机构，大概很大可能是通过开腹进行诊断和治疗。所以，是否有可进行小肠检查的内镜专业医生以及胶囊内镜、气囊内镜等可以进行小肠检查的设备，很有可能会影响患者的预后情况。并且对使用药物这种简单驱除方法的探讨也将会成为今后的研究课题。

结语

鉴于生息和洄游于北海道周边海域的候补终宿主（各种海豹、海狮、海狗）的个体数量近年急剧增加，以及伴随水产业界的形势变化，鉴于各种各样的鱼类变得能生食的背景，今后，恐怕本属的寄生虫和地区居民之间的接触风险会提高。作为由寄生虫引起的急腹症，虽然异尖线虫病和绦虫病已经被人们所了解，但同样的问题是，通过生态系统与人类活动的变化会发生新的寄生虫病。笔者认为，重要的是从早期阶段积累信息，事先了解和共享正确的知识和对策。

参考文献

[1] Fujita T, Waga E, Kitaoka K, et al. Human infection by acanthocephalan parasites belonging to the genus *Corynosoma* found from small bowel endoscopy. Parasitol Int 65:491-493, 2016

[2] Takahashi K, Ito T, Sato T, et al. Infection with fully mature *Corynosoma* cf. *validum* causes ulcers in the human small intestine. Clin J Gastroenterol 9:114-117, 2016

[3] 片平浩孝, 藤田朋紀, 中尾稔, 他. コリノソーマ症：鰭脚類を終宿主とするあまり知られていない人獣共通寄生虫症. 哺乳類科 *in press*

[4] 小林透, 金栄浩, 船曳秀, 他. 上部消化管内視鏡検査にて *Bolbosoma* 属寄生虫が偶然発見された1例. Gastroenterol Endosc 44:2083-2086, 2002

[5] Moore JG, Fry GF, Englert E Jr. Thorny-headed worm infection in North American prehistoric man. Science 163:1324-1325, 1969

[6] Schmidt GD. Acanthocephalan infections of man, with two new records. J Parasitol 57:582-584, 1971

[7] Ashford RW, Crewe W. The Parasites of Homo sapiens, Livepool Sch. Tropic. Med, Liverpool, 1998

[8] 八木欣平, 大淵美帆子, 浦口宏二, 他. ヒト大腸から摘出された鉤頭虫 *Corynosoma villosum* (Acanthocephala：Polymorphidae) について. 第48回日本寄生虫学会・日本衛生動物学会北日本支部合同大会 抄録集. p17, 2002

Summary

Acanthocephaliasis (Corynosomiasis)

Tomoki Fujita[1,2], Yuuya Hirata[1], Yusuke Kanari, Yuuya Komatsu, Eriko Waga, Kunihiro Takanashi, Tomonori Anbo, Shinichi Katsuki, Hirotaka Katahira[3]

A 7X-year-old male was referred to our hospital with suspected ileus after consulting a local doctor for abdominal pain in January 201X. Transanal small bowel endoscopy was performed to diagnose the cause of the pain, and a white foreign body (approximately 5mm) was detected piercing the ileum. As it was a parasite, we removed it; however, the patient underwent medical examination again 1 year later because of complaints of melena. Subsequently, four worms were endoscopically removed from the jejunum. All the removed worms were identical to acanthocephalans of the genus *Corynosoma*. Because infection due to this parasite has recently been emerging in Hokkaido, Japan, this should be considered in the diagnosis of patients presenting with acute abdomen.

[1] Department of Medical Gastroenterology, Otaru Ekisaikai Hospital, Otaru, Japan
[2] Department of Gastroenterology, Sapporo Century Hospital, Sapporo, Japan
[3] Faculty of Bioresources, Mie University, Tsu, Japan

主题病例　　　　　　　　　　　　　　　肠道感染性疾病——包括最新的话题

鞭虫病

三上　荣[1, 2]
池田　英司[1]
山下　幸政

摘要●患者是40多岁的女性，以详查右下腹疼痛为目的，施行结肠镜检查时，在升结肠处发现虫体。虽然在内镜下很艰难别是异尖线虫属（*Anisakis*）还是其他寄生虫，但制作出虫体标本后，因其形态和见有特征性的虫卵诊断为鞭虫病。

关键词　寄生虫　鞭虫病　大肠

[1] 神户市立医疗中心西市民医院消化内科　〒653-0013神户市长田区一番町2丁目4
　　E-mail：mikamis0802@kcho.jp
[2] 建石诊所

前言

鞭虫病是通过以人为终宿主的鞭虫寄生于肠道而引发的疾病。通常，因摄入含有鞭虫卵的食物和水等而感染。虽然以热带各国家为中心在世界上鞭虫病患者达到了6亿~8亿人，但在日本的感染是罕见的。本次因笔者等经治了1例鞭虫病病例，故加以报道。

病例

患者：40多岁，女性，越南人。
主诉：右下腹疼痛。
既往史：无特殊记载的疾病。
现病史：因从约1年前开始出现间歇性右下腹疼痛，来到笔者所在医院就诊。未发现腹部压痛等，在血液化验中也未见炎症反应的升高和贫血等异常表现。虽然没出现腹泻和软便，但由于有时发现少量血便，故施行了结肠镜检查。

结肠镜表现　在升结肠处发现了寄生虫（**图1a**）。虫体由短粗的部分（**图1b，c**）和细长的部分（**图1d**）组成，为透明性，在其内部可见褶皱状的结构物。细的部分很长，大范围黏附于黏膜。用抓持钳小心地摘除了虫体。未在其他部位发现虫体。

镜检表现　活标本镜检时（**图2a**），可以辨识出粗的部分是肛门（**图2b**），细的前端部分是口器（**图2c**）。此外，在肛门近处的躯干部可见肠管样的结构物（**图2d**）。

固定标本表现　制作固定标本并仔细观察时（**图3a**），确认了卵巢，在卵巢内可见许多类圆形的虫卵（**图3b，c**）。根据虫体的形态和特征性的虫卵，明确了这是人鞭虫的雌成虫体。

这之后，由于患者并没有来医院，所以未能进行驱虫。

概要

所谓的鞭虫病，被定义为通过鞭虫寄生于肠道引起肠炎症状的疾病。主要发生在热带和亚热带等卫生状况差、适合于土中的鞭虫卵孵化的高温高湿的地方。通过经口摄入被虫卵污染的生蔬菜等而感染。被吞咽的虫卵在小肠中孵化，成为幼虫。此后的3~10天在小肠内发育后，使虫体的前端穿入到盲肠、结肠的黏膜中并寄生。感染后经3个月成熟，成虫的寿命为数年。

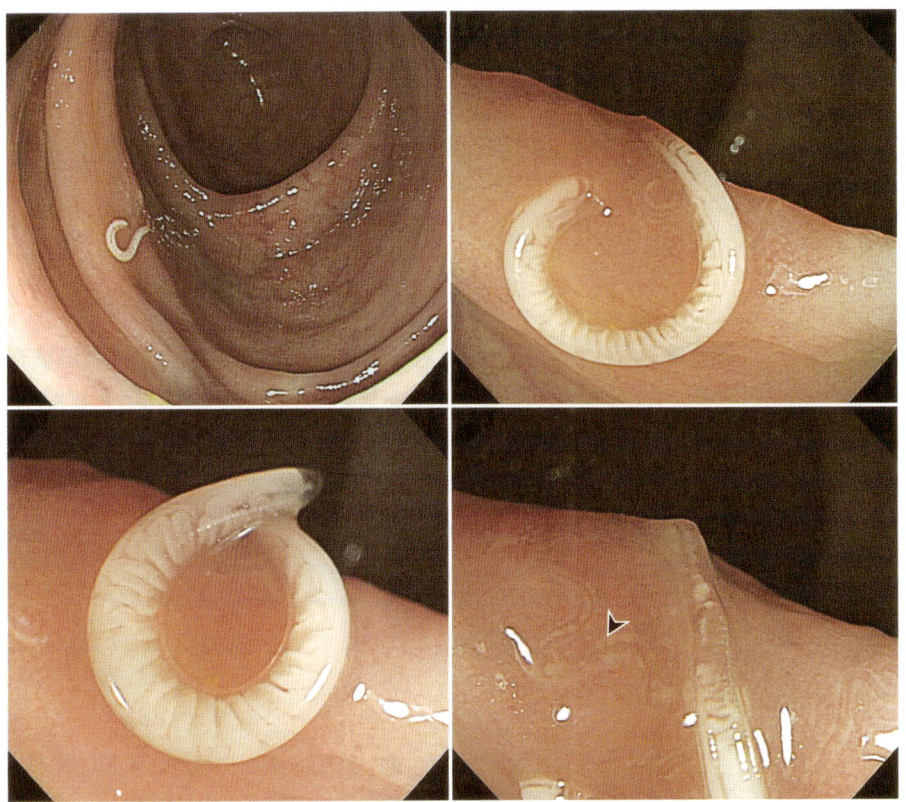

a	b
c	d

图1 结肠镜表现。在回盲瓣附近的升结肠上发现虫体（**a**）。在放大像中可见在虫体内有褶皱状结构物的短粗部位（**b**，**c**）和与黏膜紧密黏附在一起的细长部位（**d**，箭头所指）。此后，判明细长的部位是虫体的食管。

鞭虫如同其名字一样形似鞭子（**图2a**）。虫体前部3/5的细的部分占据在食管中。雌成虫的体长为35~45mm，在尾侧有肛门开口。由于雄成虫在尾侧有交合刺和刺鞘，所以辨别雌雄相对容易。本标本被认为是雌性。

最近在日本的感染率低至0.01%以下。在世界上，以热带和亚热带地区为中心有6亿~8亿人感染，到这样的地方旅行、居留的日本人也有机会感染。本病例是越南人，常常回家乡越南，笔者认为是由于那时通过摄食生蔬菜等，在越南被感染的。在越南，寄生虫感染不是罕见病，以鞭虫病为代表，蛔虫、蛲虫等寄生虫感染也常常可看到。在日本的感染，除了像北村等报道的那样通过与见有鞭虫寄生的猿等接触感染以外，几乎未发现有感染。但是，随着冷藏技术和物流技术的进步，可以认为在鲜活状态下附着于海外食物上的鞭虫卵被运送至日本，通过摄入这些食物而感染也是很有可能的。

作为临床症状，虽然少数感染是无变化、无症状的，但多数感染有时会引起浅表性糜烂和出血，由于虫体大量寄生于阑尾而引起阑尾炎，寄生于直肠而引起直肠脱垂。如果变成慢性的，就会发展成消瘦、贫血、脓血便。作为自觉症状，有恶心、呕吐、腹痛、发热、腹泻或便秘等。

诊断方法是在粪便检查中检出虫卵；检查方法选择集卵法（福尔马林-乙醚法）。虫卵一般为长径40~50μm，呈被形容为烤盘样、岐阜灯笼样的特征性的形状（**图3b，c**）。有时也如同本病例，在结肠镜检查时偶然被检查出成虫而做出诊断。

原则上，鞭虫的感染者即使无症状也要进

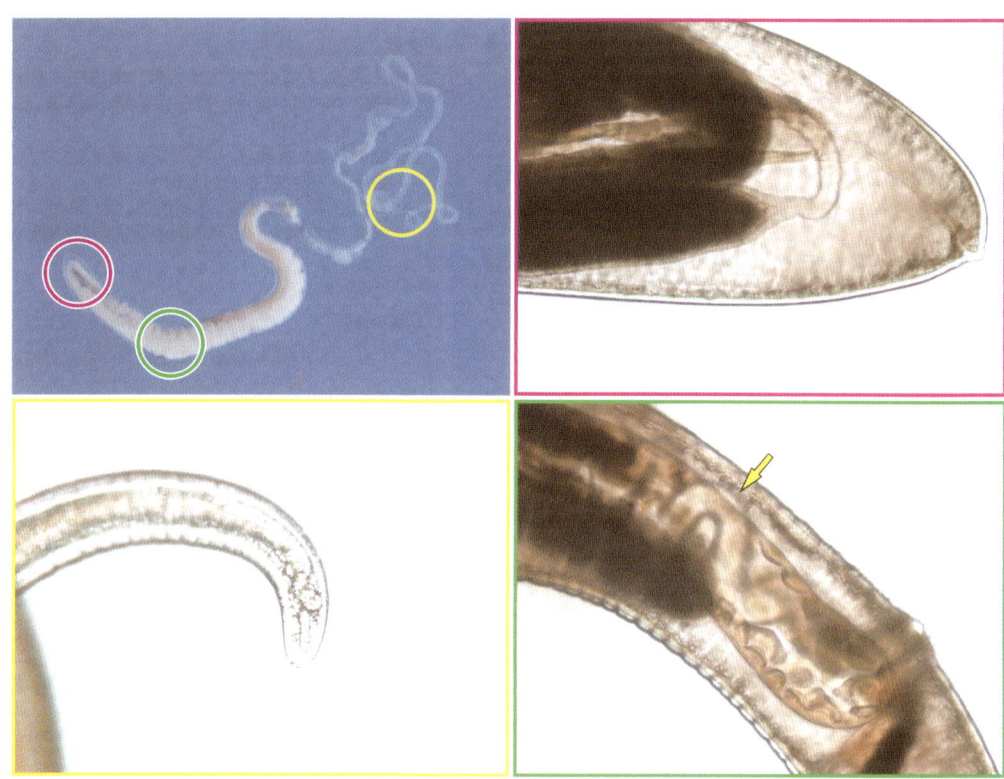

a	b
c	d

图2 取出的寄生虫活标本。

a 寄生虫的整体像。

b 总排泄腔（**a**中的红色圆圈部位周围的放大图）。由于没有发现交合刺部分，认为是雌性成虫。

c 口器部分（**a**中的黄色圆圈部分周围的放大图）。

d 肠道（箭头所指部分，**a**中的绿色圆圈部分周围的放大图）。

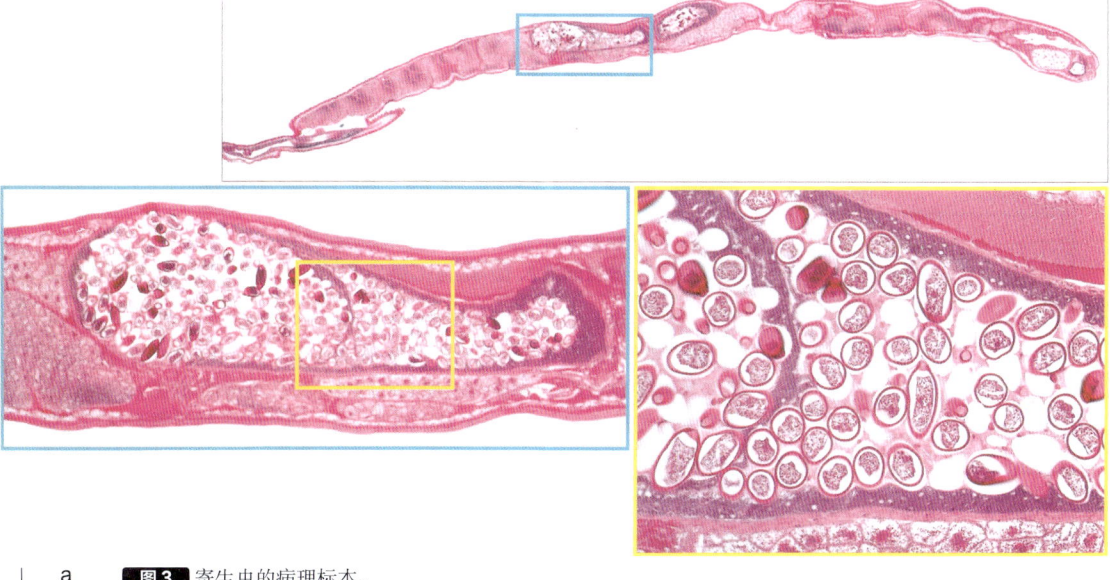

	a
b	c

图3 寄生虫的病理标本。

a 见有卵巢，在其中见有被认为是虫卵的小椭圆形的结构物（蓝框部分）。

b，c 虫卵呈特征性的形状，在两端有卵栓，被形容为烤盘状或岐阜灯笼的形状（黄框部分）。大小为长径 50～55 μm。

行治疗。甲苯达唑（mebendazol）200 mg 分早晚2次服用，连续服用3日。虽然几乎未见副作用，但偶尔有时会引起消化道症状、头晕、头疼。因为有致畸性，孕妇禁止服用；此外，因为有向乳汁的移行性，在哺乳期也应禁止服用。

结语

笔者认为，近年饮食文化的多样性和从亚洲、非洲等地流入的外国人数量不断增加的现在，遇到包括本病在内的各种寄生虫感染性疾病患者的可能性也在增加。如能承蒙读者参照本病例的图像作为今后诊疗的参考，笔者将深感荣幸。

参考文献

[1] 多田功, 大友弘士, 金子清俊, 他. 鞭虫. 多田功, 大友弘士（編）. エッセンシャル寄生虫病学, 第3版. 医歯薬出版, pp 140-141, 1999

[2] 北村浩, 玉置敬之, 柴峠光成. 鞭虫症の1例. Gastroenterol Endosc 52:3328-3329, 2010

[3] 丸山治彦, 加藤康幸, 木村幹男, 他. 寄生虫症薬物治療の手引き, 改訂第9.0版. 日本医療研究開発機構, p 55, 2016

Summary

Trichuriasis in the Colon, Report of a Case

Sakae Mikami[1], Eiji Ikeda, Yukimasa Yamashita

A 49-year-old female presented with pain in the right lower abdomen. On endoscopic examination of the large intestine, a parasite was observed in the ascending colon, which was similar to Anisakis larvae, but we could not distinguish it from other parasites. Finally, we diagnosed trichuriasis due to the characteristic parasitic form and eggs.

[1] Department of Gastroenterology, Kobe City Medical Center West Hospital, Kobe, Japan

主题病例　　　肠道感染性疾病——包括最新的话题

Whipple病

藏原 晃一[1]
川崎 启祐[1, 2]
长末 智宽[1, 3]
八板 弘树[1]
大城 由美[4]
小林 广幸[1, 5]

摘要●[病例1]患者54岁，男性。以持续了半年的水样腹泻和约10 kg的体重减轻为主诉住院至笔者所在科室。在从十二指肠降部至回肠末端的整个小肠中，见有弥漫性伴有白色绒毛的水肿样黏膜；在活检病理表现方面，观察到在黏膜固有层内有许多PAS染色阳性的泡沫状巨噬细胞。强烈怀疑为Whipple病，以诊断治疗为目的给予患者头孢曲松（CTRX）和ST复方制剂，观察到显著的改善趋势。[病例2]患者50岁，男性。以持续了3个月的水样腹泻和约25 kg的体重减轻为主诉住院至笔者所在科室。在包括十二指肠在内的整个小肠中观察到弥漫性的白色绒毛和黏膜水肿，通过从十二指肠和小肠取材的活检病理表现、电子显微镜表现和PCR法得到了确定诊断。通过CTRX和ST复方制剂的给药观察到了显著的改善趋势。

关键词　Whipple病　白色绒毛　十二指肠　胶囊小肠内镜　气囊小肠内镜

[1]松山红十字医院胃肠中心　〒790-8524松山市文京町1
　　E-mail：kkurahara@matsuyama.jrc.or.jp
[2]岩手医科大学医学部内科学讲座消化内科消化道领域
[3]九州大学研究生院医学研究院病理功能内科学
[4]松山红十字医院病理部
[5]福冈山王医院消化内科

前言

Whipple病（Whipple disease）是由革兰阳性杆菌——惠普尔养障体（Tropheryma whipplei，T. whipplei）的机会性感染而引发多种临床症状的全身感染性疾病。在消化道中表现为对小肠黏膜的感染而引发的吸收障碍，通过从十二指肠或小肠黏膜取材的活检而被诊断。该病多见于白人男性，在日本被认为是极其罕见的疾病，过去报道的病例仅停留在10例，但如果诊断延误会呈现致死性的临床经过，因此该病是消化道内镜诊断的重要性较高的疾病之一。在本文中，以内镜表现和组织病理学表现为中心，展示已经报道过的笔者所经治的2个病例。接下来，结合文献分析进行报道。

病例

[病例1]

患者：54岁，男性（与文献6为同一病例）。

主诉：水样腹泻，体重减轻（6个月减轻10 kg）。

既往史/家族史：无特别记载的事项。

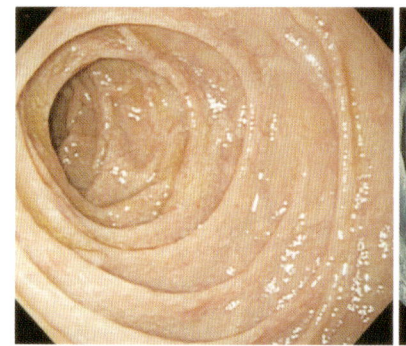
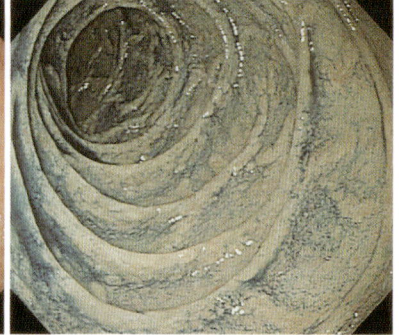

| a | b |

图1 [病例1] EGD像。
a 常规内镜像。十二指肠降部。
b a的靛胭脂染色像。

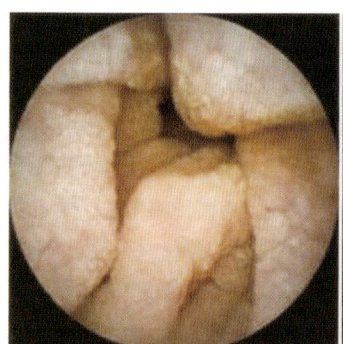
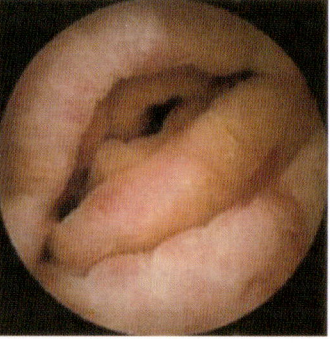

| a | b |

图2 [病例1] 小肠CE像。
a 空肠。
b 回肠。

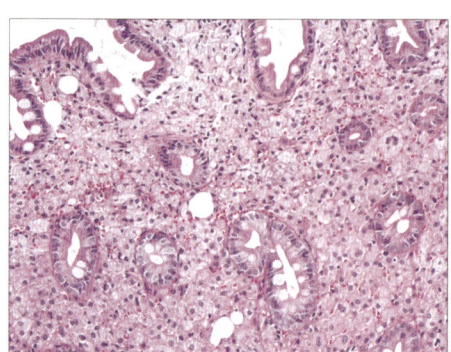
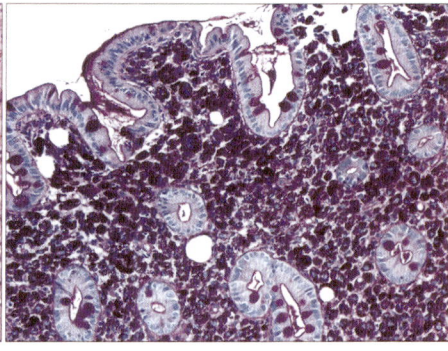

| a | b |

图3 [病例1] 活检标本病理表现(十二指肠降部)。
a HE染色像。
b PAS染色像。

现病史：水样腹泻（10次左右/d）持续了半年，且体重减轻了约10 kg，因此由附近诊所介绍至笔者所在科室就诊。

住院时症状：身高159 cm，体重42.8 kg，BMI 16.9 kg/m²。体温37.5 ℃。腹部平坦、柔软、无压痛。四肢中有两下肢水肿和两腹股沟淋巴结肿大。

住院时检查结果：通过血液检查发现轻度炎症表现（WBC 7050/μL，CRP 0.27 mg/dL）、贫血（Hb 11.2 g/dL）及低白蛋白血症（Alb 1.82 g/dL）。抗人类T淋巴细胞白血病病毒（human T-cell leukemia virus，HTLV）抗体阳性。便潜血免疫法阴性。便培养、虫卵检查均为阴性。

上消化道内镜（esophagogastroduodenoscopy，EGD）表现 观察到十二指肠降部的黏膜粗糙及弥漫性白色绒毛（**图1**）。在窄带成像（narrow band imaging，NBI）放大观察中，观察到绒毛结构的模糊化及微小的绒毛内血管的消失。

整个大肠内镜表现 在大肠未发现明显的异常，但在回肠末端观察到与十二指肠降部类似的弥漫性白色绒毛。

小肠X线造影表现 在整个小肠中观察到

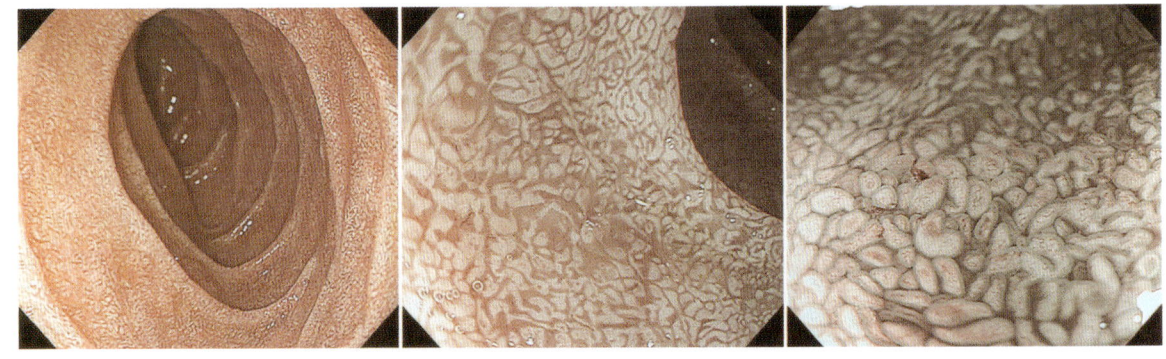

| a | b | c |

图4 ［病例2］EGD像。
a 常规内镜表现。十二指肠降部。
b a的放大观察像。
c 相同部位的NBI放大观察像。

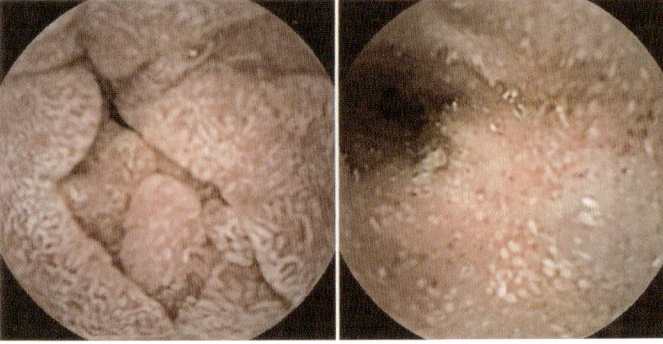

| a | b |

图5 ［病例2］DBE像。
a 空肠。
b a的近距像。

皱襞的轻度水肿样变化及粗糙黏膜表现。

小肠胶囊内镜（capsule endoscopy，CE）表现　在整个小肠观察到弥漫性水肿表现、白色绒毛及发红（图2）。

活检标本病理表现　通过从十二指肠降部取材的活检，观察到在黏膜固有层中有许多泡沫状巨噬细胞的集簇和脂滴（图3a）。这些巨噬细胞为过碘酸-希夫（periodic acid-Schiff，PAS）染色强阳性（图3b）。回肠末端也能观察到相同的表现。

临床经过　根据以上检查结果，强烈怀疑为Whipple病，作为诊断性治疗对患者进行了头孢曲松（ceftriaxone，CTRX）的静脉滴注。观察到水样腹泻的好转趋势，CTRX给药2周后，改为内服磺胺甲基异噁唑和甲氧苄啶复方制剂（sulfamethoxazole/trimethoprim，ST复方制剂），之后，继续给药。观察到自觉症状和他觉症状的消失、检查结果的正常化、内镜表现的显著改善，无复发，预后良好。

［病例2］

患者：50岁，男性（与文献11为同一病例）。

主诉：腹泻，体重减轻（3个月减少25 kg）。

既往史/家族史：无特别记载的事项。

生活史：吸烟10支/d×30年。不饮酒。

现病史：以持续了2个月的水样腹泻（每天10次以上）为主诉到附近的医院住院。施行了上消化道、下消化道的检查等，但未能做出确诊，腹泻持续，3个月体重减轻了约25 kg，因此以原因不明的小肠炎为诊断转院至笔者所在科室。

住院时症状：身高170.5 cm，体重47.0 kg，BMI 16.2 kg/m²，体温36.3 ℃，血压111/68 mmHg，脉搏71次/min，腹部平坦、柔软、无压痛。无

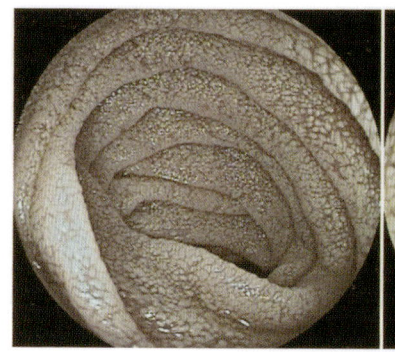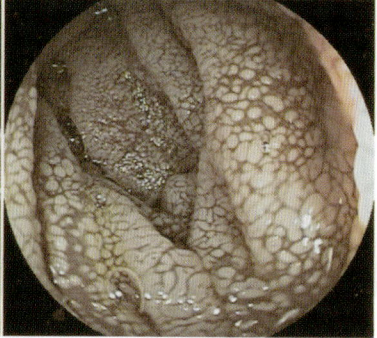

图6 [病例2] DBE像。
a 空肠。
b a的近距像。

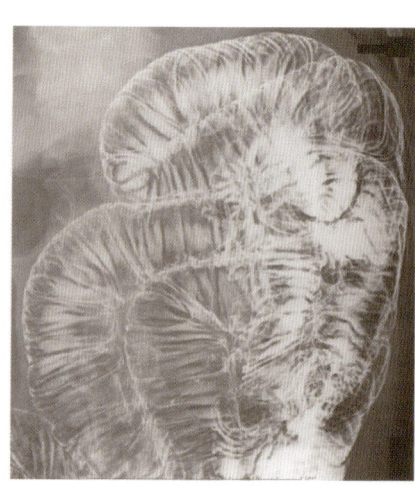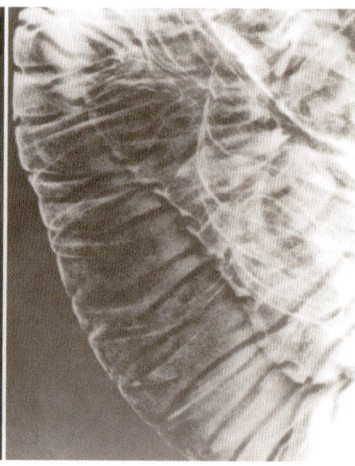

图7 [病例2] 插管法小肠X线造影像。
a 空肠。
b a的放大像。

浅表淋巴结肿大。

住院时检查结果：白细胞数处于正常范围内，但CRP略增高，为0.27 mg/dL。总蛋白5.4 g/dL，Alb 2.6 g/dL，见有低白蛋白血症。抗HTLV-1抗体、抗人类免疫缺陷病毒（human immunedeficiency virus，HIV）抗体均为阴性，人类白细胞抗原（human leukocyte antigen，HLA）型为A24、A33、B7、B44。

EGD表现　十二指肠降部的黏膜面呈轻度水肿样，观察到弥漫性黏膜粗糙和白色绒毛（图4a）。通过放大观察可看到绒毛的均一的白色变化（图4b）；通过NBI联合放大观察，除了白色变化外，还可透见绒毛内血管（图4c）。

大肠内镜表现　在大肠中未发现明显的异常。在回肠末端观察到白色绒毛和黏膜粗糙。

小肠CE表现　在整个小肠中观察到水肿样黏膜和弥漫性白色绒毛（图5）。在回肠下部表现不如小肠上部明显，白色绒毛呈斑点状，并混杂有发红。

经口双气囊小肠内镜（double balloon enteroscopy，DBE）表现　在空肠上部观察到与十二指肠降部相同的弥漫性表现（图6）。

插管法小肠X线造影表现　在整个小肠中观察到Kerckring皱襞的轻度肿大和弥漫性的微小颗粒状黏膜花纹（图7）。相同表现在空肠中更加明显。

组织病理学表现　在上消化道、下消化道内镜检查和于DBE下施行的活检中，通过自十二指肠降部、空肠和回肠末端取材的活检，观察到在黏膜固有层内有PAS染色阳性的泡沫状巨噬细胞的集簇和脂滴（图8a，b）。前者Ziehl-Neelsen染色为阴性，Grocott染色为阳性（图8c）。

电子显微镜表现　通过十二指肠黏膜组织的电子显微镜检查，观察到许多被认为是被巨噬

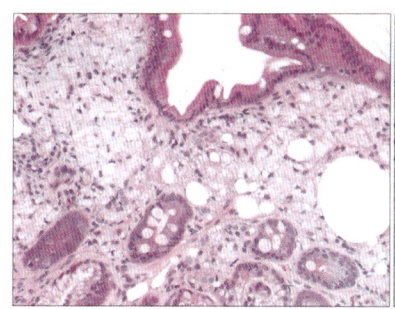
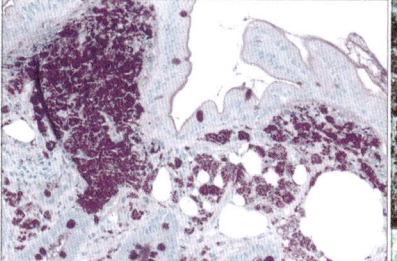
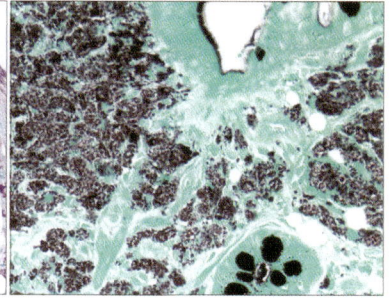

| a | b | c | **图8** [病例2] 活检标本病理表现（十二指肠降部）。
a HE 染色像。
b PAS 染色像。
c Grocott 染色像。

细胞吞噬的 T. whipplei 的大小为 1~2 μm 的杆菌（图9）。

活检组织聚合酶链反应（polymerase chain reaction，PCR）法检查 当对从十二指肠黏膜组织提取的 DNA 进行直接测序时，确认了有 T. whipplei 特异性的碱基序列。

临床经过 除了以上的临床经过、影像表现及活检组织病理表现外，通过电子显微镜表现、PCR 法检查也鉴定了 T. whipplei，因此将其确诊为 Whipple 病。自住院后，采取中心静脉营养管理；在诊断后迅速开始 CTRX 的经静脉给药。持续给药 CTRX 两周后，改为 ST 复方制剂的经口给药。通过以上这些治疗，腹泻症状很快有了改善，由于患者全身状态恢复良好，于住院的第 31 天出院。在这之后仍然继续服用了 ST 复方制剂 2 年以上，并且对其施行包括内镜检查在内的定期随访观察，未发现病情复发。

讨论

Whipple 病于 1907 年由 Whipple 首次报道。相同病例为一名 36 岁的白人男性，出现腹泻、体重减轻、关节炎等症状，衰弱性死亡。由于在剖检中观察到在肠黏膜上有明显的脂肪沉积，因此最初认为是脂肪代谢异常。然而，在 1949 年明确了该病患者的小肠黏膜固有层中有许多 PAS 染色阳性的巨噬细胞；之后，在 1960 年被报道，通过电子显微镜检查判明这种 PAS 染色阳性颗粒是被巨噬细胞吞噬的杆菌，该病是细菌感

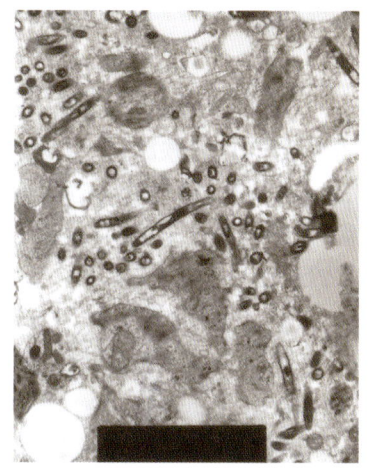

图9 [病例2] 电子显微镜下表现。

染性疾病。19 世纪 90 年代通过 PCR 法检查确认了 16S rRNA，将其命名为 T. whipplei。

作为 T. whipplei 的感染途径，提示是通过被污染的饮用水等的经口感染。笔者等认为，某些免疫学的疾病易感性的存在以及细胞免疫功能的降低参与了本病的感染和发病，而 HLA-B27 阳性者和 HTLV-1 携带者被认为是危险因素之一。特别是具有 HLA-B27 抗原的人对 Whipple 病的易感性是不具有该抗原的人的 3~4 倍，但日本人的 HLA-B27 阳性率低，这被认为是人种间发病率出现差异的其中一个重要原因。此外，据推测，男性的患病风险是女性的 8 倍。

在 Whipple 病的报道病例中多为白人男性，包括欧美在内大约有 1000 例被报道。在日本的

表1 Whipple病的日本报道病例（除会议录外）

报道年份	报道者	年龄/性别	HTLV-1	HLA-B27	症状	病病程	小肠内镜	电子显微镜	PCR
1976	楢本等	45/M	无记载	无记载	腹泻、水肿	20年	未施行	−	−
2004	Yogi等	52/M	+	无记载	腹泻、体重减轻	1年	未施行	+	+
2007	濑野尾等	50/M	无记载	无记载	体重减轻	10个月	未施行	−	−
2008	金城等	51/M	+	无记载	腹泻、体重减轻	1年	CE、SBE	+	+
2011	川崎等	54/M	+	无记载	腹泻、体重减轻	6个月	CE	−	−
2013	Yajima等	54/M	+	无记载	腹泻、体重减轻	6个月	未施行	−	+
2013	渡边等	36/F	−	−	腹泻、体重减轻	3年	CE	−	+
2015	堂森等	76/M	无记载	无记载	腹泻	2年	CE	−	−
2016	平野等	70多岁/M	+	无记载	黑便、腹泻	3个月	CE、DBE	+	−
2016	长末等	50/M	−	−	腹泻、体重减轻	3个月	CE、DBE	+	+

HTLV-1: human T-cell leukemia virustype 1，人类T细胞白血病病毒1型；HLA-B27: human leucocyte antigen B27，人类白细胞抗原B27；PCR: polymerase chain reaction，聚合酶链式反应；CE: capsule endoscopy，胶囊内镜；SBE: single balloon endoscopy，单气囊小肠镜；DBE: double balloon endoscopy，双气囊小肠镜。

报道极其罕见，在笔者等能够检索的范围内[医学中央杂志及PubMed（1986—2017年）]文献报道仅有10例（表1）。10例患者的平均年龄为50多岁，男性9例，女性1例，这与海外的报道一样，中老年男性占绝大部分。HTLV-1在检索到的7例中有4例为阳性病例，HLA-B27在检索到的2例中无阳性病例（表1）。

已了解Whipple病患者会出现腹痛、腹泻、体重减轻等消化系统症状，此外，还伴有关节炎、腹腔内淋巴结肿大、中枢神经系统障碍（脑膜炎等）、眼症状（眼肌麻痹、葡萄膜炎等）、肝脾肿大、胸膜炎等多种多样的症状，被认为是全身感染性疾病。当分析日本报道的10例患者时，几乎全部的病例都是以腹泻和体重减轻为主诉（表1）。病程长达几个月乃至几年（表1）。笔者认为，这反映出该病诊断的难度。

该病的好发部位为消化道的小肠，特别是十二指肠降部至空肠。近年来，由于CE和气囊小肠镜（balloon enteroscopy，BE）的普及，也报道有在空肠、回肠中发现病变的病例。在包括十二指肠在内的小肠的X线造影检查中，可以看到肠黏膜的水肿样肥厚及弥漫性的微小颗粒状黏膜；在内镜检查中，伴有白色绒毛的水肿样黏膜为特征性的表现。呈白色绒毛的淋巴管扩张和粪类圆线虫病、AA淀粉样变性等虽然作为鉴别诊断疾病被提出来，但单从影像表现不易鉴别，有必要基于病理表现进行鉴别。

在十二指肠/小肠的病变部位，具有组织病理学上的微小颗粒状灰白色细胞质的大型泡沫状巨噬细胞集簇于黏膜固有层，并伴有脂滴，具有特征性。这种泡沫状巨噬细胞为PAS染色阳性，通过电子显微镜检查判明这种PAS染色阳性颗粒是被巨噬细胞吞噬的 T. whipplei。这种特征性的组织病理学表现也可见于心脏、肺、肝、神经等其他脏器的感染部位。在呈PAS染色阳性巨噬细胞的集簇的疾病中，除该病外还有细胞内分枝杆菌（Mycobacterium intracellulare）病和组织胞浆菌病（histoplasmosis）等，而鉴别点为：Whipple病Ziehl-Neelsen抗酸菌染色为阴性、Crocott染色为阳性，并且可以观察到脂滴。对于该病的确诊，需要从活检组织的PCR法检查或通过电子显微镜检查的 T. whipplei 的证明，在进行电子显微镜检查时，本菌可作为大小为1~2 μm的杆菌被观察到。

关于该病的治疗，由于菌体有时也能从脑脊液中被检出等原因，在静脉给予具有脑脊液移行性的 CTRX 两周左右后，至少继续经口给予 ST 复方制剂 1 年以上。关于预后，也有复发病例的报道，为了阐明长期预后，需要进一步的病例积累。

结语

在本文中展示了笔者等所经治的 2 例 Whipple 病病例，并结合文献分析进行了报道。[病例 2] 如本文中所记载的那样，与在日本消化系统疾病学会杂志上报道的病例是同一病例，但由于是极其宝贵的病例，得到了该期刊编辑委员会的转载许可从而进行了报道。

Whipple 病是极其罕见的全身感染性疾病，具有慢性腹泻和体重减轻等自觉症状，当在包括十二指肠在内的小肠中发现弥漫性白色绒毛时，经常留意该病进行诊断治疗是十分重要的。笔者期望通过本报道以进一步使人们了解 Whipple 病的临床特征。

参考文献

[1] Fenollar F, Puéchal X, Raoult D. Whipple's disease. N Engl J Med 356:55-66, 2007
[2] 楢本純一, 為近義夫, 新関寛, 他. 非特異性多発性小腸潰瘍に併存したWhipple病の1例. 胃と腸 11:227-231, 1976
[3] Yogi T, Hokama A, Kinjo F, et al. Whipple's disease: the first Japanese case diagnosed by electron microscopy and polymerase chain reaction. Intern Med 43:566-570, 2004
[4] 瀬野尾章, 瓜生恭平, 儘田明央, 他. Whipple病の超微形態. 桐生短大紀 18:9-16, 2007
[5] 金城福則, 金城渚, 仲本学, 他. Whipple病・糞線虫症. 胃と腸 43:643-650, 2008
[6] 川崎啓祐, 小林広幸, 蔵原晃一, 他. 十二指腸NBI拡大観察とカプセル小腸内視鏡が有用であったWhipple病の1例. 胃と腸 46:311-319, 2011
[7] Yajima N, Wada R, Kimura S, et al. Whipple disease diagnosed with PCR using formalin-fixed paraffin-embedded specimens of the intestinal mucosa. Intern Med 52:219-222, 2013
[8] 渡邉大輔, 垣本哲宏, 兒玉健太, 他. 感染性心内膜炎と髄膜炎を合併したWhipple病の1例. 日消誌 110:998-1006, 2013
[9] 堂森浩二, 佐藤明人, 中島尚, 他. 特徴的な内視鏡像を呈し, 臨床的にWhipple病と診断し得た1例. 胃と腸 50:1443-1449, 2015
[10] 平野昭和, 平井郁仁, 高田康道, 他. 画像所見にて診断し経過観察をしえたWhipple病の1例. 胃と腸 51:1626-1634, 2016
[11] 長末智寛, 蔵原晃一, 八板弘樹, 他. 電子顕微鏡所見とPCR法で確診したWhipple病の1例. 日消誌 113:1894-1900, 2016
[12] Whipple GH. A hitherto undescribed disease characterized anatomically by deposits of fat and fatty acids in the intestinal and mesenteric lymphatic tissues. Johns Hopkins Hosp Bull 18:382-391, 1907
[13] Black-Schaffer B. The tinctoral demonstration of a glycoprotein in Whipple's disease. Proc Soc Exp Biol Med 72:225-227, 1949
[14] Cohen AS, Schimmel EM, Holt PR, et al. Ultrastructural abnormalities in Whipple's disease. Proc Soc Exp Biol Med 105:411-414, 1960
[15] Relman DA, Schmidt TM, MacDermott RP, et al. Identification of the uncultured bacillus of Whipple's disease. N Engl J Med 327:293-301, 1992
[16] Marth T, Raoult D. Whipple's disease. Lancet 361:239-246, 2003
[17] Canoso JJ, Saini M, Herrnos JA. Whipple's disease and ankylosing spondylitis simultaneous occurrence in HLA-B27 positive male. J Rheumatol 5:79-84, 1978
[18] 蔵原晃一, 大城由美, 岡本康治, 他. 消化管アミロイドーシスの臨床像—画像診断を中心に：アミロイドーシスの小腸病変の特徴. 胃と腸 49:311-319, 2014
[19] 平田敬, 蔵原晃一. 白色絨毛. 胃と腸 52:630, 2017
[20] 池田圭祐, 岩下明徳, 田邉寛, 他. 組織像でわかる感染性腸炎. 胃と腸 43:1590-1605, 2008
[21] 長末智寛, 蔵原晃一, 八板弘樹, 他. Whipple病の臨床的特徴. 消化器・肝臓内科 1:493-498, 2017

Summary

Whipple's disease

Koichi Kurahara[1], Keisuke Kawasaki[1,2], Tomohiro Nagasue[1,3], Hiroki Yaita[1], Yumi Oshiro[4], Hiroyuki Kobayashi[1,5]

Case 1: A 54-year-old male was admitted to the hospital with reported continuous watery diarrhea for 6 months as well as weight loss of approximately 10kg. Diffuse edematous mucosa accompanied by white villi was observed along the full length of the small intestine from the second section of the duodenum to the terminal ileum. Biopsy revealed multiple PAS (periodic-acid Schiff)-positive foamy macrophages in the lamina propria, and Whipple's disease was strongly suspected. Following the administration of a CTRX and ST compound agent for diagnosis and treatment, a marked improvement was observed.

Case 2: A 50-year-old male was admitted to the hospital with reported continuous diarrhea for 3 months as well as weight loss of approximately 25kg. Diffuse edematous mucosa accompanied by white villi was observed in the small intestine, including the duodenum. The diagnosis was determined by biopsy, electron microscopy, and the PCR (polymerase chain reaction) technique. A marked improvement was observed following the administration of a CTRX and ST compound agent.

[1] Division of Gastroenterology, Matsuyama Red-cross Hospital, Matsuyama, Japan
[2] Division of Gastroenterology, Department of Internal Medicine, Iwate Medical University, Morioka, Japan
[3] Department of Medicine and Clinical Science, Graduate School of Medical Sciences, Kyushu University, Fukuoka, Japan
[4] Department of Pathology, Matsuyama Red-cross Hospital, Matsuyama, Japan
[5] Institute of Gastroenterology, Fukuoka Sanno Hospital, Fukuoka, Japan

| 早期胃癌研究会 | 肠道感染性疾病——包括最新的话题 |

关于2016年12月例会交流情况的介绍

入口 阳介[1]　　山野 泰穗[2]

[1] 东京都癌检诊中心消化内科
[2] 札幌医科大学医学部消化内科学讲座内镜中心

2016年12月，早期胃癌研究会于2016年12月21日（星期三）在笹川纪念会馆2楼国际会议厅举行。例会由入口医生（东京都癌检诊中心消化内科）和山野医生（札幌医科大学医学部消化内科学讲座内镜中心）主持，病理部分由味冈医生（新潟大学研究生院医学齿学综合研究科分子、诊断病理学）负责主持。影像诊断教育演讲是由海崎医生（福井县立医院病理诊断科）以《临床医生应该事先了解的病理其2【胃】A型胃炎和胃类癌瘤》为题进行。

[第1例]　60多岁，男性。为浸润深度T1b的乙状结肠早期结肠癌（病例提供：圣玛利亚医院消化内科 河野弘志）。

在便潜血检查均为阳性的2次检查中，被指出在乙状结肠有异常，因此以详细检查为目的就诊。读片由松下医生（秋田红十字医院消化疾病中心）负责。肿瘤径10 mm左右，为在周围伴有白斑和发红隆起的、凹凸不平的隆起性病变（Is型）（图1a），在靛胭脂染色图像中提示有管状腺管开口（pit）的存在，但在病变的基部和顶部有着不同的表面结构，提示这是在顶部形成了浸润深度Tis的癌——腺瘤内癌变。川崎医生（岩手医科大学医学部内科学讲座消化内科消化道领域）的意见也是腺瘤内癌变，但在空气伸展图像中皱襞绷紧病变突出了顶部的腺管开口，提示这是在相同部位发生黏膜下（SM）轻度浸润的病变。赵医生（洛和会丸太町医院消化内科）指出，倘若在病变周边有黏膜下隆起的话，

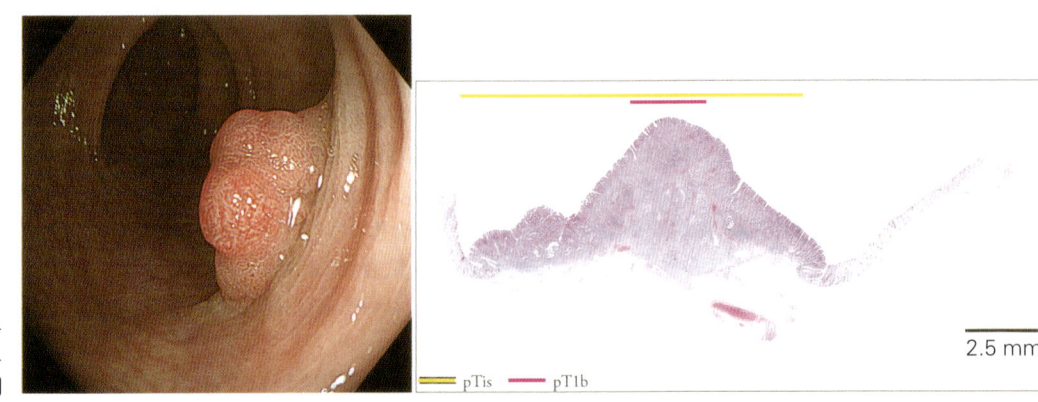

图1

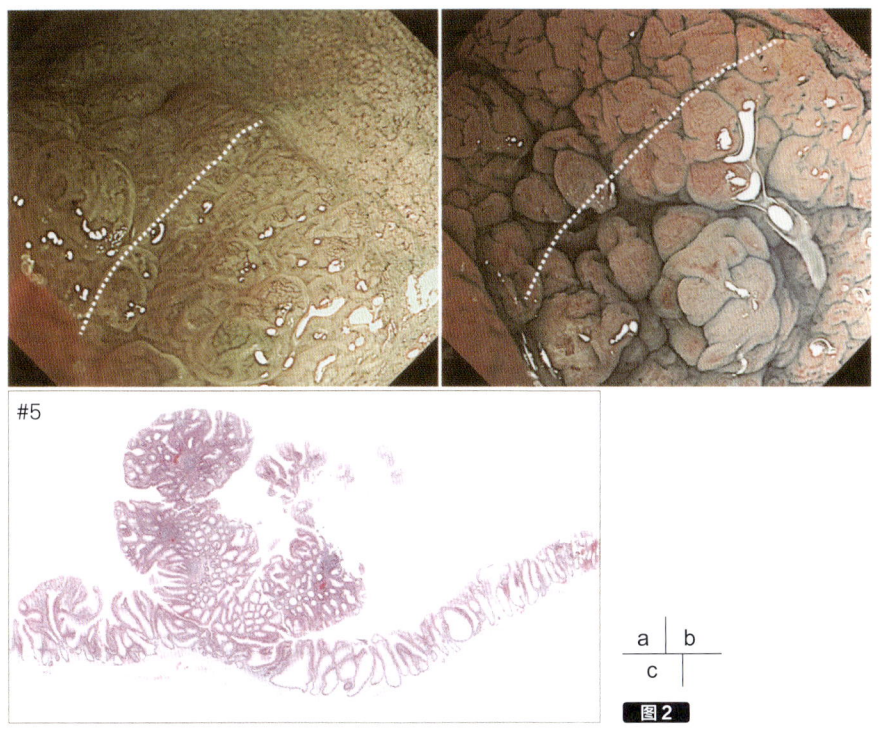

图2

有可能是SM 1000 μm以上的浸润，但据病例提供者解释，会受到观察条件的影响。长南医生（仙台厚生医院消化内科）寻求关于是否是SM浸润的根据，川崎医生将病理诊断方面的问题也考虑进来，提出是SM深部浸润，但松下医生指出由于非创伤性导管（non-traumatic tube）的可动性，即使有SM浸润也是轻微的。

然后，展示了隆起部位的窄带成像（narrow band imaging, NBI）图像，松下医生读片指出，有不规则、大小不同的血管，相当于JNET 2B型，为癌。川崎医生也持相同意见，称腺管开口部分的血管表现也没有变化。接着，展示了结晶紫染色图像，松下医生指出了病变基部的腺管开口不规则，认为是黏膜内癌；隆起部的腺管开口虽然不规则性更强，但并不能认为浸润深度很深。川崎医生认为，在隆起部位SM癌没有露出，将常规观察图像也考虑进来，认为还是深部浸润癌比较妥当。病例提供者说明，有二级台阶状隆起、轻度紧满感，提示是SM浸润，做出了诊断，但是由于无确证，便施行了内镜治疗，并展示了标本和内镜图像，以及制作标本时的切取方向。

病理解说由秋叶医生（久留米大学医院病理部）负责。病变为肿瘤径13 mm，残留有黏膜癌部分，在隆起部使黏膜肌层断裂，形成不规则的腺腔，SM深部浸润，浸润距离为距表层4700 μm，诊断为伴有距黏膜癌部分正下方4200 μm的pT1b高分化腺癌的腺瘤内癌变（**图1b**）。借助CD34染色，通过发现在隆起部有口径扩张的血管增生，发红的原因被揭示；认为在病变基部和隆起部的增殖活性是相同的。此外，由于MUC2、MUC5AC和MUC6染色为阳性，黏液表型被诊断为胃肠混合型。味冈医生（新潟大学研究生院医学齿学综合研究科分子/诊断病理学）请求确认黏膜肌层；九嶋医生［滋贺医科大学医学部临床检查医学讲座（附属医院病理诊断科）］发言称，存在错综的黏膜肌层，但不是完全断裂。此外，味冈医生提问：标本的表层上皮剥落了，在内镜图像中是否捕捉到了这一表现？病例提供者回答：结晶紫染色有可能反映出表层上皮稍微不良的部分。

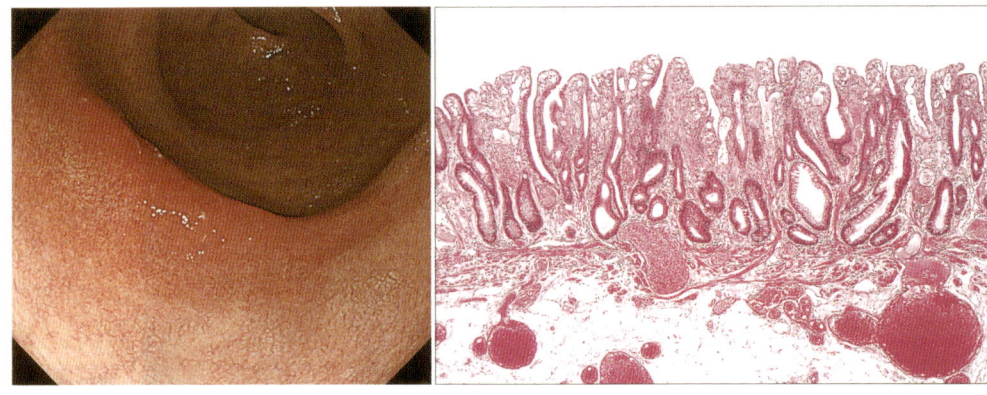

a	b

图3

[第2例] 60多岁，男性。乙状结肠的未分类腺瘤（unclassified adenoma）（病例提供：秋田红十字医院消化疾病中心 中冈宙子）。

主诉为便秘、血便。通过结肠镜检查，在乙状结肠发现了病变。读片由森山医生（九州大学研究生院医学研究院病理功能内科学）负责。

在常规内镜图像读片中，为边界一部分不清晰、高度较低、褪色、略微凹凸不平的颗粒状的平坦病变，其中一部分作为伴有隆起的病变被辨识，提示这是在锯齿状病变的一部分伴有肿瘤性变化的病变。在NBI图像（图2a）中，边界变得清晰，平坦部分相当于JNET 1型；在隆起部分，扩张、口径不同的血管变得清晰，认为这相当于2B型。河野医生（圣玛利亚医院消化内科）也表示，这也是松塔状，提示是以锯齿状病变为背景的肿瘤，是发生了癌变的病变。通过靛胭脂染色图像（图2b）和结晶紫染色图像读片，森山医生认为在平坦部分为锯齿状，在隆起部分为腺瘤，不存在癌。河野医生指出，在蕨叶状的部位也有可能存在有传统型锯齿状腺瘤（traditional serrated adenoma，TSA）的成分。吉田医生（京都府立医科大学研究生院医学研究科消化内科学）认为，缺乏将其断定为锯齿状的典型表现，有可能以低度异型腺瘤为基础，在隆起部为高度异型腺瘤。病例提供者解说道，病变呈现出多种多样的表面结构，难以套用现有的分类，既无法断言为锯齿状病变，也无法断言为腺瘤，以诊断性治疗为目的施行了内镜切除。并讲解了切除标本与内镜图像的对比，以及标本的切取方向。

病理解说由永塚医生（岩手医科大学医学部病理诊断学讲座）负责，组织病理诊断为未分类腺瘤。其理由是：平坦部分表现为乳头状或颗粒状的部分呈现出扩张的腺管由异型上皮所覆盖的所见，在其周围由分枝明显的肿瘤腺管所构成，是既不同于TSA和无蒂锯齿状腺瘤/息肉（sessile serrated adenoma/polyp，SSA/P），又不同于常规型腺瘤的表现（图2c）。此外，隆起部分为中度异型的管状腺瘤或管状绒毛腺瘤，未观察到TSA的特征。并且，在免疫染色图像中，平坦和隆起部分均表现出胃肠混合型的黏液表型，无p53和AnnexinA10的过度表达，Ki-67在平坦部呈无规则、散在性存在，为与常规型腺瘤不同的表现。通过基因检测，APC、KRAS、BRAF均未发现突变。

根据以上结果，该病变既无法断定为常规型腺瘤，也无法断定为锯齿状病变，结论为未分类腺瘤。八尾医生（顺天堂大学医学部人体病理病态学讲座）发现，病变的组织结构表现、Ki-67的分布表现也完全不同，因而支持未分类腺瘤这一诊断。并称平坦部分与过去岩下医生（福冈大学筑紫医院病理部）所指出的特殊类型（unusual type）类似，今后积累同样的病变进行分析是十分重要的。渡边医生（日本病理/细胞诊断中心）认为该病变是管状腺瘤（tubular adenoma）的亚型。上杉医生（岩手医科大学医

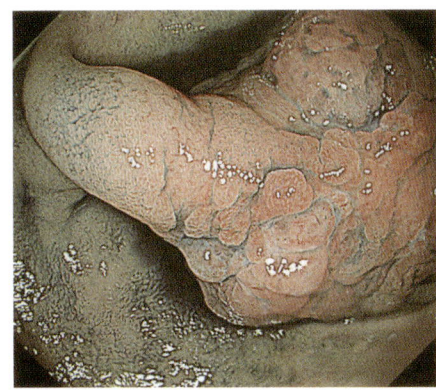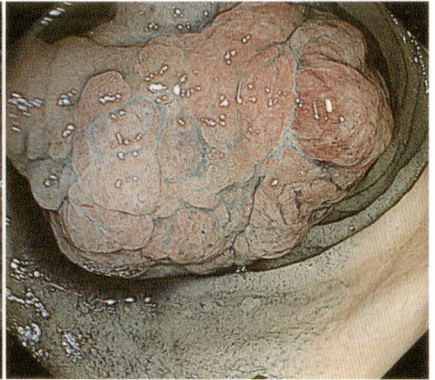

学部病理诊断学讲座）也补充道，在日常临床中应该通过对有被忽视的可能性和非典型的腺瘤病例的积累及分析进一步加强人们对该类疾病本质（entity）的认识。最后，病例提供者展示了与典型病例的对比。

[第3例] 80多岁，女性。直肠黏膜脱垂综合征（mucosal prolapse syndrome）（病例提供：手稻溪仁会医院消化疾病中心 原田拓）。

无主诉，但之前的医生通过施行结肠镜检查，指出在直肠前壁有发红的表现，根据活检结果诊断为Group 3，以详细检查治疗为目的被介绍至本科室。读片由杉木医生（浜松医科大学医学部附属医院消化内科）负责。常规内镜表现为发红、无边界、柔软且未表现出糜烂或溃疡的平坦病变（图3a），提示该病变为炎症性病变或淋巴瘤。冈医生（广岛大学医院消化、代谢内科）基于以周围炎症为背景，在靛胭脂染色图像中有边界，以及活检结果，认为是肿瘤性病变。作为边界不清、糜烂、白苔、黏液附着、柔软病变的例子，齐藤医生（市立旭川医院消化疾病中心）以鉴别为目的提出了直肠黏膜脱垂综合征（mucosal prolapse syndrome，MPS）。小泽医生（佐藤医院消化内科）也持相同意见，也以鉴别为目的提出了深部囊性结肠炎（colitis cysticaprofunda，CCP），并指出通过活检将该病变诊断为Group 3的理由是有可能是炎症引起的腺管异型。NBI放大内镜图像被展示出来，杉木医生认为这是马赛克样结构，不适用JNET分类，为非肿瘤性病变。冈医生又着眼于区域性，判断为不规则的表面结构（surface pattern），即JNET 2B型的肿瘤性病变。在靛胭脂染色、结晶紫染色放大图像中，杉本医生认为虽然也可以指出粗糙、肿大的腺管开口的存在，但不是肿瘤，也可以用炎症的影响来说明；冈医生则认为难以判断是炎症的影响，而判断其为Ⅵ型轻度不规则的上皮性肿瘤。小泽医生根据其与溃疡性结肠炎的再生上皮相类似、病变的高度及黏液表现，认为该病变为CCP。病例提供者说明道，虽然病变表面区域性不清晰，但基于之前医生的活检结果，以诊断性治疗为目的对包括明显正常黏膜的部分施行了内镜黏膜下剥离术（endoscopic submucosal dissection，ESD）。

病理解说由大森医生（手稻溪仁会医院病理诊断科）负责。在组织病理图像中，在病变中央观察到在黏膜固有层中由细胞核肿大、N/C比增大的幼稚细胞构成的较高腺管的增生，以及在间质中错综的黏膜肌层和纤维肌闭塞症（fibromuscular obliteration），将其诊断为MPS（图3b）。此外，大森医生认为，隐窝（crypt）深深刺入到错综、肥厚的黏膜肌层中，通过屈曲增加表面的不规则性。在Ki-67免疫染色图像中，观察到存在腺管内的左右不均等分布，可以看出通过重复再生过程的异常增生行为，也就是这些表现在肿瘤性腺窝中被观察到的原因。此外，作为病变整体，在这些异常表现上有程度上的差别，由MPS的典型表现和初期表现、以及呈间

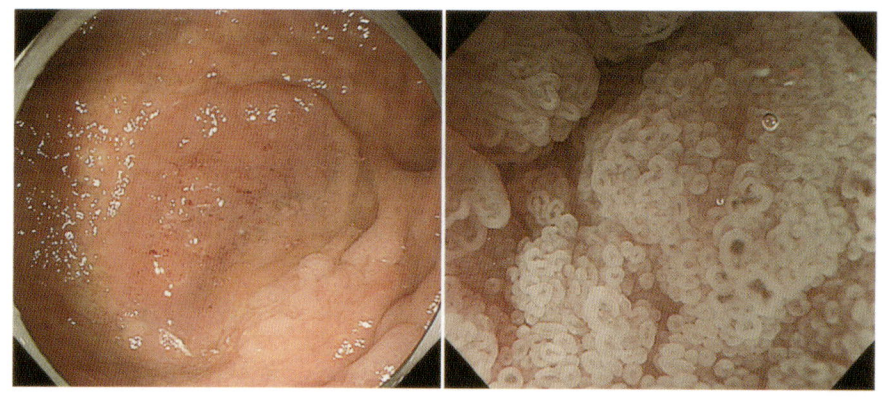

图5

质的轻度纤维化和炎性细胞浸润的背景黏膜这3部分组成。还有，对术前活检标本进行再次检查时发现了幼稚的腺管，而在间质中存在有纤维肌闭塞症的表现，应以鉴别为目的提出MPS。味冈医生（新潟大学研究生院医学齿学综合研究科分子/诊断病理学）认为，MPS以腺窝的密度在深部被保持、在表层变稀疏以及毛细血管的增生为特征，由于经常出现MPS被误认为是肿瘤性病变的情况，因此需要注意。渡边医生（日本病理/细胞诊断中心）发现，在MPS的腺管杯状细胞减少，幼稚细胞为MAC2阳性，增生带基本上位于下层，但由于牵拉的影响在上层也能看到，还能观察到MPS腺管的分支表现。味冈医生发言称，在溃疡性MPS，间质的纤维化明显，在活检中也有时会误诊为黏膜下层浸润癌，所以无论是临床医生还是病理医生都应该重视MPS，通过问诊来确认是否有排便时用力憋气、排便异常的情况，这是十分重要的。病例提供者反省道，有报道称本病例有直肠脱垂的治疗史，倘若事先知道这一点大概就不会施行ESD。

（以上由山野泰穗主持并整理成文）

[第4例] 70多岁，女性。十二指肠Brunner腺错构瘤（病例提供：弘前大学医学部附属医院消化系统血液内科 菊池英纯）。

主诉为易乏力。在3年前以筛查为目的接受的上消化道内镜检查（esophagogastroduodenoscopy，EGD）中被指出十二指肠有病变，但由于无症状出现就搁置了。这次，由于出现了易乏力和高度贫血的症状，再次接受EGD时，在十二指肠球部发现了病变。读片由吉村医生（济生会福冈综合医院消化内科）负责。

吉村医生通过3年前的内镜图像在十二指肠球部发现了表面光滑的黏膜下肿瘤；通过发现时的低张力十二指肠X线造影检查，发现了发生于球部的带蒂病变。较之3年前，由于在表面观察到凹凸不平，因此将其诊断为源于Brunner腺的肿瘤。赤松医生（长野县立须坂医院内镜中心）认为，由于通过脱垂（prolapse）等的机械刺激会形成溃疡，因此会引起贫血或在表面上凹凸变得更加明显，认为这是源自Brunner腺的增生或腺瘤。吉村医生通过常规内镜图像、NBI放大内镜图像、结晶紫染色放大图像（图4）观察到由机械刺激引起的表层剥脱和肉芽样变化，并在一部分伴有胃小凹上皮化生；通过内镜超声检查（endoscopic ultrasonography，EUS），发现在一部分伴有无回声像的实质性肿瘤；在造影CT中被均一地造影，诊断其为源自Brunner腺的肿瘤。

渡边医生（日本病理/细胞诊断中心）提问道，Brunner腺的增生是在黏膜层和黏膜下层的哪一层增殖的？肿瘤表面是十二指肠黏膜还是胃小凹上皮？赵医生（洛和会丸太町医院消化内科）回答道，观察到较高回声，一部分为低回声，为不均一的内部结构，诊断为在黏膜层、黏膜下层均发生增殖的源于Brunner腺的肿瘤。赤松医生通过读片，发现有能够观察到小凹上皮化生的区域。

病理解说由羽贺医生（弘前大学研究生院医学研究科病理生命科学讲座）负责。观察到大小为 30 mm 的有蒂病变，肿瘤剖面呈黄白色、充实、富有弹性且柔软，还发现了呈树枝状增生的平滑肌纤维和血管的增生，以及无异型的 Brunner 腺的增生；表层由胃小凹上皮化生所覆盖，见有血管的增生，无明显的糜烂和溃疡，也无 Brunner 腺露出的区域。根据肿瘤径在 5 mm 以上、伴有导管的腺泡的分叶状增生和平滑肌的增生，诊断为十二指肠 Brunner 腺错构瘤。二村医生（福冈大学医学部病理学讲座）发言称，在组织病理图像和内镜图像的对比中，表现为具有凹凸的肉眼形态的病变是由大中小不同大小的 Brunner 腺的增生所导致的病变，表面几乎全部被幼稚的胃小凹上皮所覆盖，由于 Brunner 腺超过了其原来的比例增生，将其诊断为错构瘤为宜。渡边医生提问道，是否在黏膜内也有增殖？九嶋医生〔滋贺医科大学医学部临床检查医学讲座（附属医院病理诊断科）〕补充道，当 Brunner 腺受到机械刺激发生糜烂、溃疡时，幼稚的胃小凹上皮立即就会覆盖上去。本病例自黏膜下层的 Brunner 腺连续增殖至黏膜表层的胃小凹上皮化生，由于是被导管和平滑肌所包围的病变，因此将其诊断为 Brunner 腺错构瘤（增生）。

岩下医生（福冈大学筑紫医院病理部）根据病理总论的概念，举例说明"错构瘤"这一病理学定义：假如有 A、B、C 3 种成分，其中的 1 种成分增生的病变就是错构瘤。此外，因为本病例不仅是 Brunner 腺增生，也伴有平滑肌纤维和血管的增生，因此认为是增生，但错构瘤和增生之间的鉴别是困难的，在海外，作为 Brunner 腺错构瘤"增生"进行介绍。本病例对于临床医生来说，成为一个确认错构瘤和增生的病理学诊断、概念的契机。

[第 5 例] 70 多岁，女性。胃隆起性早期胃癌（病例提供：大阪府立生活习惯病中心消化内科 加藤穣）。

通过接受以筛查为目的的上消化道内镜检查，被指出在胃体上部有病变。读片由野中医生（埼玉医科大学国际医疗中心消化内科）负责。从常规内镜图像（**图 5a**）和靛胭脂染色图像中观察到，背景黏膜从胃角至胃体部无集合小静脉的规则排列（regular arrangement of collecting venules，RAC），在胃体部未发现斑状发红等炎症表现，但观察到有白色的胃小凹上皮增生，因此认为是曾感染幽门螺杆菌（*Helicobacter pylori*, *H. pylori*）。为位于胃穹隆大弯处的大小为 15 mm 的白色绒毛状的隆起性病变，诊断为一部分边界不清的 0-Ⅰ+Ⅱb 型的胃型分化型腺癌，即黏膜内癌。此外，通过 NBI 放大内镜图像（**图 5b**）读片，发现是伴有上皮环内血管（vessels within epithelial circle，VEC）结构的乳头状结构的分化型胃癌，通过影像高度的差别反映出乳头状结构的大小差异，诊断为胃型分化型腺癌。

小山医生（佐久医疗中心内镜内科）提问道：怎样与胃型腺瘤相鉴别？野中医生回答道：因为是乳头状的结构，大小也不同，结构异型很明显，因此诊断为小凹上皮型胃癌。八木医生（新潟县立吉田医院内科）认为，可以观察到乳头状的结构，肯定是胃型肿瘤，但与胃型腺瘤、幽门腺型腺瘤之间的鉴别，如果是后者的话，由于被 MUC5AC 染色阳性的平滑的小凹上皮所覆盖，其内部挤满了 MUC6 阳性的肿瘤腺管，稍微隆起一点高度，根据放大内镜表现，该病例不是典型的胃型腺瘤、幽门腺型腺瘤。此外，在低矮的隆起部分，小乳头状结构的肿瘤腺管走行于表层。味冈医生（新潟大学研究生院医学齿学综合研究科分子/诊断病理学）提问道：希望可以正确地指出病变的范围。野中医生和八木医生均指出，病变和胃小凹上皮再生之间的边界有较艰难认的区域，一部分不清晰。

病理解说由北村医生（大阪府立生活习惯病中心病理、诊断科）负责。在 HE 染色图像中，较高部分为胃型腺癌，低矮的部分细胞异型度低，诊断为胃型腺瘤。将在其周围可见的白色小隆起诊断为小凹上皮的增生。在观察到乳头状结构的区域，在内镜图像中观察到 VEC 结构；在组织病理图像中观察到横行于被癌上皮包围部分的扩张的血管表现。在免疫染色图像中，MAC5AC 和 MUC6 染色均为阳性，但优先考虑其形态表现，诊断为伴有腺瘤的胃型分化型胃癌。海崎医生（福井县立医院病理诊断科）的诊断为，虽然在胃型肿瘤中存在细胞异型度低的部分，但从整体上考虑，将其诊断为胃癌；存在壁细胞的增殖，认为是由质子泵抑制剂（proton pump inhibitor，PPI）的内服引起的变化。九嶋医生［滋贺医科大学医学部临床检查医学讲座（附属医院病理诊断科）］补充道：具有乳头状结构的部分为小凹上皮型胃癌，低矮部分的一部分中无乳头状结构；此外，只有细胞异型度低，且被 MUC6 弥漫性染色的部分相当于幽门腺腺瘤。渡边医生（日本病理/细胞诊断中心）提问道：血清胃泌素的值是否较高？八尾医生（顺天堂大学医学部人体病理病态学讲座）认为，从细胞异型来看的话，腺瘤和癌的诊断是困难的，但在免疫染色图像中 MUC5AC 和 MUC6 染色均为阳性的情况下，因为不是典型的幽门腺型腺瘤，将其诊断为更接近于癌的病变。对于 MUC5AC 和 MUC6 染色均为阳性的低度异型的胃型肿瘤性病变，今后有必要进一步研究。该病例为对胃型肿瘤性病变的放大内镜表现和组织病理表现加深理解的病例。

（以上由入口阳介主持并整理成文）

编辑后记

江头 由太郎　大阪医科大学病理学教研室

肠道感染性疾病（感染性肠炎）的诊断最终大多是通过微生物学检查被确定，但在很多情况下也可以从内镜表现和临床表现推断出致病微生物，甚至可以做出确诊。此外，肠道感染性疾病往往在与其他炎症性肠病，特别是炎性肠病（inflammatory bowel disease，IBD）的影像诊断上的鉴别成为问题，令人苦思焦虑于两者之间鉴别的病例也不罕见。为了 IBD 的正确诊断和适当的治疗，熟悉肠道感染性疾病的影像学诊断是必要且不可缺少的。从 2008 年以来，以肠道感染性疾病的内镜表现为主的影像学研究结果的积累取得了进展，并且肠道螺旋体病和气单胞菌肠炎等疾病引起了新的关注。

本期内容由齐藤医生（市立旭川医院消化系统疾病中心）、清水医生（大阪铁路医院消化内科）、江头医生（大阪医科大学病理学教研室）策划。策划的目的是重新整理包括最近受到关注的疾病在内的肠道感染性疾病，请临床一线的医生们以影像学表现和临床表现为中心进行解说，为肠道感染性疾病以至炎性肠病的诊疗做出贡献。

首先，在序言中，平田医生概述了肠道感染性疾病的分类、临床表现和影像学诊断。专题部分的综述文章有：肠道感染性疾病的趋势（作者大西）、肠道感染性疾病的诊断及治疗（作者齐藤）、肠道感染性疾病的影像学诊断（作者大川）、肠道感染性疾病的活检病理诊断（作者江头）；简报有：肠易激综合征（irritable bowel syndrome，IBS）和肠道感染性疾病（作者大岛）。根据大西医生的论文，在肠道细菌感染性疾病中发病率最高的是空肠弯曲杆菌（*Campylobacter jejuni*）肠炎，在肠道病毒感染性疾病中发病率最高的是诺如病毒（norovirus）感染，估计这种情况今后还会继续。另外，近年来由一种原虫——库道虫（Kudoaseptempunctata）引起的食物中毒被人们所认识，据报道每年由其所致的食物中毒感染者有数百人。在齐藤医生的论文中阐述道，在肠道感染性疾病的诊断上，最重要的是临床表现，尤其是病史，通过详细的病史的分析，不仅是肠道感染性疾病的诊断，也可以缩小罹患疾病的范围；在影像学诊断上，分析病变的好发部位、形状和排列方式等是很有用的。在大川医生的论文中，列举了急性肠道感染性疾病，并详细介绍了其内镜表现和腹部 CT 图像的特征性表现及鉴别诊断；从代表性的疾病到异尖线虫病等比较罕见的疾病，展示了许多漂亮的、特征性的内镜图像及腹部 CT 图像。在本人（江头）的论文中，根据病例分析的数据，详细介绍了细菌性肠道感染性疾病的活检组织表现的病理特征及其与溃疡性结肠炎初发时的活检组织表现之间的鉴别；还列举了可以通过组织学鉴定或推断病原微生物的代表性的肠道感染性疾病，并概述了其组织学表现。在大岛医生的论文中，介绍了 IBS 的部分患者，存在伴有感染后肠易激综合征（post-infectious IBS，PI-IBS）和小肠细菌过度生长（small intestinal bacterial overgrowth，SIBO）的 IBS，并介绍了二者的病状和临床表现。

专题部分（最近受到关注的肠道感染性疾病）以及简报、专题病例均为肠道感染性疾病的各方面的论文，分别请各位医生执笔完成了人肠道螺旋体病（作者清水）、阿米巴性结肠炎（作者五十岚）、衣原体直肠炎（作者松井）、巨细胞病毒肠炎（作者松田）、艰难梭菌（*Clostridium difficile*）感染性疾病（作者小林）、以人类免疫缺陷病毒（HIV）感染为背景的肠道感染性疾病（作者藤原）、气单胞菌（Aeromonas）肠炎（作者森主)、棒体棘头虫病（作者藤田）、鞭虫病（作者三上）和 Whipple 病（作者藏原）。虽然这些疾病大部分比较罕见，但它们都有特征性的影像学表现，恳请各位读者务必一读，并牢牢记住这些影像学表现。

以上是本书的概要。包括最近受到关注的疾病在内，"基本上"囊括了肠道感染性疾病，作为肠道感染性疾病的集大成，期待本书能够成为对将来的诊疗有用的案头之书。但遗憾的是原计划作为专题病例的"直肠梅毒"和"疱疹性肠炎"由于受到版面的限制未能收录到本书中。最后，我想以此作为编辑后记，向在百忙之中欣然愿意为本书执笔的各位作者表示衷心的感谢！

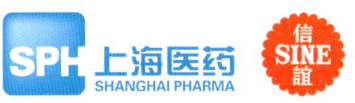

培菲康®
双歧杆菌三联活菌胶囊

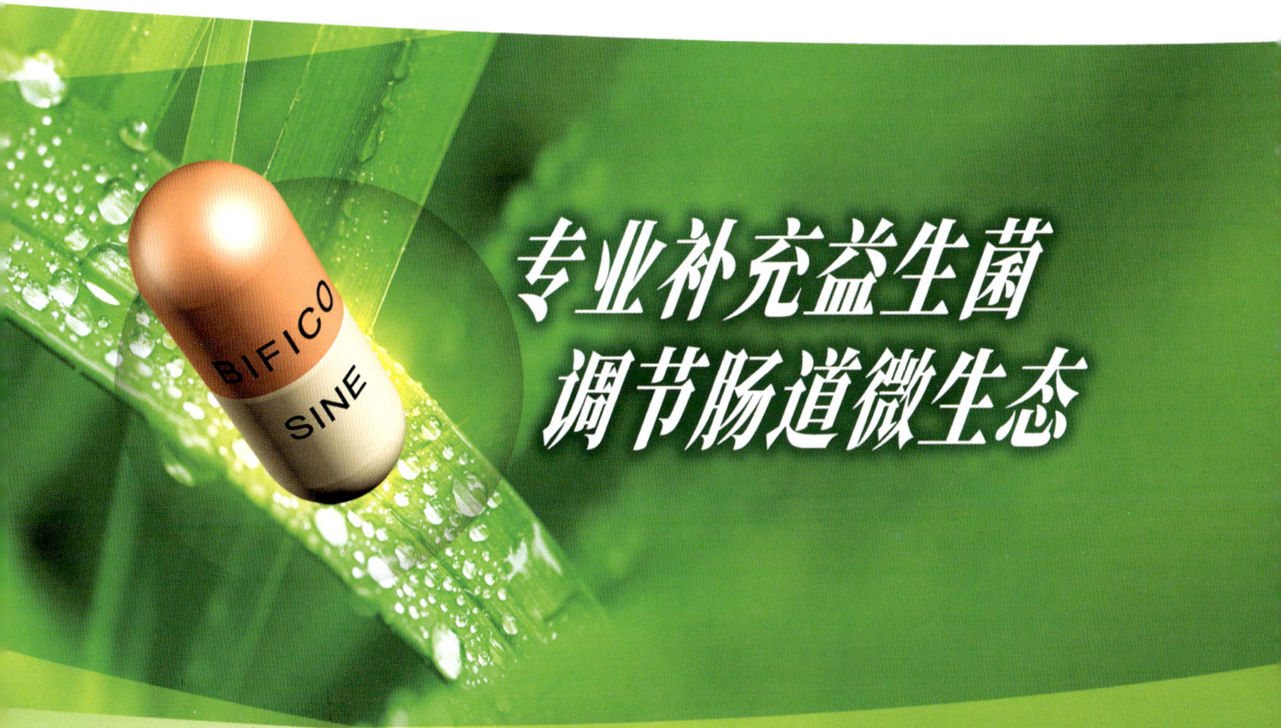

专业补充益生菌
调节肠道微生态

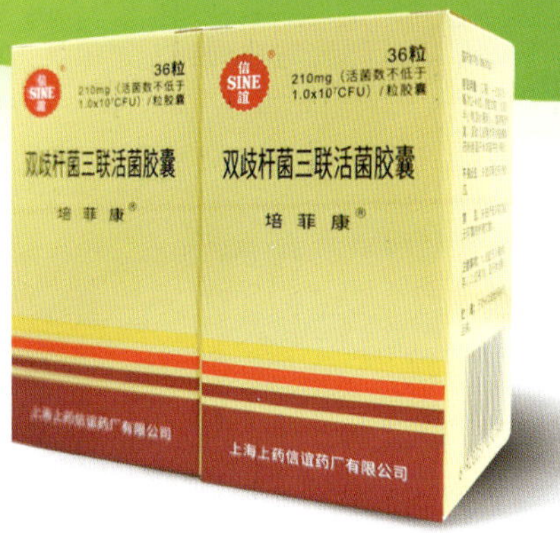

药理作用：口服双歧杆菌、嗜酸乳杆菌、粪肠球菌三联活菌胶囊，三菌联合，直接补充人体正常生理细菌，调整肠道菌群平衡，促进机体对营养物的消化，合成机体所需的维生素，激发机体免疫力。

主治因肠道菌群失调引起的急慢性腹泻、便秘，也可用于治疗中型急性腹泻，慢性腹泻及消化不良、腹胀，以及辅助治疗因肠道菌群失调引起的内毒素血症。

禁　　忌：未进行该项实验且无可靠的参考文献。
不良反应：未发现明显不良反应。

上海上药信谊药厂有限公司

地址：中国(上海)自由贸易试验区新金桥路905号　邮编：201206　电话：021-58995818　国药准字S10950032　沪药广审(文)第250425-10251号　本广告仅供医学、药学专业人士阅读

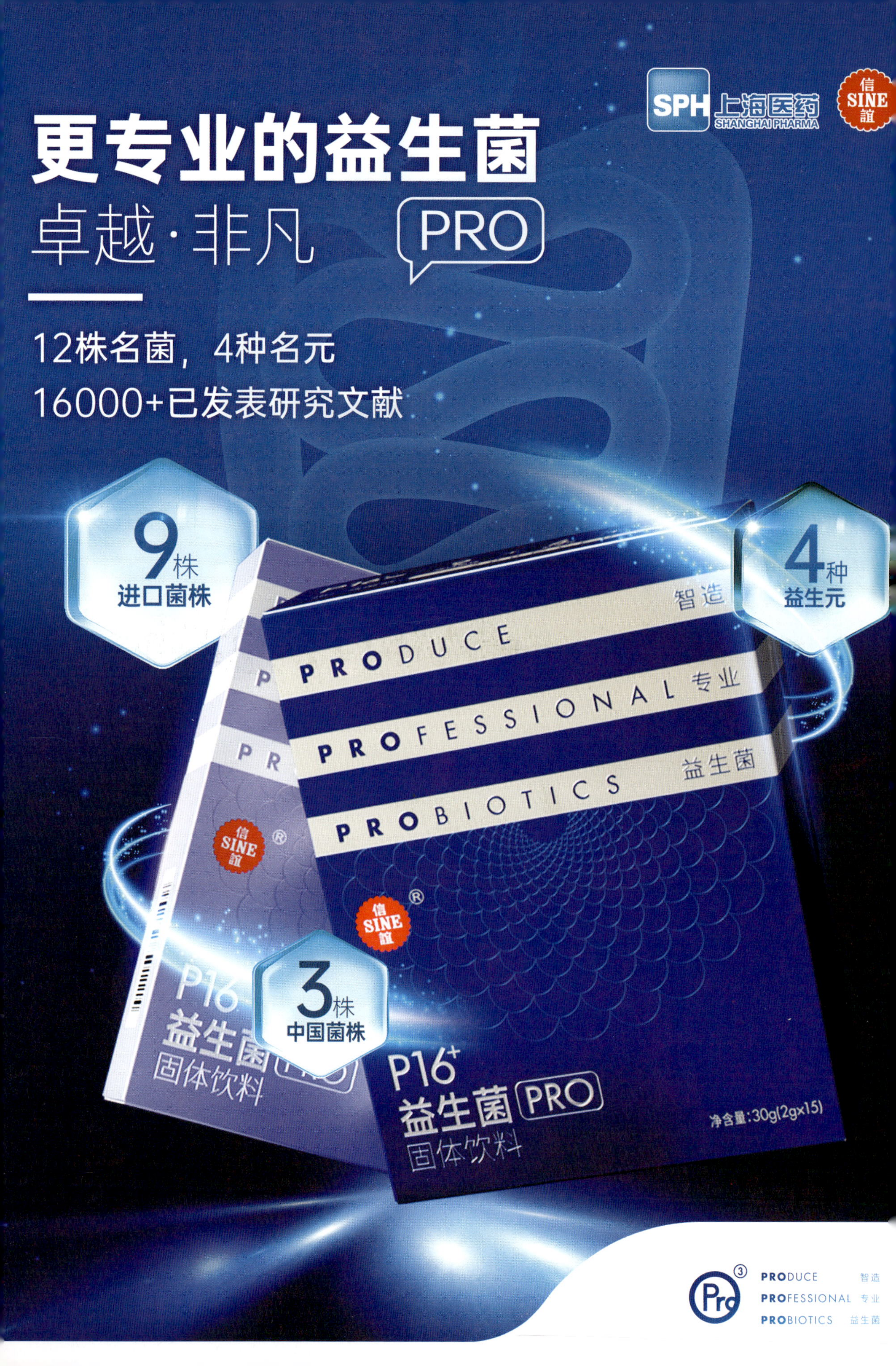

SPH 上海医药 SHANGHAI PHARMA
信 SINE 誼
更专业的益生菌
卓越·非凡
PRO
12株名菌，4种名元
16000+已发表研究文献
9株 进口菌株
4种 益生元
3株 中国菌株
PRODUCE 智造
PROFESSIONAL 专业
PROBIOTICS 益生菌
P16+
益生菌 PRO
固体饮料
净含量:30g(2g×15)
PRODUCE 智造
PROFESSIONAL 专业
PROBIOTICS 益生菌

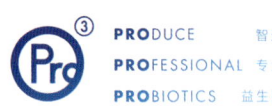

浙药广审(文)第250401-00614号 国药准字：Z20040003

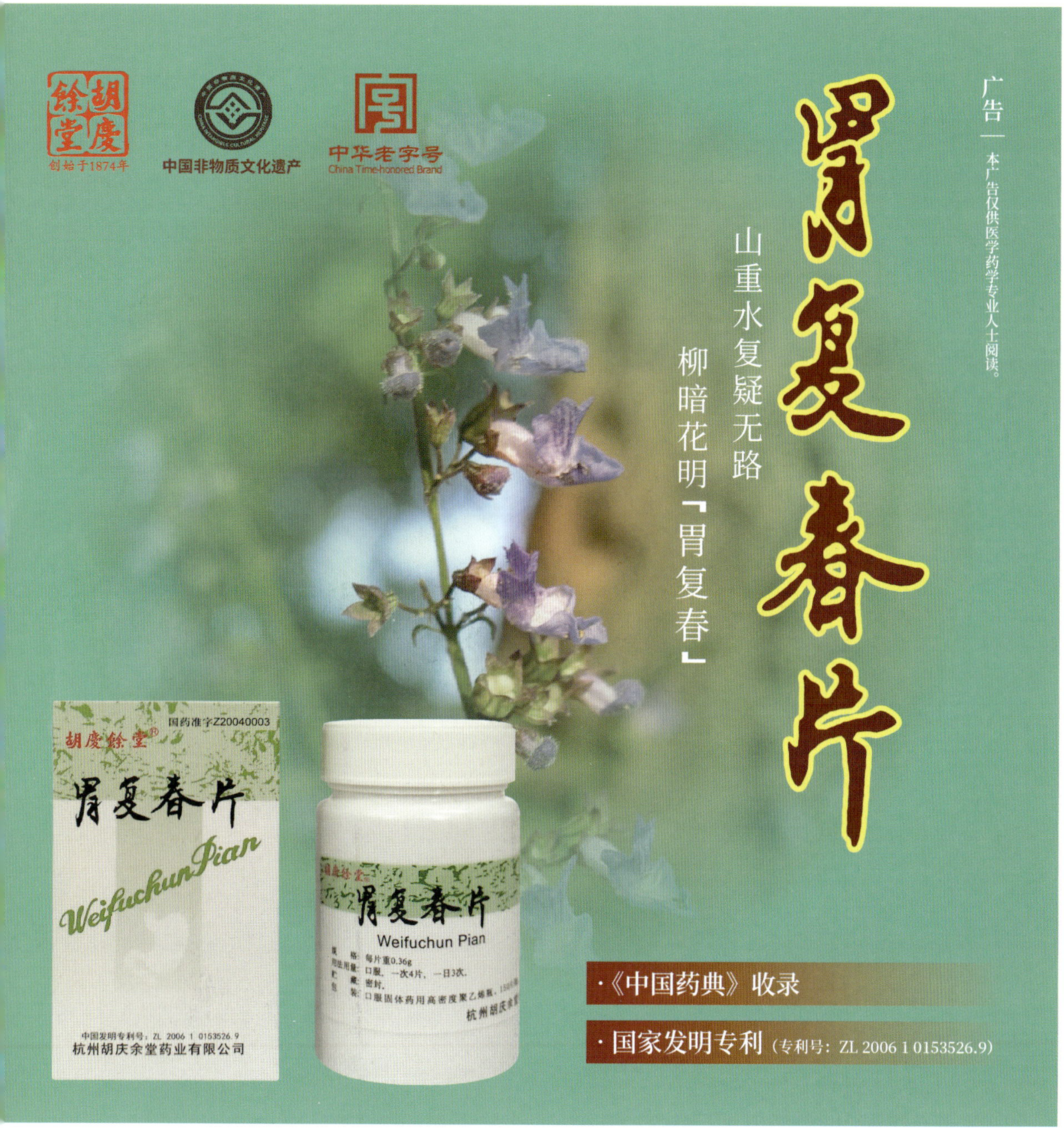

胃复春片

山重水复疑无路
柳暗花明「胃复春」

广告 本广告仅供医学药学专业人士阅读。

·《中国药典》收录
·国家发明专利（专利号：ZL 2006 1 0153526.9）

胡庆余堂中药文化被列为国家级非物质文化遗产

【功能主治】健脾益气，活血解毒。用于胃癌癌前期病变及胃癌手术后辅助治疗、慢性浅表性胃炎属脾胃虚弱证者。
【不良反应】上市后不良反应监测数据及文献报道显示本品主要有以下不良反应：罕见恶心、头晕、腹胀、腹泻，一般停药后可自行恢复。
【禁　　忌】尚不明确。
【用法用量】口服。一次4片，一日3次。

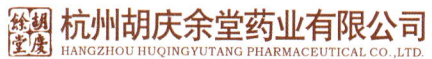
杭州胡庆余堂药业有限公司
HANGZHOU HUQINGYUTANG PHARMACEUTICAL CO.,LTD.

地址：杭州余杭经济技术开发区新洲路70号
电话号码：0571-86992277（总机） 网址：http://www.hqyt.com